Fach-
buch
Klett-Cotta

Eva Rass

Psychodynamische Therapie mit Kindern und Jugendlichen in der Praxis

Affekte regulieren und Bindungen stärken

Klett-Cotta

»Die Zeichnung auf S. 129 stammt von meiner 7-jährigen Enkeltochter. Sie entstand als spontane Reaktion auf ihre Erkundigung nach dem Beruf ihrer Großmutter. Die Darstellung verweist auf die wichtige Funktion der Familie im therapeutischen Geschehen mit dem kindlichen Patienten«. *(Eva Rass)*

FSC
www.fsc.org
MIX
Papier aus verantwortungsvollen Quellen
FSC® C014889

Klett-Cotta
www.klett-cotta.de

Printed in Germany
Cover: Bettina Herrmann, Stuttgart
unter Verwendung eines Fotos von © istock/Juanmonino
Gesetzt von Kösel Media GmbH, Krugzell
Gedruckt und gebunden von Friedrich Pustet GmbH & Co. KG, Regensburg
ISBN 978-3-608-98441-5

Bibliografische Information der Deutschen Nationalbibliothek
Die Deutsche Nationalbibliothek verzeichnet diese Publikation in der Deutschen Nationalbibliografie; detaillierte bibliografische Daten sind im Internet über http://dnb.d-nb.de abrufbar.

Inhalt

Vorwort

Eine fast 40 Jahre lang psychodynamisch geführte Praxis ist in wissenschaftliche und soziale Vorgegebenheiten eingebettet. Diese Bedingungen sind ebenfalls einem Wandel unterworfen, und so gilt es, sich mit diesen Veränderungen, Erweiterungen, aber auch Belastungen zu beschäftigen; Erkenntnisfortschritte müssen integriert werden, und so muss sich – wo nötig – eine Praxis von Strebungen des Zeitgeistes abgrenzen. In vielen Lebens- und Wissenschaftsbereichen fanden in diesen 40 Jahren grundlegende Veränderungen und Erweiterungen statt – z.B. der Zuwachs in den Neurowissenschaften, in den Humanwissenschaften, das Auftauchen und die Ausbreitung der digitalen Welt, Veränderungen in der Kinderbetreuung, veränderte Krankheitsbilder bis hin zu einer globalen Pandemie, um nur einiges zu nennen –, während sich das individuelle Suchen nach grundlegender Sicherheit kaum von früheren Vorstellungen unterscheidet. All dies spiegelt sich auch in den Problemfeldern wider, die in einer Kinder- und Jugendlichen-Psychotherapiepraxis auftauchen, die es differenziert zu erfassen, zu durchdringen und zu strukturieren gilt, um dem Heranwachsenden und den Familien einen heilsamen Weg zu eröffnen.

Um den beschriebenen Phänomenen auf dem Boden aktuellen Wissens begegnen zu können, wird daher in der Einleitung eine entwicklungspsychologische Basis angeboten, damit die beschriebenen psychischen Phänomene und spezifischen Handlungsoptionen aus dieser Perspektive nachvollzogen werden können. Im Anschluss daran geht es um die Bedeutung und den Einfluss einer mütterlichen Depression in den Aufwuchsjahren ihres Kindes, um daran folgend die Rolle des Vaters in der familiären derart belasteten Dynamik zu beleuchten. Dargestellt wird seine reorganisierende Rolle in einem solchen Prozess, was die Möglichkeit eröffnet, eventuelle negative Effekte zu mildern. Des Weiteren ist ein »Dauerbrenner« elterlicher Belastung der meist fortwährende Streit unter den Geschwistern, was es notwendig macht, die Chancen und Risiken beim Aufwachsen mit Geschwistern zu untersuchen.

All dies sind zeitlose Konfliktfelder, die zum familiären Alltag schon immer gehören und je nach Lebensverständnis und psychologischem Wissen entsprechende Handlungsoptionen eröffnen. Das darin anschließende 5. Kapitel soll Einblick in die kindzentrierte psychodynamische Familientherapie eröffnen, denn die Erkenntnisse der Affektregulations- und Bindungstheorie zeigen eindringlich, dass es die Elterngeneration ist, die dem Nachwuchs einen sicheren Hafen bieten muss, um Exploration des Kindes und allgemeine Lebenssicherheit und Zufriedenheit zu ermöglichen.

In den daran anschließenden Kapiteln werden Aufwuchsphänomene dargestellt, die ubiquitär sind und dennoch im allgemeinen Verständnis – sei es beim Laien, aber auch beim Professionellen – nicht immer gegenwärtig sind. Zunächst werden die Aufwuchsbedingungen von Jungen herausgearbeitet, die sich in bedeutsamen Realitäten von denen eines weiblichen Kindes unterscheiden. Eine Nicht-Beachtung dieses Unterschiedes, d.h. eine »Gleichbehandlung«, wird somit beiden Geschlechtern nicht gerecht.

Im anschließenden Kapitel wird ein Phänomen beschrieben, das den Lebensverlauf vieler Menschen nachhaltig prägt, im allgemeinen Bewusstsein eher nicht präsent ist und daher nicht wenige Lebensläufe zutiefst negativ beeinflusst. Es handelt sich um eine nicht optimale Wahrnehmungsorganisation – wie die äußere Welt von den Sinnen aufgenommen und in der Folge verarbeitet wird – wobei ganz offensichtlich im Allgemeinen gedacht wird, dass sich die Menschen dabei sehr ähneln. Da aber erwiesenermaßen mehr als ein Drittel der Individuen die sinnlichen Eindrücke nur unzulänglich verarbeitet, entstehen aus dem Nicht-Wissen und dem daraus resultierenden Missmatch äußerst schwierige Lebensverläufe. In Kapitel 8 – eine gemeinsame Ausarbeitung mit Allan Schore – wird das Thema Bindungstrauma und Dissoziation als Ergebnis eines entgleisten Bindungsdialogs ausgearbeitet.

Ich möchte mich in diesem Zusammenhang bei Allan Schore für die nun schon sehr lange kollegial-freundschaftliche Beziehung und Zusammenarbeit bedanken, die mich sowohl persönlich als auch wissenschaftlich geprägt und unbeschreiblich bereichert hat. Er ermöglicht mir immer wieder Teilhabe an seinen wissenschaftlichen Forschungen und Ausarbeitungen. In diesen Zusammenhang gehört die wissenschaftliche Ergänzung im Anschluss an Kapitel 6, wobei ich seine wegweisenden und herausragenden Erkenntnisse bezüglich der spezifischen Entwicklungsbedingungen des männlichen Kindes in verkürzter und übersetzter Form wiedergebe. Das gleiche gilt für seinen Essay zum besonderen Lebensphänomen der autistischen Spektrumsstörung, deren Darstellung sich ebenfalls in verkürzter und übersetzter Form dem Kapitel 7 zum Erscheinungsbild von Wahrnehmungsschwächen und sensorischen Integrationsproblemen anschließt.

Die Schlussbemerkung beschäftigt sich mit der Behandlungsform der psychodynamischen Kinder- und Jugendlichenpsychotherapie, ohne deren Perspektive die vorausgegangenen Ausarbeitungen nicht möglich gewesen wären. Diese Perspektive – d.h. das aktualisierte analytische Gedankengut – nimmt inzwischen im Rahmen der psychotherapeutischen Versorgung nur noch geringen Raum ein. Dies ist eine bedauerliche Realität, da eine strukturelle und heilsame Behandlung ohne den Blick in die menschliche Tiefe, was eine kontinuierliche, vertrauensvolle und gelegentlich auf längere Zeit ausgelegte therapeutische Beziehung verlangt, nicht möglich ist.

KAPITEL 1

Der psychologische Blick auf die Entwicklung von Kindern als Grundlage zum Verständnis psychischer Phänomene

Mit Sigmund Freud begann Anfang des vergangenen Jahrhunderts, die Entwicklungs- und Tiefenpsychologie zu einer wissenschaftlichen Disziplin zu werden. In der zweiten Hälfte des vergangenen Jahrhunderts eröffneten zudem neue Erkenntnisfortschritte im Feld der Entwicklungspsychologie komplexe Zugänge und Einsichten zur Entfaltung des Menschen und zu der Bedeutung der Umgebungsfaktoren. John Bowlby legte in den 1960er Jahren mit seiner Forschung das Fundament der Bindungstheorie, die derzeit als die am gründlichsten und sorgfältigst evaluierte Entwicklungspsychologie gilt. Weltweit veröffentlichen Forscher in fast nicht mehr überschaubarem Ausmaß ihre Erkenntnisse. In Deutschland ist es u.a. Karl Heinz Brisch, der mit seinen Tagungen und Veröffentlichungen an der Verbreitung dieser Theorie beteiligt ist.

Neben der durch die Videographie höchst präzise gewordenen Beobachtung können bildgebende Verfahren Einblicke in hirnorganische Prozesse eröffnen. Weiter haben Messungen am Körper (z.B. Herzschlag, Hautwiderstand, Speichelüberprüfung zur Erfassung des Stresspegels) der Entwicklungspsychologie ein wissenschaftlich nachvollziehbares Fundament unterlegt, sodass inzwischen der Wechsel von einer »weichen« zu einer »harten« Wissenschaft vollzogen werden konnte. Die Hirnforschung, insbesondere die Neurobiologie, ist zu einer Hilfswissenschaft der Entwicklungs- und Tiefenpsychologie geworden.

Entwicklung ist u. a. ein biologisches, ein psychobiologisches und mentales Phänomen und bezieht sowohl das Körperliche als auch das Psychische mit ein. Die Entwicklungspsychologie präsentiert sich dabei als eine multidisziplinäre Theoriengruppe. Die Phänomene des Lebens lassen sich nicht mehr nur unter einem Aspekt erklären. Nun erlaubt der breit gefächerte Wissenszuwachs in den vergangenen 50 bis 60 Jahren – und insbesondere der Zeitraum zwischen 1990 und 2000 (dieser Zeitraum wird als die »Dekade des Gehirns« bezeichnet) –, strukturelle Sequenzen im Entwicklungsverlauf wahrzunehmen, mit deren Hilfe die Komplexität der menschlichen Entwicklung konzeptuell erfasst werden kann.

Die frühe Kindheit stellt das Fundament des Lebens dar, und die neurobiologische Forschung kann belegen, dass die Schwangerschaft und die ersten 18 Monate Prägungscharakter haben – d. h., dass die dort gemachten Erfahrungen unauslöschlich in die hirnorganische Struktur eingeprägt sind. Daher ist es von großer Bedeutung, welche Erfahrungen der kleine Mensch während der Schwangerschaft und in der frühen Kindheit macht, und es ist mehr als plausibel, dass gute Bedingungen in der Kindheit präventiven Charakter haben. Wer in seiner frühen Lebensphase gute Beziehungs- und Bindungserfahrungen machen kann, begibt sich besser ausgerüstet auf den langen Lebensweg. Jemand, der nur unzureichend gute Erfahrung hat machen können, wird einen dornenreicheren Weg zu beschreiten haben. Es gibt zwar Möglichkeiten, durch spätere bessere Beziehungs- und eventuelle therapeutische Erfahrungen an diesem Basalen eine Reorganisation vorzunehmen, doch ist es nicht einfach, diese in das bis dahin entwickelte neuronale Netz zu integrieren, wenn die frühen Jahre mit übermäßigen Belastungen einhergingen.

Sowohl die psychische als auch die hirnorganische Strukturbildung geht mit Bindungserfahrungen einher, die in die fortwährenden Aktionen des Kindes mit seinen Fürsorgepersonen eingebettet sind. Realer Traumatisierung – dazu gehört auch eine Akkumulation von Minimaltraumata durch chronische Überlastung, z. B. fortwährende Belastungsfaktoren in der Familie, kontinuierliche Überforderung in spezifischen Lebensbereichen – wird eine größere Bedeutung bei der Entstehung psychischer, psychosozialer und psychosomatischer Störungen als fantasierten unbewussten Konflikten eingeräumt. Damit bekommen die frühen realen Interaktionserfahrungen als Wegbereiter der späteren Entwicklung ein wesentliches Gewicht. Diese interdisziplinären Befunde sind wichtig, um ein Verständnis dafür zu entwickeln, wie frühe affektive Erfahrungen unausweichlich die gesamte Entwicklung und somit insbesondere die der sich früh entwickelnden rechten Hemisphäre und der damit einhergehenden regulierenden Strukturen beeinflussen. Die rechte Hemisphäre ist in den ersten Jahren die dominante, und diese ist besonders intensiv in den Ausbau der Stressregulation, des kardiovaskulären Systems, des Immunsystems sowie des Hormonsystems involviert. Die linke Hemisphäre, der im Wesentlichen die Kognition und die Sprache zugeordnet werden, gerät erst gegen Ende des zweiten Lebensjahres in einen bedeutsamen Wachstumsschub. Regulierende Bindungs- und Beziehungserfahrungen prägen sich in die entstehenden neuronalen Strukturen ein. Die Forschung spricht daher von der »sozialen Konstruktion des menschlichen Gehirns«.

Regulierte und beruhigende affektive Interaktionen mit einer vertrauten, vorhersagbaren und primären Bezugsperson schaffen nicht nur das Gefühl von Sicherheit, sondern auch eine positiv aufgeladene Neugier, die es der entstehenden Persönlichkeitskonfiguration ermöglicht, ihre sozioemotionale physikalische Umwelt zu erforschen. Es ist wichtig zu betonen, dass das entwicklungsgeschichtliche Phänomen eines wirksamen Selbstsystems, das verschiedene Erregungs- und psychobiologische Zustände zu regulieren vermag, sich nur in einer stützenden und emotionalen Umgebung entwickeln kann. Dies bedeutet, dass sich ein zuverlässiges Stressverarbeitungssystem *intern* nur dann entfalten kann, wenn zuvor *extern* durch beruhigende und sicherheitsgebende Fürsorgepersonen eine Milderung der Stresszustände erlebt werden konnte. Diese regulierenden Momente fördern die Erweiterung der Anpassungsfähigkeit des Kindes, und diese Sicherheit der Bindungsbeziehung ist der größte Schutz gegen eine durch Trauma herbeigeführte Psychopathologie. Je mehr sich in den frühen Jahren den Bedürfnissen des Kindes angepasst wurde, desto stabiler können sich Anpassungskompetenzen, die im späteren Leben von größter Bedeutung sind, entwickeln.

Der Säugling ist in Erregungszuständen auf die zustandsmodulierten Interventionen der Pflegeperson angewiesen, um die psychobiologische Homöostase wiederherzustellen. Der Fokus bei der Entstehung von Störungen liegt demnach auf den psychischen Nachwirkungen realer Interaktionen, die die Bedürfnisse des Kindes nicht befriedigen konnten; nicht etwa auf konflikthaften intrapsychischen Binnenbeziehungen zwischen Wunschfantasien und fantasierten Objekten. Nur durch regulatorische Erfahrungen kann in der neurobiologischen Ausstattung ein Stressverarbeitungssystem aufgebaut werden, und es ist daher von größter Notwendigkeit, dass beruhigende Fürsorgepersonen sich dem erregten Kind in diesen Zuständen unmittelbar und kontinuierlich zur Verfügung stellen. Die biologische Regulation ist somit das Basisgeschehen, aus dem heraus sich im Laufe der Kleinkindzeit Affekte, Emotionen und Gedankengänge entwickeln können. Die Steuerung von Affekten jedweder Art stellt somit eine Schlüsselfunktion dar.

Der Mensch hat von Anfang an Entwicklungsaufgaben zu durchlaufen, und in jedem Alter stehen spezifische Entwicklungsthemen im Vordergrund. Im ersten halben Jahr geht es insbesondere um die grundlegenden Regulierungsprozesse im Organismus des Kindes; bis zum Ende des ersten Lebensjahres und weitergehend bis zum dritten Lebensjahr steht die Bindungsentwicklung im Vordergrund. Aufbauend auf diesem Prozess werden die Autonomieentwicklung und die Exploration des Kindes ermöglicht. Der Impulskontrolle im Allgemeinen und der Interaktionsgestaltung in der Gleichaltrigengruppe kommen große Bedeutung zu. Ab dem Schulalter rückt die körperliche Leistungs- und Sozialkompetenz in den Vordergrund, was ab dem Jugendalter durch die Identitätsbildung und die Bildung außerfamiliärer Beziehungen erweitert wird. Jede neue Entwicklungsaufgabe gleicht einer Schwellensituation, in der neue Reifungsschritte zu bewältigen sind. Übergänge gehen häufig mit normativen Krisen, in denen das Stressverarbeitungssystem die Stabilität der vorherigen gemeisterten Entwicklungsschritte »abklopft«, einher. An auftauchenden längerfristigen Irritationen kann deutlich werden, dass es in der Vorgeschichte offenbar Entwicklungshindernisse gegeben hat. Diese Krisen sind große Chancen – insbesondere die der langen Adoleszenz –, da in ihnen durch bessere Lebenserfahrungen und neue Bewältigungsstrategien Reorganisationsmöglichkeiten bestehen.

Insbesondere mit Blick auf die Kindheit ist wichtig zu betonen, dass ein Kind mehrere wichtige Entwicklungsaufgaben fast nie gleichzeitig bewältigen kann, wie z. B. Geburt eines Geschwisters bei gleichzeitigem Übergang in die außerfamiliäre Betreuung. Meist kann nur eine Aufgabe in Angriff genommen werden, während die anderen nur bedingt zur Reifung kommen. Dies gilt aber auch für die späteren Jahre, und es ist schwierig, parallel stressvolle Belastungen in der Partnerschaft und im Beruf zu bewältigen. Gerade in höchst angespannten Zeiten benötigt der Heranwachsende angepasst an das jeweilige Alter die persönliche Regulation seiner Affekte und sicherheitsgebende Bindungserfahrungen. Der fürsorgende Erwachsene muss die Unreife komplementär ausgleichen, um so dem sich entwickelnden Kind das Gefühl von Ganzheit und Passung zu ermöglichen. Dies setzt eine vertrauensvolle Beziehung zwischen Fürsorgeperson und Kind voraus und kann nicht auf sich häufig wechselnde Bezugspersonen verlagert werden. Gute Beziehungsangebote in einer fördernden Umwelt können Entwicklungsstagnationen beheben, und das Kind kann wieder den Weg seiner autonomen Entwicklung und Exploration beschreiten. Affektregulation, Bindung und Sicherheit liefern lebenslang basale Bausteine für die Bewältigung nie endender Entwicklungsaufgaben, und es gilt daher, der Bindungs- und Beziehungsdiagnostik in der Familie besondere Aufmerksamkeit zukommen zu lassen. D. h., dass Einfühlungsvermögen, die Regulation bei affektiver Überflutung, das Vermitteln sicherheitsgebender Rahmenbedingungen sowie kognitiver Angebote im Fokus der Einschätzung stehen müssen. Daher gilt es, der Diagnostik der Elternkompetenz im Zusammenspiel mit den kindlichen Entwicklungsaufgaben größte Bedeutung beizumessen.

Auch für die moderne Entwicklungspsychologie ist die alte Weisheit »wie man in den Wald hineinruft, so schallt es heraus« gültig: Wer in den Entwicklungsjahren eine emotionale und sicherheitsgebende Fürsorge erfahren hat, wird im späteren Leben beziehungsfähig, respektvoll, einfühlsam und geduldig mit anderen Menschen umgehen können. Die sicherheitsgebenden Erfahrungen führen zu Neugier und Weltoffenheit, was sich im kindlichen Spiel und später beim kreativen Lernen und Arbeiten eine Basis schafft. Bedeutsam ist in diesem Zusammenhang, dass die Bindungsforschung zeigen kann, dass die gemachten Bindungserfahrungen – die wohltuenden wie auch die weniger beruhigenden – in den Umgang mit der nächsten Generation hineinfließen. Man spricht daher von einer transgenerationalen Weitergabe – die sich ebenfalls in einem weisen Satz des Volksmundes niederschlägt: »Es wurde einem in die Wiege gelegt«.

Literatur

Rass, E. (2011): Bindung und Sicherheit im Lebenslauf. Stuttgart (Klett-Cotta).

Winnicott, D. (2002 [1965]): Maturational Processes and the Facilitating Environment. London (Hogarth Press). Dt.: Reifungsprozesse und fördernde Umwelt. Übers. von G. Theusner-Stampa. Gießen (Psychosozial) 2002.

KAPITEL 2

Der Einfluss einer mütterlichen Depression auf die kindliche Entwicklung

Keine den Seelenbereich betreffende Störung ist so verbreitet wie die Depression; sie erfasst alle sozialen Schichten und Altersgruppen, Männer und Frauen, und scheint im Zunehmen begriffen.[1] Von drei Depressiven sind zwei Frauen betroffen, und zwar überwiegend vor ihrem 35. Lebensjahr. Der Erkrankungsschwerpunkt der Männer liegt in der Altersgruppe zwischen 55 bis 70 Jahren (Stiemerling 1995, S. 7). Nicht nur Erwachsene, auch Kinder können an Depressionen erkranken. Amerikanische Studien gehen davon aus, dass 10 % der Sechs- bis Zehnjährigen an einer depressiven Störung leiden (Nissen 1999, S. 10). Auch in Autobiographien berühmter Menschen wie Gottfried Keller, Friedrich Hebbel oder Thomas Mann finden sich zahlreiche Hinweise auf depressive Episoden in der Kindheit. Kierkegaard reflektierte über einen »unerträglichen Druck«, der seit seinem vierten Lebensjahr auf ihm lastete, »den alle Elastizität der Seele, alle Energie der Freiheit« nicht aufheben konnte. Auch Rilke schrieb mehrere Gedichte über seine traurige Kindheit, so eines mit den Schlusszeilen: »Da wachsen Kinder auf an Fensterscheiben – und wissen nicht, dass draußen Blumen rufen – an einem Tag voll Weite, Glück und Wind – und müssen Kind sein und sind traurig Kind.« (zit. nach Nissen & Trott 2013, S. 135).

1 Die Zahl der Menschen mit Depressionen steigt weltweit rasant. Nach WHO-Studien waren 2015 rund 4,4 % der Weltbewohner davon betroffen – 18 % mehr als zehn Jahre zuvor. (aerzteblatt.de, 23. 2. 2017).

2.1 Entwicklung des Selbst

Im Folgenden soll die psychodynamische Entstehung des Selbst aus der Sicht der psychoanalytischen Selbstpsychologie erweitert mit Aspekten der Erkenntnisse von Margaret Mahler, Joseph Sandler, Walter Joffe und Daniel Stern skizziert werden, um so Mangelerfahrungen, die zur Depression führen können, besser aufzuspüren.

Nach Heinz Kohut entwickelt sich das Kern-Selbst durch spezifische Selbstobjekterfahrungen, die wir im Laufe der frühen Jahre machen und die die Selbstobjektmatrix darstellen (Kohut 1979 [1977]; Kohut 1987 [1984]): Das Kind sollte in eine empathisch-responsive Umgebung hineingeboren werden, die sich auf seine Wünsche und Bedürfnisse einstellen kann. Ist das physische und psychische Gleichgewicht des Kindes gestört, werden die Spannungen unter normalen Umständen vom Selbstobjekt empathisch wahrgenommen, und sie erfahren eine entsprechende Reaktion. Das Selbstobjekt, das eine reife seelische Organisation besitzt, die die Bedürfnisse des Kindes und was dafür zu tun ist, realistisch einschätzt, wird das Kind in seine eigene psychische Organisation aufnehmen, um seinem homöostatischen Ungleichgewicht durch einfühlendes Handeln abzuhelfen. Die empathische Resonanz des Selbstobjektes schafft Bedingungen, die das Kind phasengerecht als intensive Verbundenheit mit dem allmächtigen Selbstobjekt erlebt. Die unreife Psyche des Kindes hat damit an der hoch entwickelten psychischen Organisation des Selbstobjektes teil. Dieser aus zwei Schritten bestehende Ablauf ist ungemein wichtig. Er ermöglicht dem Kind die Teilhabe an der reifen psychischen Organisation des Selbstobjektes und die Teilnahme daran, dass das fürsorgende Selbstobjekt statt einer Affektausbreitung ein Affektsignal erlebt und eine bedürfnisbefriedigende Handlung vornimmt.

Wenn während der Kindheit dieser Ablauf der Spannungsregulierung immer wieder erlebt wird, bleibt dieser während des ganzen Lebens als eine Säule psychischer Gesundheit bestehen. Wenn umgekehrt aber die Selbstobjekte der Kindheit versagen, dann werden die daraus resultierenden psychischen Defizite und Verzerrungen eine lebenslange Bürde bleiben. Wenn z. B. das Selbstobjekt hypochondrisch auf die milde Angst eines Kindes reagiert, dann führt die große Nähe zu diesem Selbstobjekt nicht zur nützlichen Erfahrung einer sich mildernden Angst, die sich sogar in Ruhe verwandelt, sondern vielmehr im Gegenteil zu dem schädlichen Erfahrungsablauf, dass milde Angst sich in Panik umwandelt. Als Endergebnis bleibt ein Mangel an normale Spannung regulierender Struktur.

Unter günstigen Umständen gehen die mütterlichen Reaktionen der Konsolidierung des Selbst des Babys voraus – die Mutter meint, es sei stabiler, als es tatsächlich ist; oder mit anderen Worten, die Mutter erlebt, da sie der tatsächlichen Entwicklung des Kindes vorauseilt, die Freude, durch ihre eigenen Erwartungen diese Entwicklung fördern zu können. Die Mutter ist bei diesem Prozess schöpferisch, da sie mit dieser für ihr Kind passgenauen Vorgabe seine Fähigkeiten zur Entfaltung bringt, was für das kreative Gedeihen des Kindes unerlässliche Voraussetzung ist.

Kohut nahm an, dass sich das Kern-Selbst in den ersten beiden Lebensjahren auszubilden beginnt: Es wird bestimmt durch zwei Pole, die durch einen Spannungsbogen miteinander verbunden sind. Der eine Pol, das Größenselbst, bildet sich durch die Erfahrung des Gespiegelt-Werdens und der Einfühlung und beinhaltet das vitale Bedürfnis, als eigenes Wesen geachtet und bestätigt zu werden (Glanz im Auge der Mutter). Von hier aus erwerben wir unser Selbstwertgefühl, das Gefühl, im innersten Kern lebendig zu sein und grundlegende Ambitionen zu hegen. Übermäßige Mangelerfahrungen führen zu dem Gefühl innerer Leere, der Wertlosigkeit und Angst. Die andere Seite des bipolaren Selbst bezeichnet Kohut als idealisierte Elternimago. Der mächtige Andere sollte idealisierbar sein, um mit ihm zur Spannungs- und Sicherheitsregulierung eine Zweieinheit herstellen zu können. Die Bedürfnisse nach Ruhe, Geborgenheit und Schutz vor äußeren Reizen werden befriedigt. Ein Mangel in diesem Entwicklungsbereich des Selbst kann zu Sucht, Kriminalität und Perversion führen. D.h., dass einfühlsame Verfügbarkeit bei der emotionalen Abhängigkeit des Kindes die optimale Entfaltung seiner angeborenen Möglichkeiten fördert. Wenn die Mutter zur Affektregulation verfügbar ist, einen empathischen Rahmen liefert, wenn sie an der Expansion des kleinen Abenteurers teilnimmt, auf seine Nachahmungs- und Identifizierungsversuche adäquat eingeht, schreitet die Beziehung zu dem Punkt fort, an dem die verbale Kommunikation einsetzt, auch wenn lebhaftes gestisches Verhalten, d. h. die Affektmotilität, noch überwiegt.

Nach Stern ist das Selbstempfinden das Organisationsprinzip der Entwicklung, dessen Phasen – beginnend beim auftauchenden Selbst bis hin zum verbalen – er beschreibt (Stern 1992 [1985]). Jede neue Selbstempfindung definiert auch einen neuen Bereich der Bezogenheit. Diese Selbstempfindungen bleiben, nachdem sie sich herausgebildet haben, das ganze Leben in vollem Umfang lebendig; sie wachsen weiter und bestehen gleichzeitig. Das empathische Abstimmungsverhalten der Mutter muss somit jeweils altersspezifische Funktionen erfüllen. Die vorhersehbare emotionale Anteilnahme der Mutter an diesem Prozess scheint die reiche Entfaltung der kindlichen Gedankengänge, die Realitätsprüfung und das Sich-Messen mit anderen gegen Ende des zweiten und zu Beginn des dritten Lebensjahres und somit den Ablösungs und Individuationsprozess zu fördern. Das Kind entwickelt die Bereitschaft, sich von der Mutter zu entfernen, während sie weiter emotional verfügbar bleibt; diese emotionale Verfügbarkeit ist der wichtigste Faktor der durchschnittlich zu erwartenden Umgebung für das Kind.

In der Zeit zwischen dem neunten und 18. Monat, in der sich das subjektive und verbale Selbst entwickelt, keimen Ansätze der Selbstrepräsentanz des Kindes, und der damit verbundene Schritt kann als die Übungsphase par excellence bezeichnet werden. Diese Phase, die mit dem zusammenfällt, was Phillis Greenacre »das Liebesverhältnis des Kindes mit der Welt« (Greenacre 1957, S. 367) genannt hat, führt zur Meisterung gewisser Fortbewegungsfähigkeiten, kognitiver Fähigkeiten und anderer partieller autonomer Ich-Funktionen. Damit wird sich das Kind jedoch zunehmend seiner Getrenntheit bewusst und pari passu auch seines Bedürfnisses, von der Mutter als etwas »Eigenes«, d. h. Eigenständiges anerkannt zu werden und sich dennoch ihrer Anteilnahme sicher zu sein. Das Kind wird hartnäckiger im Verfolgen seiner Ziele, und auch die Eltern realisieren die Quantensprünge in dessen Entwicklung und verlangen mehr von ihm, was auf beiden Seiten Ambivalenzen erzeugt (Mahler 1985 [1979], S. 313 ff.; Dornes 1997). Nach Mahler kommt es nun zu einer Phase, in der ein erneutes Annäherungsverhalten zu beobachten ist und die sich etwa vom 18. Monat bis weit in das dritte Lebensjahr hinein erstreckt. Diese Phase der Wiederannäherung ist sehr wichtig für die Grundlegung späterer psychischer Gesundheit oder psychischen Leidens.[2] Diese sehr entscheidende Entwicklungsperiode geht allmählich in eine Phase über, in der ein gewisses Maß an Objektkonstanz erreicht wird: D. h., psychische Repräsentanzen der Mutter werden intrapsychisch verfügbar. Die Gedächtnisspuren des Liebesobjekts befähigen das Kind, eine gewisse Zeit von der Mutter getrennt zu sein und doch emotional beruhigt zu funktionieren, vorausgesetzt es befindet sich in einer einigermaßen vertrauten Umgebung. Mit dem Erwerb dieser Fertigkeiten und Fähigkeiten wird sich das Kind seiner Getrenntheit aber immer mehr gewahr, es erkennt die Hindernisse, die seinen magischen Allmachtswünschen und Fantasien entgegenstehen. Auf dem Höhepunkt der Meisterschaft dämmert dem Kleinkind, dass die Welt nicht ihm gehört, dass es sich immer wieder als relativ hilfloses, kleines, einsames und getrenntes Individuum mit ihr auseinandersetzen muss. Wie sehr es auch seine Mutter zu bedrängen versucht: Sie und das Kind funktionieren nicht mehr wirkungsvoll in der alten Zweieinheit, d. h., es kann auch nicht mehr an der Vorstellung der elterlichen Allmacht teilhaben, an der es immer wieder festhält. Verbale Verständigung und sekundär prozesshaftes Denken werden damit immer mehr zu einer Notwendigkeit. Frageakte laufen an, und Verloren-Gehendes – Sich-Verlierendes – soll dadurch wieder heimgeholt werden (vgl. dazu Riebel 2000).

---

2 Vgl. dazu Chodorow 1985 [1978]: Die Autorin geht der Frage der sich sehr unterscheidenden Wiederannäherung von Mädchen und Jungen an die Mutter nach. Durch die Gleichgeschlechtlichkeit erlebt das Mädchen eine kontinuierliche Weiterführung seiner präödipalen Liebe und dadurch die Erhaltung der primären Beziehung, was zu flexibleren und durchlässigeren Grenzen anderen gegenüber führt, während sich der Knabe mehr als separates Gegenstück definieren muss, was vermutlich zunächst unendlich verletzt und unsagbaren Schmerz des Getrennt-Seins auslöst und eventuell zu Spaltungsprozessen führt.

Während sich das kleine Kind seiner individuellen Getrenntheit in zunehmendem Maße bewusst wird, erkennt es auch allmählich, dass seine Liebesobjekte ebenfalls getrennte Individuen sind; sie scheinen nach vielfältigen Interessen zu handeln, die immer weniger mit seinen eigenen übereinzustimmen scheinen. Diese Erkenntnis wird jedoch zu einem Zeitpunkt gewonnen, zu dem die Vorstellung des Kleinkindes von der unbegrenzten Macht der Eltern noch besteht. Erst viel später, in der postödipalen Phase, vermag es zu begreifen, dass nicht nur es selbst, sondern auch die Eltern keineswegs allmächtig sind. Demzufolge können sie eine Omnipotenz, die sie nicht besitzen, mit ihm weder teilen noch sie verweigern. Wenn die Mutter diesen Prozess emotional nicht erfühlen kann, wenn es nicht zu einer Zweisamkeit auf einem höheren Niveau kommt, verringert sich das Selbstwertgefühl des Kindes und führt zu einer narzisstischen Verletzbarkeit. Die aktive Unterstützung durch die Mutter während dieser Wiederannäherungsphase ist daher notwendige Vorbedingung, dass das Kind allmählich erkennt und anerkennt, dass seine Omnipotenz irreal ist, d.h. eine Erkenntnis, die es ihm ermöglicht, allmählich zu sekundären narzisstischen Besetzungen der eigenen Autonomie zu gelangen. Dadurch wird das Kind vor der akuten Entwertung seiner Omnipotenz geschützt und eine ernstliche Beeinträchtigung seines Selbstwertgefühls verhindert (Mahler 1985 [1979], S. 318 ff.).

Der Zusammenbruch des kindlichen Glaubens an die eigene Allmacht im Verein mit der Ungewissheit über die emotionale Verfügbarkeit der Eltern erzeugt eine feindselige Abhängigkeit und Ambivalenz ihnen gegenüber. Dadurch entsteht ein Gefühl der Hilflosigkeit, eine depressive Grundstimmung. Säulen des frühkindlichen Wohlbefindens und Selbstwertgefühls sind u.a. der Glaube des Kindes an die eigene Allmacht und der Glaube an die Allmacht der Eltern, an der es teilhat. Dieser Glaube kann nur allmählich dadurch ersetzt werden, dass das Kind die eigene Autonomie realistisch zur Kenntnis nimmt, an sie glaubt und sie genießt, sowie durch die Entwicklung der Objektkonstanz (Mahler 1985 [1979], S. 321).

Ein bedeutsamer Aspekt ist dabei das Gefühl, etwas, das für die narzisstische Integrität entscheidend wichtig ist, verloren zu haben.

Bei dieser Reaktion handelt es sich nicht primär um einen Objektverlust, sondern vielmehr um das Gefühl, des Idealzustandes beraubt worden zu sein. Wenn der aktuelle Zustand des kindlichen Selbst einem Idealzustand, einem Zustand des seelischen Wohlbefindens, nicht entspricht, entsteht seelischer Schmerz. Da der Zustand des kindlichen Selbst nie durchweg mit dem Idealzustand eins ist, kommt es ständig zu Schwankungen im jeweiligen Grad des Wohlbefindens. Einige Kinder erleben selbst geringere Diskrepanzen in diesem Bereich als extrem schmerzlich, während andere eine ganz beträchtliche Differenz zwischen dem aktuellen Zustand des Selbst und dem Ideal mühelos aushalten können. Es liegt auf der Hand, dass die Fähigkeit, eine derartige Spannung zu ertragen, für die Entwicklung des Kindes wichtig ist.

Es leuchtet somit ein, dass zu dem kontinuierlichen Prozess einer normalen psychologischen Entwicklung bei jedem Kind auch der Verlust früher erlebter befriedigender Zustände des Selbst gehört. Im Normalfall ist das ein Ansporn zur Anpassung; die Anziehungskraft, die von den neuen Entwicklungsmöglichkeiten und Erfahrungen ausgeht, macht es dem Kind möglich, die Besetzung von den verlorenen Idealzuständen mit einem Minimum an Schmerz abzuziehen (Kohut spricht in diesem Zusammenhang von »optimaler Frustration«). Die frei gewordenen Kräfte werden nunmehr in neue Ideale, die sich im Zuge der Reifungsprozesse und des Vorwärtsdrängens in die nächste Entwicklungsphase ergeben, investiert (Sandler & Joffe 1980).

Kinder antworten aber unterschiedlich auf seelischen Schmerz, und hier reicht die Skala vom zornigen, protestierenden Nicht-Annehmen des schmerzlichen Zustandes bis hin zu den als depressive Reaktion beschriebenen Zuständen von passiver hilfloser Resignation. Das Erleben von psychischem Schmerz mobilisiert normalerweise Gefühle von Aggression, die dann gegen den vermeintlichen Ausgangspunkt des Schmerzes gerichtet werden.[3] Diese

3 Stern beschreibt die Mutter in diesem Zusammenhang als »Entgiftungszentrale« (Stern 2000 [1988]): d. h., sie nimmt den Schmerz und die Wut ihres Kindes an, vermittelt Aushalten, Stärke und Vitalität, d. h., sie akzeptiert und hilft, die Wut des Kindes zu regulieren.

Aggression kann dazu benutzt werden, entweder das eigene Selbst des Kindes oder aber seine Lebensumstände zu ändern, sodass die Stärke des erlittenen seelischen Schmerzes gemindert wird. Die Folge derartiger Änderung ist entweder eine allmähliche Anpassung oder eine Entwicklungsstörung (Sandler & Joffe 1980).

2.2 Störfaktoren in der Entwicklung

Eltern können nach außen hin gut funktionierende erwachsene Menschen sein, aber in der Beziehung zu ihrem Kind können ansonsten unauffällige Defizite in ihrer Selbstentwicklung manifest werden. Strukturell reife Eltern haben eine Form von Empathie entwickelt, eine Fähigkeit, sich als Erwachsene in das innere Leben eines Kindes hineinzuversetzen, ohne Gefahr zu laufen, sich selbst darin zu verlieren oder die eigenen Bedürfnisse mit denen des Kindes zu vermischen. Die Fähigkeit des Erwachsenen, empathisch zu sein, hängt von seinen Fähigkeiten ab, sich weiterhin als getrennte Person zu erleben (vgl. Ornstein & Ornstein 1994 [1985]). Elternschaft erfordert Beziehungsfähigkeit, die in der tiefsten Schicht der Persönlichkeit mit einem Gefühl für das abgegrenzte Selbst in Beziehung zu einem anderen verankert ist.

In diesem Zusammenhang erscheint es wichtig, die kohutsche Differenzierung von defensiven und kompensatorischen Strukturen einzufügen (Kohut 1979 [1977], S. 20): Eine Struktur ist defensiv, wenn ihre hauptsächliche Funktion darin besteht, den primären Defekt im Selbst, d. h. Leere, Unlebendigkeit und Wertlosigkeit, zu überdecken. Eine Struktur ist dagegen kompensatorisch, wenn sie diesen Defekt kompensiert, statt ihn nur zu verdecken. Sie durchläuft eine eigene Entwicklung und führt zu einer funktionellen Rehabilitierung des Selbst. Der grundlegende Unterschied zwischen defensiven und kompensatorischen Strukturen besteht darin, dass die defensive Struktur das Leid des beschädigten Selbst zudeckt und abspaltet. Defensiv ist somit alles, was zur Abwehr-Abspaltung dieses Leids führt, worunter auch erstaunliche Leistungen fallen können. Diese Abwehr kostet aber Lebenskraft, die für echtes Lebendig-Sein verloren geht. Vielleicht stabilisiert die bemerkenswerte Leistung sogar das Defensive, was gelegentlich zum psychischen Überleben notwendig ist, aber keine Kompensation darstellt. Gerade im Bereich der Selbstwahrnehmung und in dem hier stattfindenden Zuwachs wird sichtbar, ob kompensatorische Strukturen entwickelt werden konnten. Erst die Arbeit am primären Defekt, die mögliche Introspektion ins eigene Leid, führt zum Wahrnehmen von Selbstobjektbedürfnissen anderer. D. h., dass bei zunächst unreflektierten primären Verletzungen im Selbst einer Mutter dies bei ihr zu einem Bindungsstil dem Kind gegenüber führen kann, der defensiv das alte Leid zu umgehen und zu vermeiden versucht. Somit wird das Kind in seinen ihm eigenen gesunden Bedürfnissen nicht genügend abgegrenzt von der Mutter wahrgenommen und erneut frustriert.

Die rudimentäre Psyche des Kindes hat durch seine angeborene Suche nach Anbindung an der psychischen Organisation des Selbstobjektes teil – sei sie hoch entwickelt oder selbst von Defiziten geprägt. Pathogen ist nicht das gelegentliche Versagen des Selbstobjektes, sondern seine chronische Unfähigkeit, angemessen zu reagieren, was wiederum auf eine eigene Psychopathologie im Bereich des Selbst zurückzuführen ist.

Zu den an dieser Stelle beschriebenen Elternteilen gehören vermutlich auch jene, die nicht als depressiv deutlich erkennbar in Erscheinung treten. Für sie kann der Begriff larvierte Depression gelten, da sich das depressive Syndrom eventuell hinter Beziehungskühle und auch manchmal im Gegenteil hinter scheinbar intensivem Bemühen um das Kind, in vegetativer Symptomatik oder Vitalstörungen und Beschwerden versteckt und zum Erleben des Betroffenen scheinbar in keinem Zusammenhang steht.

Das Selbstobjektkonzept ermöglicht zu erkennen, dass es nicht nur die offene Pathologie eines Elternteils ist, die einen krankmachenden Einfluss ausübt, sondern dass es auch die subtileren und unsichtbaren Mängel in der Selbstobjektfunktion sind, die ausschlaggebend sein können. Das Kind, dessen Eltern eindeutig eine Störung zeigen, scheint weniger innere Kompromissbildung von der Art entwickeln zu müssen, als die Kinder, deren Eltern unter versteckteren Formen von Selbstpathologie leiden. Wenn die Störung der Bezugsperson klar ist, werden die Wahrnehmungen des Kindes bereitwilliger als richtig anerkannt, und es hat mehr Freiheit, sich anderen Menschen zuzuwenden, um sich die für seine Entwicklung notwendigen Selbstobjektreaktionen zu verschaffen. Auf diese Weise kann sich das Selbst des Kindes angemessener konsolidieren und eine gewisse Widerstandsfähigkeit gegenüber der gestörten Bezugsperson entwickeln (Ornstein & Ornstein 1994 [1985]).

Fehlende Empathie bei Eltern kann als Hauptfaktor für eine ungesunde Entwicklung angesehen werden. Elterliche Empathie ist nicht nur ein vorübergehendes Eintauchen in die innere Welt des Kindes, sondern eine andauernde Fähigkeit, das Kind in seiner besonderen Art zu erkennen und es vor potenziell destruktiven Entwicklungen zu schützen. Das offenkundige Hindernis, das elterlicher Einfühlung im Wege steht, ist die Angst der Eltern vor dem Wiederbeleben eigener Probleme. Wenn das Gefühl der Hilflosigkeit beim Kind bei Eltern ähnliche Probleme auslöst, dann verteidigt sich der Erwachsene, indem er auf das Kind böse wird, weil dieses ihn diesen Gefühlen aussetzt (Ornstein 1981 [1976]). Besonders folgenreich ist dieses elterliche Versagen inmitten entscheidender Entwicklungsschritte, in denen das Selbst ohnehin unsicherer etabliert und daher verstärkt verwundbar ist.

In vielen Fällen sind Eltern, die an Störungen ihres Selbst leiden, durch die Notwendigkeit zur Defensivität feindlich-intrusiv oder zurückgezogen-unerreichbar, daher weit vom Erleben ihres Kindes entfernt, quasi abgeschirmt. Die Kinder sind dadurch der empathischen Spiegelung und des reagierenden Zieles für ihre Idealisierungsbedürfnisse beraubt. In anderen Fällen ist die Deprivation nicht so leicht zu erkennen, da diese Eltern den Anschein erwecken, ihren Kindern besonders nahe zu sein, ihnen überbetont positiv gegenüberzustehen. Doch trügt der Schein, da diese Eltern unfähig sind, auf die sich ändernden narzisstischen Bedürfnisse ihrer Kinder zu reagieren. Jedes Schreien des Kindes rührt am eigenen, eventuell abgespaltenen oder verdrängten Bedürfnis oder wird als eigenes Versagen aufgefasst, per Verwöhnung unterbunden, und so wird das Kind in seiner Expansion behindert. Wenn die Mutter aus Mangel an Empathie nicht ›versteht‘, steigt sie auf ›versorgen‹ um, übertreibt dies als Verwöhnung, weil sie unbewusst vage empfindet, dass sie etwas falsch macht. Wird diese Mutter später pädagogisch, hilft sie, als Lernerfolg eine Ich-Funktion anstelle einer Selbstfunktion auszubilden (Riebel 2000). Aus Schuldgefühlen heraus wird exzessiv diskutiert, und der Überdruss gegenüber den Kindern entzieht diesen den emotionalen Rückhalt. Dieses Defizit an ausreichend guter Bemutterung pflegt, zu einem Mangel an Selbstwertgefühl des Kindes und zu einer daraus resultierenden Verletzbarkeit zu führen. Vielleicht überdeckt die scheinbar übergroße Nähe des Erwachsenen zum Kind die eigene Einsamkeit und vor allem die des Kindes, das auf diese Weise depressiv gefährdet ist. Mangels Spiegelung und frustrierter Idealisierungsbedürfnisse ist das Selbst eines solchen Kindes psychologisch unterernährt und seine Kohärenz dadurch schwach.

Es gibt Eltern, die nicht Nein sagen können, weil sie den Ärger durch die Frustration fürchten, was Ausdruck der Tatsache sein kann, dass das Selbst des Kindes beginnt, sich von dem des Erwachsenen zu trennen, um ein eigenes Antriebszentrum zu werden. Derartige Mütter erscheinen oft überhaupt nicht depressiv, da das Kind – oder die Kinder – ein stabilisierendes Segment in der Erwachsenenpsyche darstellt, d.h., deren Leerstellen und Unlebendigkeit ausfüllt. Vielleicht erlebt sich eine solche Mutter durch ihr scheinbar einfühlsames Bemühen als außerordentlich kompetent, versucht, Streit und Konflikt unbedingt zu vermeiden, und gibt zu guter oder vielmehr »schlechter« Letzt nach scheinbar zähem Clinch nach. Sie verunmöglicht dadurch Abnabelung und echte Auseinandersetzung, erscheint vielleicht sogar durch das Nachgeben bei kindlicher oder jugendlicher Maßlosigkeit »großzügig«, verhindert aber mit dem »Weichwerden« – in welchem jedoch existenzielle Aggression liegen mag – das Zerreißen der seelischen Nabelschnur durch Enttäuschungswut, sodass der Heranwachsende durch diese Art der Verwöhnung verstärkt angebunden und abhängig wird. Noch verführerischer sind Mütter, die die kindlichen Größenfantasien mehr oder weniger deutlich insgeheim füttern, die die notwendigen optimalen Frustrationen nicht setzen können, da ihr eigenes diesbezügliches Erleben nicht zu reiferen Strukturen umgewandelt werden konnte. Das Grandiose des eigenen Kindes angemessen zu beschneiden, wäre ein entsetzlich wehtuender Schnitt ins eigene Fleisch. Diese verführerische Zufuhr »verdirbt« das Kind für die Eigen- und Fremdrealität, hindert es an der Wahrnehmung der objektalen Welt und damit an dem eigentlichen Leben, was gepaart mit Aggression ein gefährliches Gemisch darstellt. Oder aber Kinder werden zu Eltern der eigenen Eltern gemacht, sollen Beruhigung, liebevolle Zuwendung spenden, all das, was die Eltern von den eigenen ehemals nicht bekamen. Die derart missbrauchten Kinder erleben einerseits existenzielle Entbehrung, gleichzeitig stimuliert das – wenn sie »begabt« und ich-stark sind – die kindlichen Größenfantasien, da sie auf diese Weise von ungeheurer Wichtigkeit sind. Um den Eltern, deren Stabilität sie so dringlich brauchen, Sicherheit zu geben, spalten sie die eigene Hilflosigkeit, Kindlichkeit und Bedürftigkeit ab, werden frühzeitig funktionell selbständig – womöglich noch mit der Überlebensstrategie als Sunnyboy/-girl – und verschaffen sich als »Schwerstarbeiter« auf diese Weise scheinbar zufriedene Eltern. Damit wird aber kein Einklang mit den eigenen Möglichkeiten erreicht, nicht der eigene Selbstentwurf ausgestaltet, sondern ein falsches Selbst produziert (vgl. Ornstein & Ornstein 1994 [1985]).

Fallbeispiele

a)

Die Mutter der 1,4 Jahre alten Patientin meldete sich auf Anraten des Kinderarztes, da ihr ihre kleine Tochter ständig unzufrieden und zornig erschien, tagsüber beim Alleinsein die Mutter ständig beschattete, in Anwesenheit anderer diese aber mied und die Nähe anderer suchte, nachts ständig wach wurde und weinte, und somit konnte auch die Mutter nicht zum Schlafen und zur Ruhe kommen. Zum Termin erschien eine sehr sympathische 37 Jahre alte Frau, die vom äußeren Anschein her jünger wirkte. Das kleine Mädchen imponierte durch sein offenes, klares und lebendig wirkendes Gesichtchen. Neugierig beäugte es die Therapeutin und untersuchte angemessen den Behandlungsraum, in welchem sich die Therapeutin und die Mutter unterhielten. Die Mutter schilderte sich fast durchweg als schlechte Mutter, vermutlich könne sie ihrer Tochter nicht genügend emotionale

Wärme geben und nicht kindlich genug mit ihr spielen. Das kleine Mädchen lehne somit zu Recht die Mutter ab und suche sich anderweitig das (z. B. beim Vater, bei der Patentante), was bei der Mutter nicht vorhanden sei. Die Mutter schilderte Situationen, in denen die Tochter trotz mütterlicher Nähe den Schoß und die Arme anderer sucht und sich dabei wohl fühlt. Generell schlimm seien die Nächte, in denen das Kind seit seiner Geburt fast stündlich wach werde und durch Weinen die Mutter an das Bettchen rufe.

Im Moment der Beobachtung wurde ganz anderes sichtbar: Das kleine Kind orientierte sich per Blick und Berührungskontakte nach Erkundungen im Zimmer immer wieder an der Mutter, beäugte zwar neugierig die Therapeutin und deren Freundlichkeit, ließ sich jedoch überhaupt nicht auf Nähe ein. Ich sprach das Gesamt dieser Beobachtung an, vermittelte dabei wohl auch dem Kind, dass die Situation o. k. sei. Die Mutter nahm zum ersten Mal dieses Verhalten ihres Kindes wahr, war erstaunt und merklich erleichtert. Als die Tochter immer wieder scheu und dennoch keck die Therapeutin »anmachte«, dann zur Mutter zurückkehrte und nach deren Blick suchte und dieses »Spielchen« wiederholte, wurde der Mutter klar, dass sie dieses Verhalten und das Sie-Suchen aufgrund ihrer eigenen Unsicherheit, die sie tief beschäftigte, gar nicht gesehen hatte. Gleichzeitig konnte sie wahrnehmen, dass das dabei lebendige Gesichtchen ihrer Tochter weder depressiv, unzufrieden noch sonst irgendwie gestört anmutete.

Schon beim nächsten Termin erschien die Mutter gelöster. Das kleine Mädchen bewegte sich ähnlich wie beim Vorgespräch, ein kleines bisschen mehr Kontakt mit der Therapeutin suchend, mit regelmäßiger Rückversicherung bei der Mutter. Dieser konnte das Verhalten ihrer Tochter »übersetzt« werden, d. h., es konnte ihr vermittelt werden, wie wichtig es für das Sicherheitserleben und Stolz-Sein ihrer Tochter ist, sie als Auftank-, Abstimmungs- und Spiegelstation benutzen zu können. Immer deutlicher wurde der Mutter diese Interaktion, machte sie froh, selbstsicherer, und sie strahlte ihr Kind dabei an. In einer weiteren Stunde berichtete sie aus der eigenen Vorgeschichte: Episoden von Depression, einem Selbstmordversuch und Aufenthalten in psychiatrischen Kliniken und Ähnliches. Die Beziehung zur eigenen Mutter wurde als im Wesentlichen »tot«, »leer«, »Mangel an körperlicher Nähe, Wärme und Wahrgenommen-Werden« beschrieben. Die eigenen Eltern hatten eine Gaststätte, gingen darin auf, keinerlei Zeit und Blick und Streicheln blieb für die Kinder (große Schwester, jüngerer Bruder). Chancenlos habe sie um Zuneigung gebettelt, letztendlich tue sie es auch noch heute, und es sei ein unerträglicher Gedanke, dass die Mutter einmal sterbe, ohne dass sie ihren emotionalen Hunger je an ihr hätte sättigen können. Der inzwischen verstorbene Vater sei kalt, aggressiv und ebenfalls unerreichbar gewesen. Sie habe in ihrer Geschichte weder Sicherheit noch Geborgenheit und Mütterlichkeit, noch Unterstützung erlebt. Sie habe deswegen auch so lange mit einem eigenen Kind gewartet, um soweit wie möglich die eigenen Verletzungen aufgearbeitet zu haben. Nach den verschiedenen Klinikaufenthalten und Therapien habe sie sich sicherer gefühlt und sei nun sehr erstaunt, dass sie die Beziehung zur Tochter so schwer als beglückend erleben könne.

Auf das Schlafproblem des kleinen Mädchens eingehend, beschrieb die Mutter, dass sie überhaupt nicht ertragen könne, dass die Kleine einschlief, weil sie Angst habe, dass sie nicht mehr wach werden würde. Außerdem gehe sie ständig ans Bettchen, um zu sehen, ob sich die Tochter eventuell einsam fühle – so wie es in ihrer Kindheit war.

Einfühlsame Interpretationen und Erklärungen sowohl zur eigenen Lebensgeschichte als auch zu deren Auswirkungen auf die Beziehung zur kleinen Tochter erleichterten die Mutter. Sie wurde in der Handhabung ihrer kleinen Tochter immer sicherer, gewann an mütterlicher Selbstsicherheit, erlebte die Tochter abgegrenzter und mit Stolz, welche ihrerseits mit Wohlbehagen das mütterliche Angebot annahm. Schon nach der fünften Behandlungsstunde (jeweils 14 Tage Abstand) schilderte die Mutter, dass beim Zusammensein mit der vorher so bevorzugten Patentante diese zwar für die Tochter eine angenehme Spielfigur war, dass die Mutter aber in der Besuchssituation den Hauptbezugspunkt darstellte. Die Tochter schlief ab diesem Zeitpunkt nachts im Wesentlichen durch. Ansonsten nahm das Umfeld das kleine Mädchen als noch liebreizender und lebendiger wahr denn zuvor, sodass tatsächlich von einem »Liebesverhältnis« mit der Welt gesprochen werden konnte. Das Kind erlebte die Mutter als sicherer und sich über sie freuend. Diese hatte selbst das Gefühl, ihr Kind emotional besser »sättigen« zu können, konnte durch ihr Idealisieren der Therapeutin diesen Aspekt von sich selbst narzisstisch besetzen und somit an das Kind weitergeben. Derart »aufgetankt«, hielten beide den Spannungsbogen der Trennung durch Schlaf besser aus – was die Mutter in ihrem Beziehungsverhalten bestärkte. Ineinander verschränkte und dennoch differenzierbare Selbstobjektfunktionen beider Beteiligter fanden Erfüllung.

Äußerst problematisch war für die Mutter auch der Umgang mit den aversiven Affekten des Kindes: Stieß es auf Widerstände, wurde das Gesichtchen natürlich unzufrieden, nachdenklich, »beleidigt«, weinerlich, das Verhalten aggressiver, was die Mutter in große Hilflosigkeit brachte, sofort Gefühle der Schuld und mütterlicher Unzulänglichkeit erzeugte, was wiederum zu Vermeidungsstrategien (Flasche- oder Essengeben, sprachliche Überzeugungsarbeit) führte. Auch hier ermöglichten die Ruhe der Therapeutin und das Aufzeigen der Notwendigkeiten dieser Affekte zur Selbstbehauptung, zur Abgrenzung und Loslösung der Mutter andere Zugangs- und Umgangswege zum Erleben der Tochter: dass aggressives Aufbegehren nicht Ablehnung der Mutter, sondern Herauswachsen-Wollen aus einem sicheren Hafen bedeuten kann.

Sicher wäre diese Entwicklungsstörung des kleinen Kindes ohne die »Vorarbeit« anderer Therapeuten während der offensichtlichen psychischen Erkrankung der Mutter nicht so schnell möglich gewesen. Sie war zudem hoch sensibilisiert und sensibel, motiviert und differenziert. Ihre Vorerfahrungen ermöglichten ihr auch, die Therapeutin durch deren Einfühlung in ihre Nöte, die Entlastung von Schuld und durch ihr Aufzeigen ihrer eigenen mütterlichen Qualitäten genügend zu idealisieren, um für sich durch deren Interventionen Zuwachs zu erzielen.

b)

Die 17 Jahre alte Patientin meldete sich wegen seit sechs Jahren andauerndem übermäßigem Essen mit starkem Übergewicht nach einem Fachklinikaufenthalt auf Überweisung ihrer Hausärztin. Sie befand sich zwei Monate lang auf einer speziellen Essstörungsstation mit verhaltenstherapeutischem Setting, das sowohl aus Einzel- als auch problemlösender Gruppentherapie und einem Diätkonzept bestand. Die Patientin wurde als depressiv erachtet, was mit einem Übermaß an Verantwortung innerhalb des Familiensystems in Zusammenhang gebracht wurde. Daraus resultierte erhebliche Anerkennung, es erschwerte jedoch die Abgrenzung vom Elternhaus. Ständig hatte sie ein schlechtes Gewissen, wenn sie Hoffnungen und Wünschen, vor allem der Mutter, nicht entsprach. Sie hatte eine Neigung zu Bequemlichkeit und Rückzug entwickelt, saß z. B. viel vor dem Fernseher oder lag im Bett. Sport betrieb sie jedoch kaum. Mit der Entlassung wurde dringlich eine weiterführende ambulante Psychotherapie angeraten. Die Jugendliche ging eine positiv getönte Beziehung zu der Therapeutin ein, idealisierte deren Kompetenz und Stabilität, sodass sie deren empathisches Bemühen und Deutungsversuche als sehr bedeutsam erlebte, was ihr anderseits Motivation zu struktureller Weiterentwicklung gab.
Schon in der fünften Stunde konnte sie ihr schlechtes Gewissen bei anders geartetem Verhalten, als es die Mutter wünschte, differenziert orten, begleitet von dem Satz: »Meine Mutter will immer, dass ich in meinem Kopf mit dem ihren denke.« Eigenes, anderes Erleben und Handeln führten sofort zu großen intrapsychischen Spannungen und Gewissensbissen, was gehäuft zu Essattacken führte, um so zu einer Spannungsreduktion zu gelangen. Neben diesen Gewissensanteilen spielten jedoch innere Zustände von Leere eine weitere große Rolle. Mit sich alleine – am Nachmittag, am Wochenende im Zimmer – quasi ohne stabilisierende Erfahrungen durch äußere Selbstobjekte – war die

innere Bühne vollkommen leer. In dieses Erleben flossen Langeweile, ein Schlafbedürfnis, dem sie viel nachgab, und Regression auf Orales ein.
Solange die Patientin sich zurückerinnern konnte, suchte sie im Stress nie die Eltern. In Bezug auf die Mutter äußerte sie dann ihr grundlegendes Erleben:
»Wenn ich spinne, steigert sich die Mutter noch mehr hinein, dann wird alles existenziell bedrohlich, und ich muss zwei Leute beruhigen.« Oder: »Lieber bin ich ihr eine Mutter, als dass ich darauf warte und sehr verletzt bin, wenn nichts kommt.« Aus diesem Grunde versuchte sie, das meiste mit sich alleine auszumachen. Wenn der Vater anwesend war, versuchte dieser – versorgend, aber nicht verstehend –, die Mutter zu beruhigen, vielleicht auch intuitiv spürend, dass die Tochter Entlastung brauchte. Die Patientin war offiziell sein »Lieblingskind«, gelegentlich gab es in der Kindheit gemeinsame Aktivitäten, jedoch suchte sie nie den Vater zum emotionalen Austausch oder in der Not. Er hatte somit keine spannungsregulierende Funktion, hatte durch seine Ruhe und sein »Außen-vor-Sein« einen peripheren Status, war dadurch nicht verschlimmernd. Die Mutter, unentwegt geplagt vom Gefühl, eine schlechte Mutter zu sein, drang ständig intrusiv in die Tochter, um so Kontrolle über deren Gefühle zu haben; stundenlang wurde jede Äußerung, jedes Mienenspiel zerpflückt, unerbittlich, in der Hoffnung, doch etwas Gutes von sich selbst zu finden. Ständig sollte dabei aber die innere Befindlichkeit der Mutter erahnt und erspürt werden. Ein derartiges Nicht-Gewahrwerden führte zu stundenlangem Weinen. Mit beginnender Pubertät und den damit verbundenen Ablösungsstrebungen, dem Überwechseln in die Stadt zur höheren Schule, kam die Patientin in Abgrenzungsnot, was sie mit einem Fettpolster zu bewältigen versuchte. Die Mutter, sehr an die eigene Mutter gebunden, war in der Pubertät an Diabetes erkrankt und wurde nun panisch vor Angst und schlechtem Gewissen. Die Adipositas war für sie der eindeutige Beweis, dass sich die Tochter nicht geliebt fühlte, zudem war sie dadurch mehr in Gefahr, selbst zuckerkrank zu werden, was erneut zu

noch verstärkteren Kontrollen führte. Die Mutter war somit völlig abhängig von der Tochter, wobei die Rollenverteilung in ein umgekehrtes Verhältnis geriet. Immer wenn die Patientin nicht zufrieden und unglücklich schien, geriet die Mutter in tiefste Selbstzweifel und Vorwürfe sich selbst und der Tochter gegenüber; der eigene Schmerz der Heranwachsenden blieb ohne Resonanz, und zum Schutz des Selbstsystems wurden die schmerzlichen Gefühle von Einsamkeit, Ohnmacht, Wut und Angst abgespalten. Offenbar gelang es dem Kind mit seiner Begabung zur Einfühlsamkeit, die Mutter zu erreichen, sie in den frühen Jahren gelegentlich zu einer emotionalen Antwort zu bewegen, und erst in der beginnenden Pubertät zog sie sich – das sinnlose Opfer erahnend – resigniert, immer passiver werdend, zunehmend oral-regressiv und depressiv zurück.

2.3 Strukturdynamische Schlussfolgerungen

Gemeinsam war den Müttern (beide in der Altersgruppe um 35 Jahre), dass narzisstische Bedürfnisse in der eigenen Lebensgeschichte unbefriedigt geblieben waren. Es bestanden Defizite im Bereich des Größenselbst und in der idealisierten Elternimago, die auf die Kinder projiziert wurden, was den Blick für deren ureigenste Bedürfnisse versperrte. Abhängig und nicht abgegrenzt von der Großelterngeneration hatte sich keine eigene ausreichend positive Selbstbesetzung entwickelt, die Wahrnehmung, Affektabstimmung und Einfühlung für und Stolz auf die Kinder erlaubt hätte. Eine sicherheitsgebende Anbindung und ein Idealisieren waren somit den Heranwachsenden (zunächst) nicht möglich; eher tauchten wie bei der Jugendlichen große Unsicherheit und Ernüchterung mit Entwertung auf. Der Pol des Größenselbst mit seinem Gefühl von Lebendig-Sein und Selbstwert und der der idealisierten Elternimago zur adäquaten Spannungsregulierung waren in Mitleidenschaft gezogen. Das unbewusst geahnte Defizit führte bei den Müttern zu ständigen Selbst- und Fremdvorwürfen, zu zwanghaften Kontrollen und versorgendem Wiedergutmachen-Müssen, um Schuld und Scham wegen des Versagens zu entgehen. Starre Über-Ich-Strukturen, um die Mutter zu entlasten, waren bei der älteren Patientin die Folge, die eigene Bedürftigkeit wurde abgewehrt und trat entfremdet als Symptom auf. Die Väter erschienen gesünder, doch hatten sie ihre Vaterrolle nur unzureichend narzisstisch besetzt und konnten die Pathologie der Mütter daher nicht kompensieren. Die Mutter des Kleinkindes hatte sich mit ihrem primären Defekt schon auseinandergesetzt, hatte Einblick ins eigene Leid, konnte ihr mütterliches Verhalten mit dem eigenen Mangel weniger defensiv in Zusammenhang bringen.

Der psychoanalytische Praxisalltag zeigt, dass Therapien von Kindern und Jugendlichen bis etwa 15 Jahren besser eine progressive Entwicklung nehmen, wenn die Mütter zu ihren depressiven Anteilen »irgendwie« Zugang haben – auch wenn sie sich selbst als schlechte Mutter angreifen, um so dem Angriff von außen zuvorzukommen. Sie können erkennen, dass sie Probleme mit ihrer Mutterschaft haben, sodass im Rahmen der begleitenden Elterngespräche diese (z.T. vage empfundenen) Beziehungsschwierigkeiten empathisch angesprochen werden können.

Mütter mit larvierter Depression jedoch – sei es, dass sie kühl oder aggressiv-intrusiv sind, oder aber sich scheinbar als außerordentlich kompetent darstellen und somit subjektiv offenbar keine Probleme mit ihrem Mutter-Sein haben – erschweren den empathischen Zugang zu ihrem abgespaltenen Leid und somit auch zu dem des Kindes, was allerdings für einen echten Umstrukturierungsprozess unbedingt notwendig ist, da das jüngere Kind diesen bei seiner Abhängigkeit von den Eltern noch nicht alleine leisten kann. Erst ab dem 15./16. Lebensjahr wird dieser Prozess auch bei Unerreichbarkeit der Eltern möglich, quasi als eine Therapie »an den Eltern vorbei«, was im Jugendlichen große Trauer erzeugt, da er die Eltern erstarrt und verarmt hinter sich lässt, was dann eine intensive Auseinandersetzung mit fest gefügten Gewissensstrukturen erfordert. Die Selbstentwicklung des Heranwachsenden beraubt nämlich die Eltern eines sie stabilisierenden Segments in ihrer Psyche, was zu heftigen bis hin zu malignen Reaktionen führen kann und die neue Selbstregulation des sich ablösenden Kindes auf schwere Proben stellt.

2.4 Zusammenfassung

Studien aus der Bindungsforschung belegen, dass bei über 40 % der Mütter mit depressiven Persönlichkeitsanteilen zu rechnen ist, deren Bedeutung für die Betreuung der nachfolgenden Generation nicht unterschätzt werden darf. Da fast bei jeder analytischen Kinderpsychotherapie und auch häufig bei einer analytischen Jugendlichenpsychotherapie begleitende Elterngespräche fester Bestandteil sind, muss dieser Aspekt im gesamten therapeutischen Prozess mit betrachtet werden. Das theoretische Konzept der analytischen Selbstpsychologie zur Entstehungsgeschichte der Depression bietet ein Erklärungsmodell, das auch die möglichen Auswirkungen der mütterlichen Problematik beim Umgang mit dem Kind erfasst:

Die bei der Mutter zunächst unreflektierten primären Verletzungen im Selbst führen dem Kind gegenüber zu einem Bindungsstil, der defensiv das alte Leid zu umgehen und zu vermeiden versucht. Somit wird das Kind in seinen ihm eigenen gesunden Bedürfnissen – die unter diesen Umständen abgegrenzt als solche von der Mutter gar nicht wahrgenommen werden können – erneut frustriert, womit ungünstige Regelkreise wirksam werden. Anhand von zwei Behandlungsfällen (Kleinkind, Jugendliche) wurden »typische« Momente der Ätiologie und Psychodynamik bei Behandlungsbeginn aufzuzeigen versucht. Trotz relativ geringer Stundenzahl für die Elternarbeit (1:4 oder 1:3) besteht mit selbstpsychologischem Verständnis fokussierend die Möglichkeit der partiellen Aufarbeitung und der Abgrenzung, was im Kind die Strukturbildung progressiv beeinflusst.

Literatur

Chodorow, N. (1985 [1978]): The Reproduction of Mothering. Psychoanalysis and the Sociology of Gender. Berkley (Univ. of California Press). Dt.: Das Erbe der Mütter. München (Frauenoffensive) 1985.

Dornes, M. (1997): Die frühe Kindheit. Frankfurt a. M. (Fischer).

Greenacre, P. (1957): The Childhood of the Artist. Libidinal Phase, Development and Giftedness. In: International Journal of Psycho-Analysis 40, 1957, S. 367.

Kohut, H. (1979 [1977]): The Restoration of the Self. Madison (International Universities Press). Dt.: Die Heilung des Selbst. Frankfurt a. M. (Suhrkamp) 1979.
Kohut, H. (1987 [1984]): How Does Analysis Cure? Chicago (University of Chicago Press). Dt.: Wie heilt die Psychoanalyse? Frankfurt a. M. (Suhrkamp) 1987.
Mahler, M. (1985 [1979]): Selected Papers. 2 Bde. Northvale (Aronson). Dt. (Teilausgabe): Studien über die drei ersten Lebensjahre. Stuttgart (Klett-Cotta) 1985.
Nissen, G. (Hrsg.) (1999): Depressionen. Stuttgart u. a. (Kohlhammer).
Nissen, G. & Trott, G. E. (2013): Psychische Störungen im Kindes- und Jugendalter. Berlin/Heidelberg (Springer).
Ornstein, A. (1981 [1976]): Making Contact with the Inner World of Child. Towards a Theory of Psychoanalytic Psychotherapy with Children. In: Comprehensive Psychiatry 17, S. 3–30. Dt.: Die Herstellung des Kontaktes mit der inneren Welt des Kindes. In: Familiendynamik 2, Heft 4 (1977), S. 282–315 (Wiederabdruck: In: Biermann, G. (Hrsg.): Handbuch der Kinderpsychotherapie, Bd. 4. München (Ernst Reinhardt) 1981, S. 13–41).
Ornstein, A. & Ornstein, P. (1994 [1985]): Parenting as a Function of the Adult Self. A Psychoanalytic Developmental Perspective. In: Anthony, J. & Pollock, G. (Hrsg.): Parental Influences in Health and Disease. Boston (Little Brown and Co.). Dt.: Elternschaft als Funktion des Erwachsenenselbst. Eine psychoanalytische Betrachtung der Entwicklung. In: Kinderanalyse 2, Heft 3, 1994, S. 351–376.
Rass, E. (2001): Bedeutungsaspekte einer mütterlichen Depression für die Selbstentwicklung des Kindes. In: Selbstpsychologie, Jg. 2, Heft 5/6, S. 364–394.
Riebel, U. (2000): Offene und verborgene Signale der Selbstobjektsuche bei drohender Chronifizierung. Berlin (unveröffentlicht).
Sandler, J. & Joffe, W. (1980): Zur Depression im Kindesalter. In: Psyche 34, S. 413–429.
Stern, D. N. (1992 [1985]): The Interpersonal World of the Infant. New York (Basic Books). Dt.: Die Lebenserfahrung des Säuglings. Stuttgart (Klett-Cotta) 1992.
Stern, D. N. (2000 [1988]): The Birth of a Mother. London (Bloomsbury). Dt.: Geburt einer Mutter. München (Piper) 2000.
Stiemerling, D. (1995): Zehn Wege aus der Depression. München (Pfeiffer).

KAPITEL 3

Die Rolle des Vaters bei einer psychischen Erkrankung der Mutter

Keine andere psychische Erkrankung ist so sehr verbreitet wie die Depression. Der Erkrankungsschwerpunkt der Frauen liegt vorwiegend vor deren 35. Lebensjahr, d. h. in der Zeit der aufgenommenen Paarbildungen, Schwangerschaften und den Entwicklungsjahren der Kinder. Befunde aus der Kleinkindforschung belegen, dass die Qualität der frühen Mutter-Kind-Interaktion eine wichtige Grundlage ist, auf der sich der Erwerb kindlicher Fähigkeiten zu Anpassung und Belastung vollzieht. Das sich entwickelnde Selbst ist sehr verletzbar, gleichzeitig besitzt der Säugling aber die angeborene Fähigkeit, mit mehreren Menschen Bindungserfahrungen zu machen, sodass die Beziehung mit dem Vater, der ebenfalls ein primäres Liebesobjekt ist, eine Pufferfunktion gegenüber einer möglichen mütterlichen Depression darstellen kann. Bedeutsam ist in diesem Zusammenhang auch die Paarbeziehung, die deutlich als Ressource der Vater-Kind-Interaktion gesehen werden muss, auf die weniger zurückgegriffen werden kann, wenn die Mann-Frau-Beziehung an Lebensqualität verliert.

Diese Trauer der Seele belastet somit offenbar besonders Frauen in ihrem jungen Erwachsenenalter mit den neuen familiären Herausforderungen. Gerade aber Befunde aus der Kleinkindforschung belegen, dass die Qualität der frühen Mutter-Kind-Interaktion eine wichtige Grundlage ist, auf der sich der Erwerb kindlicher Fähigkeiten zu Anpassung und Belastung vollzieht. Angesichts der begrenzten Bewältigungskompetenz eines Säuglings können die im Umgang mit den ersten Bezugspersonen erfahrene emotionale Sicherheit und

Verlässlichkeit wesentlich dazu beitragen, in welchem Ausmaß sich eine kindliche Widerstandsfähigkeit oder aber Anfälligkeit gegenüber belastenden Erfahrungen entwickelt. Von noch größerer Bedeutung ist die Dysfunktion der frühen Eltern-Kind-Beziehung für ein Kind, das durch biologische (z.B. Frühgeburt) oder psychosoziale (z.B. gravierende Verlusterfahrungen) Risiken in seiner Entwicklung gefährdet ist. Damit kommt der psychischen Verfassung der Mutter, der des Vaters und deren emotionaler Interaktion größte Wichtigkeit zu.

Epidemiologischen Studien zufolge erkranken sechs bis 22% der Frauen an postpartaler Depression (Reck et al. 2001, S.171); nach Schätzungen tritt der Baby-Blues[4] bei mehr als der Hälfte der Mütter auf (Hartmann 2001). Studien aus der Bindungsforschung ergaben, dass bei etwa 40% der Mütter mit depressiven Persönlichkeitsanteilen zu rechnen ist. Besondere Aufmerksamkeit muss somit der Rolle des Vaters zukommen, der Mutter und Kind in dieser für den sich entwickelnden Menschen so wichtigen Zeit begleitet.

Die weiteren Ausführungen gründen auf der Sicht einer entwicklungsorientierten Psychoanalyse, die sich bei der Untersuchung des Erlebens und Verhaltens der psychischen Zusammenhänge, der sogenannten Psychodynamik, vergewissert. Das Kapitel gliedert sich in sechs Abschnitte: Zunächst wird die Verletzbarkeit des sich entwickelnden Selbst herausgearbeitet, die in der Beziehung mit einer depressiven Mutter erhebliche Auswirkungen für das Kind hat. Daher kommt der Interaktion mit dem Vater als Drittem im Bunde große Bedeutung zu. Im Anschluss werden Veränderungen in der Partnerschaft und die elterliche Paarbeziehung als Ressource der Vaterrolle dargestellt. Abschließend erfolgt eine Diskussion der Konsequenzen aus dem zuvor Beschriebenen.

4 Baby-Blues: mildeste Form depressiver Störung in der Postpartalzeit. Eine abwertende, umgangssprachliche Bezeichnung dieses Erscheinungsbildes heißt »Heultage« (Gröhe 2003, S.41).

3.1 Die Verletzbarkeit des sich entwickelnden Selbst

Um die Bedeutung der mütterlichen Depression für die seelische Entwicklung des Kindes erfassen zu können, ist es wichtig, dessen psychischem Entfaltungsprozess Beachtung zu schenken. Während seiner langen Entwicklungszeit durchläuft ein Kind viele wichtige Phasen, und die Eltern sind daher immer wieder gefordert, die jeweils anstehenden Entwicklungsbedürfnisse zu befriedigen, währenddessen die vorausgegangenen – wenn auch vielleicht in vermindertem Maße – weiter ihr Recht verlangen. Die entfaltungsorientierte Psychoanalyse (vgl. Mahler 1985 [1979]; Stern 1992 [1985]; Stern 1998 [1995]; Kohut 1979 [1977]; Kohut 1987 [1984]) betont die psychodynamische Entstehung des Selbst. Jede vorhergehende Phase beeinflusst – ob positiv oder negativ – das Gelingen der jeweils nachfolgenden; die Übergänge von einer zur nächsten stellen äußerst sensible Perioden dar, in denen die bisher entwickelte Struktur besonders gefordert und das sich entwickelnde Selbst höchst verletzbar ist.

Zukünftige Eltern können, wenn sie sich zu einer langfristigen Paarbeziehung und Elternschaft entschließen, zunächst gut funktionierende erwachsene Menschen im Sinne einer gelungenen Lebensbewältigung sein. Doch kann es vorkommen, dass in der Beziehung zu ihrem Kind bislang unauffällige Defizite in ihrer Selbstentwicklung manifest werden (vgl. Ornstein & Ornstein 1994 [1985]). Elternschaft erfordert Beziehungsfähigkeit, die in der tiefsten Schicht der Persönlichkeit mit einem Gefühl für das abgegrenzte Selbst in Beziehung zu einem anderen verankert ist. Die rudimentäre Psyche des Kindes hat durch seine angeborene Suche nach Anbindung an die psychische Organisation seiner wichtigsten Bezugspersonen teil an ihr – sei sie hoch entwickelt oder selbst von Defiziten geprägt. Krankmachend ist nicht das gelegentliche Versagen dieser wichtigen Bezugspersonen, sondern deren chronische Unfähigkeit, angemessen zu reagieren.

Es gibt Eltern, die nicht als deutlich erkennbar depressiv in Erscheinung treten. Für sie kann der Begriff larvierte Depression gelten, da sich das depressive Syndrom eventuell hinter Beziehungskühle oder scheinbar intensivem und intrusivem Bemühen um das Kind, in vegetativer Symptomatik oder Vitalstörungen versteckt und in aller Regel zum bewussten Erleben der Betroffenen in keinem erkennbaren Zusammenhang steht. Da das Kind verschiedene Stufen der Entwicklung durchläuft, sind auch die Eltern in der eigenen Bewältigung dieser verschiedenen Stufen gefordert.

In der ersten Lebensphase braucht das Kind zum Aufbau seines physisch-psychischen Gleichgewichts adäquate Reaktionen seiner Bezugspersonen. Die Signale hierfür sind nicht immer einfach zu entschlüsseln. Später verlangt das Kleinkind zunehmend deutlicher Anerkennung und Bewunderung für seine Initiativen, die sich sehr wohl von den Vorstellungen und Werten der Bezugspersonen unterscheiden können. Der jeweilige Entwicklungsprozess kann empfindlich verzögert sein oder stagnieren, wenn es den Eltern nicht gelingt, der jeweils aktuellen Selbstentwicklung des Kindes entsprechend zu reagieren. Reaktionen, die nicht im Einklang mit den momentanen Fähigkeiten und Talenten des Kindes stehen, haben keine strukturbildende Wirkung in dem Sinne, dass deren Erleben mit dem Kern-Selbst des Kindes nicht korrespondiert. Sie sind eher Ausdruck der Erwartungen der Eltern als eine Bestätigung des Kindes.

Nicht nur die offene Pathologie eines Elternteiles übt einen krankhaften Einfluss aus. Vielmehr können auch subtilere und unsichtbare Mängel in der psychischen Organisation der Eltern ausschlaggebend sein. Das Kind, dessen Eltern eindeutig eine Störung zeigen, scheint zu weniger inneren Kompromissbildungen gezwungen zu sein, als ein Kind, dessen Eltern unter versteckteren Formen von Selbstpathologie leiden. Wenn die Störung einer Bezugsperson als solche im Lebensumfeld des Kindes bekannt ist, wird sich das Kind in seinen Wahrnehmungen sicherer fühlen; es hat größere Freiheit, sich anderen Menschen zuzuwenden, um sich die für seine Entwicklung notwendigen Reaktionen zu verschaffen (Ornstein & Ornstein 1994 [1985]). In jeder Phase der kindlichen Entwicklung ist die elterliche Unfähigkeit zu Empathie – d.h. das Vermögen, die Artikulation elementarer psychischer Bedürfnisse zu erkennen – als der Hauptfaktor für eine ungesunde Entwicklung anzusehen. Die negativen Auswirkungen sind umso traumatisierender, je früher sie auf eine rudimentäre Psyche treffen, sodass insbesondere der Säuglings- und Kleinkindzeit höchste Bedeutung zukommt.

Wenn in der Frühphase, durchaus aber auch noch später, die stellvertretende Affektregulierung[5] durch eingestimmte Eltern weitgehend versagt, besteht die Gefahr schwerer traumatisierender Zustände. Die elterliche Unterstützung in der Zustandsregulierung ist entscheidend dafür, ob das Kind lernen kann, wie aus negativen Affektzuständen eines übererregenden Protestes (Angst) oder übererregender Verzweiflung (Depression) wieder ein positiver Affektzustand hergestellt werden kann. Der Schlüssel für das Gelingen dieser Prozesse ist die Fähigkeit der Pflegeperson, ihren eigenen Affekt, insbesondere ihren negativen Affekt zu beobachten und zu regulieren, was im Falle einer Depression meist nicht gelingen kann. Ohne eine beständig beruhigende Fürsorgeperson ist das Kind nicht in der Lage, seine affektiven Zustände zu regulieren und sein psychobiologisches Gleichgewicht wiederherzustellen. Diese primären Zustände sind geprägt von Gefühlen der Apathie, des Unlebendig-Seins und einer namenlosen diffusen Wut; sie scheinen jedoch nicht durch verbalisierte Erinnerungen zurückgerufen werden zu können, wie etwa Traumata, die nach dem Spracherwerb aufgetreten sind (Kohut 1987 [1984]). Es ist daher denkbar, dass schon in diesem frühen Alter die Grundlage für eine Vulnerabilität im Sinne des Konzeptes der erlernten Hilflosigkeit (Seligman 1999 [1975]) für spätere resignative Störungen entsteht. Diese in der Frühkindheit erlebten Traumata werden nicht vergessen, sondern etablieren die Bereitschaft, auch später bei psychischer Belastung dergestalt zu reagieren.[6] Angesichts der Tatsache, dass viele dieser Mütter unter einem ungelösten Trauma leiden, stellt dieser Prägungsprozess den primären Mechanismus der transgenerationalen Weitergabe von Depression dar.

5 Affekte sind psychische Phänomene, die den Körper direkt und konkret miteinbeziehen.

6 Die moderne Neurobiologie kann mit bildgebenden Verfahren zeigen, dass die Entwicklung des Gehirns durch Erfahrungen gesteuert wird, sodass diese Erfahrungen den Stoffwechsel im Gehirn und den Vernetzungsprozess unvermeidbar beeinflussen (vgl. u. a. Hüther 1998; Braun 2001; Bauer 2002).

Wir wissen heute, dass ein gesunder Säugling multimodal wahrnehmen kann. D. h., dass er Hören, Sehen, Tasten usw. bereits kombiniert wahrnimmt, auch nimmt er Affekte beim anderen wahr und – das ist das Wesentliche – verfügt über eine »Vorverdrahtung«, die ihn dazu bringt, den mimischen Ausdruck seines Gegenübers zu reproduzieren. Ein Neugeborenes kann den Gesichtsausdruck eines anderen bereits 42 Minuten nach der Geburt imitieren (Meltzoff 1990). Man kann beobachten, wie sich der Säugling um eine möglichst genaue Replikation bemüht, obwohl er doch nur das Vorbild sieht und nicht sein eigenes Gesicht. Von dem eigenen Gesicht erhält er nur das propriozeptive Feedback seiner Gesichtsmuskulatur. Aber dieses Feedback ist sehr wichtig, denn zusammen mit jedem mimischen Gesichtsausdruck wird automatisch eine spezifische Reaktion des autonomen Nervensystems ausgelöst. Bei dieser reflektorisch erfolgten Reproduktion der Mimik durch das Kind – d. h. durch eine archaische Form eines Verstehens- und Empathieversuchs – entsteht im Kind die gleiche Sensation des autonomen Nervensystems, wie es auch das Vorbild hat. D. h., dass nicht-biologische Signale in einen biologischen Status übersetzt werden, dass zwischenmenschliche Erfahrungen dadurch den Status unseres Körpers verändern. Schore spricht von »down-loading-programs«, (Schore 2003, S. 13), um zu beschreiben, wie sich die mütterliche Verfassung als biologisches Substrat im kindlichen Gehirn niederschlägt. Perry et al. formulierten: How »states«, become »traits« (Perry et al. 1995). Was immer auch der Säugling sieht – es verändert seinen inneren Zustand: Er kann dem Gesichtsausdruck des Gegenübers nicht entrinnen. Prägungen im Mandelkern, der als phylogenetisches Erbe bei der Geburt schon ausgereift ist, sind unauslöschlich.

Die emotionale »Ansteckung« durch die unwillkürliche Reproduktion des mimischen Gesichtsausdruckes und der damit einhergehenden körperlichen Verankerung erklärt die grundlegende Bedeutung der emotionalen Gestimmtheit der wesentlichen Betreuungsperson in der frühen Lebenszeit des Kindes. Besondere Aufmerksamkeit muss daher dem »Baby-Blues« und der postpartalen Depression der Mütter gelten (ca. 20 bis 40 %), da diese Erkrankung ein bedeutsames Entwicklungsrisiko für das Kind darstellt. Kinder depressiver Mütter, die sich meist nicht feinfühlig ihrem Kind anpassen können, leiden später signifikant häufiger unter Entwicklungsstörungen, sie sind häufiger aggressiv und depressiv. Ein etwa sechs Monate altes Kind verfügt noch nicht über ein Unterscheidungsvermögen, ob die Affekte, die es hat, seine eigenen sind oder ob sie von außen induziert sind, d. h., ob sie von einer depressiven oder abwehrenden Mutter kommen. Es kann sich selbst von anderen Menschen bezüglich der Affekte noch nicht unterscheiden. Diese Unterscheidungen benötigen einen Bezugspunkt, den man »Selbst« nennen könnte, der Reflexion gestattet und der außerhalb des augenblicklichen Erlebens liegt. Neurophysiologische Befunde zeigen, dass das Gehirn von Säuglingen depressiver Mütter im Alter von zehn Monaten anders organisiert ist als das von Säuglingen gesunder Mütter (Beebe & Lachmann 2004 [2002], S. 100). Durch biochemische Veränderungen kommt es zu einer veränderten Organisation des kindlichen Gehirns, und die damit verbundene Vulnerabilität kann nicht länger als ausschließlich »psychische Narbe« postuliert werden.

Für das Verständnis der frühen postpartalen Entwicklungsvorgänge muss man sich Mutter und Kind als ein im Wachstum begriffenes System vorstellen. Im Uterus war das Kind über die Nabelschnur durch die Rhythmen der Mutter reguliert. Nach der Abnabelung müssen die endogenen Biorhythmen seiner vielen physiologischen Subsysteme neu synchronisiert und überformt werden. Ohne Pflegehandlungen würde ein Kind nicht nur verhungern, verdursten oder erfrieren, sondern es würde im Chaos der mangelnden Koordination seiner physiologischen Subsysteme zugrunde gehen. Die Regulation des inneren physiologischen Milieus des Kindes wird somit auf die Interaktion zwischen dem Kind und der Pflegeperson delegiert (Köhler 1995). Erst wenn das Kind gewisse Erfahrungen physiologischer Zustände zusammen mit Affekten (die vor dem Spracherwerb überall auf der Welt gleich sind) im Kortex gespeichert hat, vermag es, die zunächst von der Mutter beeinflusste Binnenregulation in eigener Regie zu übernehmen. Ist eine Mutter – aus welchen Gründen auch immer (Anlage des Kindes, äußere Umstände, eigenes Unvermögen, das Kind richtig zu »lesen«, fehlende Bereitschaft, das richtig erkannte Bedürfnis des Kindes zu befriedigen) –

nicht im Stande, diese Funktion der Herstellung der Homöostase und Ermöglichung des Wachstums beim Kind zu erfüllen, dann besteht die Gefahr schwerer dysphorischer Zustände. Donald W. Winnicott spricht von »agonalen Ängsten«. Sie gehen in das Gedächtnis ein als etwas, das gemieden, umgangen und abgewehrt werden muss, ohne je in Worte gefasst zu sein. Der Mandelkern, der, wie schon zuvor erwähnt, bei der Geburt reif ist, wird im Anblick derartiger Bedrohung aktiviert, und diese frühe Prägung scheint irreversibel zu sein und kann nur durch die später reifende linke dorsolaterale präfrontale Rinde überformt werden.

3.2 Das Erscheinungsbild der depressiven Mutter

Zum Erscheinungsbild einer postpartalen Depression gehören u.a. eine ausgeprägte dysphorische Stimmung, Antriebsmangel, Energielosigkeit, Verarmung von Mimik und Gestik, Freudlosigkeit, Interessenverlust, innere Leere, Müdigkeit, Schlaf- und Appetitstörungen, somatische Beschwerden, Denk- und Konzentrationsstörungen, Sorgen, Schuldgefühle und gelegentlich auch Suizidgedanken – Symptome, die auch bei Depressionen zu anderen Zeitpunkten auftreten können. Darüber hinaus berichten davon betroffene Frauen teilweise auch von starker Reizbarkeit, von negativen und/oder fehlenden Gefühlen dem Kind gegenüber, von großer Ängstlichkeit in Bezug auf dessen Gesundheit und vor allem von der Angst, ihrer Aufgabe als Mutter nicht gerecht werden zu können. Die Dauer einer postpartalen Depression erstreckt sich häufig über viele Monate, bei der Hälfte der betroffenen Frauen über sechs Monate und nicht selten mehr als ein Jahr. Die neue Aufgabe als Mutter kann als eine Bedrohung des eigenen Selbst erfahren werden. Das Erleben mit der eigenen Mutter rückt gefährlich nahe und kann Ängste evozieren. Eigene Kindheitserfahrungen werden wieder erlebt: Die Geburt eines Kindes kann als eine Reinszenierung früherer eigener Erfahrungen und Verlusterlebnisse, die unter Umständen nicht mit Trauer verarbeitet wurden, betrachtet werden. Vermehrt finden sich bei postpartal depressiven Frauen unverarbeitete biographische Belastungsfaktoren, welche die eigenen Eltern betreffen (Gröhe 2003, S.156). Das Aufbrechen intensiver Sehnsucht nach mütterlicher Zuwendung und Responsivität bei gleichzeitigem Anpassungsdruck an das neugeborene Kind überfordert häufig die junge Mutter, die nun ihrerseits Absättigung ihrer Bedürfnisse vom Partner erhofft, der aber die körperlichen Erfahrungen von Schwangerschaft und Geburt nicht unmittelbar nachfühlen kann und vielleicht selbst unverarbeitete frühkindliche Konflikte und Mangelerfahrungen mit sich herumschleppt. D.h., dass die strukturelle Reife beider Partner enorm gefordert ist. Und so tragen eventuell bereits vor der Schwangerschaft existierende psychische Strukturschwächen und Dissonanzen in der Paarbeziehung unweigerlich zur Verschärfung der Situation bei.

Die Phase nach Schwangerschaft und Geburt ist für die Mutter in jedem Fall geprägt von Überwältigung und Erschöpfung. Zugleich müssen tief berührende neue Informationen verarbeitet werden, da sich die Situation der Frau körperlich, psychisch und sozial vollkommen verändert. Die hormonelle Umstellung, die Rückbildungsvorgänge und der Milcheinschuss, der nicht selten von Schmerzen begleitet ist, beanspruchen die Wöchnerinnen körperlich und psychisch. Die durch die Geburt verursachte Erschöpfung nimmt durch Schlafstörungen in dieser Zeit häufig noch zu. Hinzu kommen Sorgen und Ängste um die Gesundheit und Versorgung des Babys. Die oft noch recht kurzen Schlafzeiten des Säuglings erlauben wenig kraftspendende Ruhepausen. Mutter und Vater müssen sich vollkommen auf die Bedürfnisse des Neugeborenen einstellen, was sowohl eine emotionale als auch kognitive Neuorientierung bedeutet: Nichts ist mehr wie früher. Die erschöpfte Mutter braucht viel körperliche und seelische Energie, um sich dem Neugeborenen widmen zu können. Daher sind aktive Hilfe und emotionale Unterstützung durch den Vater – nach der Auflösung der Großfamilie als Unterstützungsnetzwerk allemal – besonders bedeutsam. Gleichzeitig stellt die unmittelbare Vater-Kind-Beziehung eine besonders wichtige Ressource dar, wenn die positive emotionale Besetzung des Kindes durch die Mutter gestört oder unterbrochen ist, wie dies bei einer postpartalen Depression, die sehr häufig die intuitiven mütterlichen Kompetenzen erschöpft und blockiert, der Fall ist.

3.3 Auswirkungen auf das Kind

Kinder postpartal depressiver Mütter stellen eine zahlenmäßig beachtliche Risikogruppe dar. Untersuchungsergebnisse zeigen, dass eine depressive Verstimmung der Mutter in der frühen Entwicklungsperiode ihres Kindes mit negativen Folgen für dessen Entwicklung verbunden ist: Das kognitive Leistungsniveau ist geringer als bei Kindern psychisch unauffälliger und unbelasteter Mütter, und die Rate psychischer Auffälligkeiten weist zu verschiedenen Erhebungszeitpunkten Beeinträchtigungen der sozial-emotionalen Entwicklung auf. Vor allem externalisierte, d. h. hyperaktive, oppositionelle und aggressive Auffälligkeiten fallen vermehrt auf (Laucht 2003, S. 61).

In der Literatur wird der Mangel an Empathie und emotionaler Verfügbarkeit der an Depression erkrankten Mutter beschrieben, d. h. deren verringerte Fähigkeit, kindliche Signale wahrzunehmen, richtig zu interpretieren und angemessen und prompt zu reagieren. Dadurch verfehlt sie nicht nur die Bedürfnisse des Säuglings, sondern sie kann das vom Kind gegebene positive Feedback weniger intensiv genießen. Postpartal depressive Mütter erleben ihren Kindern gegenüber häufig Ärger und Ungeduld, was dazu führt, dass sie sich innerlich von ihnen distanzieren, was wiederum zu intensiven Konflikten durch den Widerspruch zwischen ihrem Idealbild als gute Mutter und ihrem Selbsterleben führt (Gröhe 2003, S. 49, S. 62). In Situationen von chronischem Stress und hochgradiger Erschöpfung können zum Selbstschutz Mechanismen einer ohnmächtigen Abwehr wirksam werden, die Gefühle von Burn-out und innerer Leere hervorrufen und die intuitive Verhaltensbereitschaft der Mutter zum Erliegen bringen. Wenn sie von intensiven negativen Affekten und/oder unlösbaren Konflikten absorbiert ist, können die kindlichen Signale nicht durchdringen (Papousek & Wollwerth de Chuquisengo 2003, S. 142).

Typische frühkindliche Reaktionsweisen in der Interaktion mit der depressiv erkrankten Mutter sind vermehrtes Rückzugs- und Vermeidungsverhalten, insbesondere ein geringeres Ausmaß an positiven Affektsignalen sowie die Vermeidung des Blickkontaktes. In diesem Zusammenhang wird angenommen, dass dieser Interaktionsverhaltensweise der Kinder depressiver Mütter eine selbstregulatorische Funktion zukommt: Das Wegdrehen des Kopfes und die aktive Vermeidung des Blickkontaktes können als Versuch des Säuglings verstanden werden, sich vor dem negativen Effekt des nicht-responsiven mütterlichen Verhaltens zu schützen. Field et al. befassten sich mit der Frage der Generalisierung von reaktivem frühkindlich depressivem Interaktionsverhalten (Field et al. 1980, in: Reck et al. 2001, S. 175), d. h. einem geringen Ausmaß an positivem Affektausdruck und einem reduzierten Aktivitätslevel. Sie untersuchten Säuglinge depressiver Mütter im Alter von drei bis sechs Monaten in Interaktion mit nicht-depressiven Frauen. Es stellte sich heraus, dass die Kinder auch in der Aktion mit der nicht-depressiven Bezugspartnerin depressive Verhaltensmuster aufwiesen. Interessanterweise schien das Verhalten der Kinder sogar eine Rückwirkung auf das Interaktionsverhalten der nicht-depressiven Frauen zu haben. Diese zeigten in der Aktion mit den Säuglingen postpartal depressiver Mütter ebenfalls depressionstypische Verhaltensweisen.

Je chronifizierter die Depression der Mutter ist und je weniger sie von anderen Beziehungspersonen kompensiert werden kann, desto gravierender ist sie für den Säugling. Das Baby zeigt gleichsam das negative Bild der wesentlichsten vitalen Apetenzen eines gesunden Kindes. Die Symptome können von noch lärmendem Aufbegehren in Form von Gedeihstörungen (Dreimonatskoliken) bis hin zu affektiver Atonie mit trübsinniger Indifferenz und schließlich fehlendem Klagen reichen. Das Verhalten von Kindern depressiver Mütter weist auf die Anwendung eines passiven Copingstils hin. Das Erleben der Kinder, die das Interaktionsverhalten der Mütter nicht positiv beeinflussen können, führt zu einem Gefühl der Ineffektivität, da das aktive Ziel des Kindes, Reziprozität herzustellen, misslingt.

Davon abzugrenzen ist das Verhalten von Säuglingen depressiver Mütter, die aufgrund von Schwankungen in der depressiven Symptomatik der Mutter Erwartungen an gelegentlich positiven Affektausdruck bilden können. Diese Säuglinge versuchen, die Mutter quasi zu reanimieren. Stern nimmt an, dass sich dieses überaktive interaktionelle Verhalten ungünstig auf die Entwicklung selbstregulatorischer Kompetenzen[7] des Säuglings auswirkt. Dennoch bleibt positiv zu vermerken, dass diese Kinder sich zumindest zeitweilig als effektiv und selbstwirksam erleben können und in ihrer weiteren Entwicklung weniger gefährdet sind, eine Haltung der erlernten Hilflosigkeit zu internalisieren.

3.4 Die Interaktion mit dem Vater als Drittem im Bunde

Nach den vorangehenden Ausführungen, die zu einer pessimistischen Sichtweise führen könnten, gewinnt die Untersuchung von Hossain et al. an Bedeutung. Sie zeigte, dass Säuglinge ihre reaktiven depressiven Verhaltensweisen nicht auf den nicht-depressiven Vater ausweiteten (Hossain et al. 1994). Die Interaktion zeigte freiere Mimik und lebendigere Vokalisation. Diese Ergebnisse geben der Hoffnung Raum, dass nicht-depressive Väter kompensierend auf die depressive Mutter-Kind-Interaktion einwirken können, somit eine Pufferfunktion gegenüber den Auswirkungen mütterlicher Depression in Bezug auf das Interaktionsverhalten des Säuglings haben. Zu ähnlichen Ergebnissen kam auch die Untersuchung von Tannenbaum und Forenhand bei Jugendlichen: Eine zufriedenstellende Vaterbeziehung pufferte die Auswirkungen der mütterlichen Depression ab. Diese Erkundung zum subjektiven Erleben von 282 Adoleszenten zeigte, dass bei einer guten Beziehung zum Vater (egal, ob als Familienvater oder geschiedener Vater) sowohl internalisierte als auch externalisierte Verhaltensprobleme nicht nur signifikant weniger als in der Abwesenheit einer solchen Beziehung waren; sie waren sogar gleich selten wie bei jenen Heranwachsenden, die keine depressive Mutter hatten (Tannenbaum & Forenhand 1994). Auch Fonagy und Target konnten empirisch nachweisen, dass das Kind zunächst separate Bindungserfahrungen mit Vater und Mutter macht,

7 Wenn in der Frühkindheit die Pflegeperson durch emotionsregulierende Interaktionen das physisch-psychische Gleichgewicht wiederherstellt, kann das Kind im Laufe seiner Entwicklung den elterlichen Beruhigungsstil verinnerlichen.

die sich nicht gegenseitig beeinflussen, bis das Kind irgendwann einem Modell den Vorzug gibt (Fonagy & Target 2002). Damit lässt sich zumindest ableiten, dass ein Säugling, der mit seinem Vater sichere Bindungserfahrungen machen kann, ein zweites Modell zur Verfügung hat, auf das er eventuell ausweichen kann, wenn die Entwicklung einer sicheren Bindung zur Mutter nicht möglich ist.

Da der Vater neben der Mutter meist die wichtigste frühe Bindungsperson des Kindes ist, ermöglichen intensive Beziehungserfahrungen mit ihm ein größeres affektives Spektrum. Die Kinder erleben die Väter von klein auf in der Regel als primäre Bezugspartner, die anders als die Mütter sind und die durch die Vermittlung von Alternativerfahrungen im Alltag zur Relativierung innerfamiliärer Beziehungsbedingungen beitragen. Daneben prägen sie Kommunikationsformen, die für das Kind als Modell bei der Etablierung von Umgangsformen auch außerhalb der Familie von großem Einfluss sind. Die Existenz eines zweiten Sozialisationsmodells erweitert den kindlichen Erfahrungshorizont, was nicht unterschätzt werden darf. Dem Kind wird somit die Erfahrung des Unterschiedes von mütterlichen und väterlichen Kommunikationsmodi in der jeweiligen Mutter-Kind- oder Vater-Kind-Dyade ermöglicht; zudem bieten sich unterschiedliche elterliche Lösungsstrategien für Konflikte untereinander als Lernerfahrung höherer Ordnung in der Familie an, was als Kontextlernen bezeichnet werden kann.

Die Mutter wird zunächst als erstes und wichtigstes Liebesobjekt eines jeden Menschen am meisten geliebt, gleichzeitig aber auch wegen der unvermeidbaren Enttäuschungen und Trennungen am meisten gehasst. Sie wird also zunehmend ambivalent wahrgenommen. Mit dem Vater als einem besonders interessanten Vertreter der Außenwelt ist das Kind nicht so ambivalent verbunden. Der Vater ist viel weniger als die Mutter in Ambivalenzkämpfe verwickelt, daher verlaufen Trennungen von ihm offenbar weniger dramatisch als Trennungen von der Mutter. Morgens wird er freudig verabschiedet, während die Mutter als sichere Basis zu Hause bleibt, und abends wird er oft mit größerer Freude begrüßt als sie die Mutter jemals während des Tages erfuhr.

Vergleicht man die Mutter-Kind-Interaktionen mit den Vater-

Kind-Interaktionen, werden die Unterschiede zwischen den beiden Eltern beim Umgang mit dem Kind deutlich. Schon mit sehr kleinen Kindern gehen Väter anders um als Mütter. Während die Mütter einen sehr engen Körperkontakt halten und sich pflegerisch mit dem Baby beschäftigen, beobachtet man bei den Vätern viel mehr Imitation, Grimassenschneiden und visuelle und akustische Stimulation. Der Körperkontakt ist nicht so innig-nah, vielmehr vital und erregend. Selbst wenn Väter füttern, tun sie das in einer mehr spielerischen Art und Weise (Seiffge-Krenke 2001). Bei der Interaktion von Eltern mit ihren Säuglingen wurde schon im Alter zwischen zwei und sechs Monaten beobachtet, dass die Mütter häufiger imitative Interaktionsspiele initiieren, wobei sie in der sogenannten Ammensprache vokalisieren und die Lautäußerungen des Kindes nachahmen. Väter dagegen regen die Säuglinge vor allem körperlich an, indem sie sie rhythmisch berühren, schaukeln und tätscheln. Im Alter von 24 Monaten wird das Bild unterschiedlicher Verhaltensstile noch deutlicher. Die Mütter lächeln häufiger mit ihren Kindern, berühren sie zärtlich, küssen sie und schmusen mit ihnen. Dies verbinden sie häufig mit Pflegeleistungen, und sie nehmen sich z.B. beim Füttern mehr Zeit. Viele ihrer Handlungen haben aber auch einen eher einschränkenden Charakter; sie halten das Kind schnell einmal auf ihrem Schoß fest, wodurch sie natürlich u.a. verhindern, dass es etwas anstellt oder sich selber Schaden zufügt. Die Funktion des Vaters in der körperlichen Entwicklung, d.h. seine Betonung von motorischen Aktivitäten, ist in vielen Studien belegt. Laufen, Springen, Fußballspielen, Schaukeln, Fahrradfahren, Schwimmen und andere Aktivitäten sind gesuchte Unternehmungen von Vätern mit ihren Söhnen und Töchtern, wobei die motorischen Aktivitäten mit den Töchtern insgesamt vorsichtiger ablaufen (Seiffge-Krenke 2001, S. 57). Generell hat die Art und Weise, wie Mütter ihre Kinder zum Spielen auffordern, einen eher konventionellen Charakter, Väter gehen hingegen eher unkonventionell vor. Konkret äußert sich dies darin, dass ihr Spielangebot Überraschungscharakter hat und dass etwas für das Kind Unerwartetes und Ungewohntes eintritt. Bei den Vätern überwiegen somit körperliche Aktivitäten, robuste Bewegungsspiele und eher aufregende Tätigkeiten, während die Mütter die Kinder belehren, viel mit ihnen sprechen und Spielzeug einsetzen, um sie anzuregen. Mit seiner Tendenz, eher unkonventionell zu spielen, kommt der Vater in erster Linie dem kindlichen Bedürfnis nach Abwechslung entgegen und unterstützt die Erkundung von Neuem, ja eventuell sogar Gefährlichem. Einen solchen Beigeschmack hat auch das Herumtoben, dessen hervorstechende Kennzeichen das Überraschungsmoment und die Nicht-Voraussagbarkeit sind. Der Vater wird dadurch zur faszinierenden Erregungsquelle. Da er aber zugleich auch immer vertraut genug bleibt, muss das Kind sich nicht wirklich ängstigen (Angstlust). Die Mutter legt somit ihr Schwergewicht zuerst in den Bereich der Sicherheit. Sie ist primär die Vermittlerin von Geborgenheit und diejenige, bei der das Kind in wirklichen Stresssituationen Zuflucht sucht. Die unterschiedlichen Umgangsformen, die Väter und Mütter mit den Kindern pflegen, scheinen nicht nur im Kleinkindalter, sondern auch bei der Sozialisation von Jugendlichen wirksam zu sein. Die mehr intuitive und pflegerische Aktivität der Mütter gegenüber dem mehr körperbetonten Spielen der Väter scheint sich auf anderer Ebene in der Jugend fortzusetzen. Väter betonen im Jugendalter die geschlechtsbezogene Identität ihrer Kinder, erleben sich im Umgang mit den größer werdenden Kindern mehr als Peers und fordern die Heranwachsenden mehr heraus als die Mütter. Insgesamt unterscheiden sich in der Zeit des Übergangs von der Kindheit zur Jugend Mütter und Väter deutlich in ihren Umgangsformen, denn Väter versuchen mehr als Mütter, egalitäre Beziehungen zu etablieren (Kreppner 2002, S. 372).

Der Vater kann damit zu einem bedeutungsvollen Anderen neben der Mutter werden (vgl. Rothmann 1982, S. 207). Er ermöglicht bereits sehr früh die notwendige Individuation aus der umfassenden Beziehung zur Mutter. Die neuere Säuglings- und Kleinkindforschung konnte belegen, wie schwierig der Ablösungsprozess des kleinen Kindes aus der frühen Zweieinheit mit der Mutter ist, und wie stark es sich hin- und hergerissen fühlt zwischen seinen Wünschen nach Abgrenzung und Individuation bei gleichzeitig unbedingtem Wunsch, die Geborgenheit der frühen Mutter-Kind-Beziehung beizubehalten. Der Vater als Dritter im Bunde bietet dem Kind den notwendigen Halt, wenn es bei der Ablösung von der Mutter durch seine Trennungsangst und Ambivalenz in eine Krise gerät. Er kann das Konfliktpotenzial der intensiven Beziehung zwischen Mutter und Kind abmildern. Das Kind hat in dieser Konstellation zwei voneinander getrennte Liebesobjekte zur Verfügung. Sie bieten zwei verschiedene Identifizierungsmöglichkeiten, was den Reifungsprozess entscheidend vorantreibt.

Die Triade kann in der matrimonialen Gesellschaft als die primäre Beziehungsform angesehen werden, in die das Kind hineingeboren wird (Fivaz-Depeursinge & Corboz-Warnery 2001). Bereits mit vier Monaten ist die Fähigkeit des Kindes, eine Drei-Personen-Beziehung einzugehen und diese eigenständig mitzugestalten, beobachtbar. Wahrscheinlich handelt es sich hierbei um eine angeborene Fähigkeit des Kindes zur triadischen Beziehungsgestaltung. Ob diese Fähigkeit realisiert und entwickelt werden kann, hängt entscheidend von der elterlichen Repräsentanzenwelt und damit vom Ausmaß der Qualität triadischer Interaktionen ab, welche diese dem Kind anbietet.

Erfahrungen in Dreierbeziehungen und die inneren Repräsentanzen solcher Erfahrungen haben einen starken Einfluss auf die frühe Entwicklung des Kindes im ersten Lebensjahr (Klitzing 1998; Klitzing 2002a; Klitzing 2002b; Schon 2002). Eine Vorbedingung für das Gelingen des Triangulierungsprozesses[8] ist, dass Vater und Mutter deutlich als sich unterscheidende und gegenseitig wertschätzende Menschen wahrnehmbar sind und der Vater nicht einfach als eine zweite Mutter erlebt wird (Grieser 2001, S. 69). In der frühen Triangulierung entsteht und manifestiert sich im Kind die Frage nach dem eigenen interpersonellen Standort: »Wie ist der Vater im Vergleich mit der Mutter? Wie ist die Mutter im Vergleich zum Vater?« Entwicklungspsychologisch gesehen, muss man deshalb zuerst den Vater installieren, um von dessen Arm aus über die Mutter nachdenken zu können.

Die frühe Triangulierung ist mit der Herausbildung der Vaterrepräsentanz und der Abgrenzung gegenüber der Mutterrepräsen-

8 Triangulierung ist die innere Fähigkeit des Kindes, in der Beziehung zur Mutter einen Dritten, d. h. den Vater zulassen und integrieren zu können.

tanz verknüpft (Grieser 2001, S. 69). Es entsteht die dreidimensionale Organisation der inneren Welt des Kindes; es benutzt nicht mehr nur abwechselnd das eine oder das andere Liebesobjekt zur Regulation seiner Bedürfnisse, sondern kann beide Elternteile gleichzeitig und in ihrer vom Kind unabhängigen Beziehung zueinander wahrnehmen.

Der Vater gewinnt seine Bedeutung als Kontrastrepräsentanz zur Mutter, indem er sich kontinuierlich dazu anbietet, die Mutter-Kind-Beziehungsdyade zu erweitern. Er wird damit zum Schrittmacher des Prozesses der Trennung, Verselbständigung und Individualität. Er ermutigt das Kind zum Wagnis der Ent-Identifizierung mit der Mutter und steht für das Kind als ein auch von der Mutter bewundertes Idealobjekt bereit. In der Wiederannäherungsphase,[9] wenn das Kind nach ersten Enttäuschungen im selbständigen Lebenskampf voller Sehnsucht, aber auch voller Vorwürfe im mütterlichen Hafen wieder vor Anker gehen möchte, dämpft der Vater den regressiven Sog und konsolidiert dadurch den unbestimmten Freiraum zwischen dem Kind und seiner wichtigen Bezugsperson. Diesen primären Freiraum, entstanden durch die sinnlich-leibliche Trennung von der Mutter, füllt und ordnet allmählich das sich mit dem Vater identifizierende Kind mit Hilfe von dessen bildhaften und sprachlichen Symbolen.

9 In der Wiederannäherungsphase muss das Kleinkind nach und nach erkennen, dass die geliebten Menschen von ihm getrennte Individuen mit eigenen und individuellen Interessen sind. Allmählich und unter Schmerzen muss es auf die Vorstellung seiner eigenen Größe und der Allmacht von Vater und Mutter verzichten lernen. Diese narzisstische Problematik leitet eine Phase mit dem typisch gesteigerten Bedürfnis nach der Nähe der Mutter ein. Gleichzeitig besteht das Streben nach Autonomie, was Angst vor Trennung und Alleinsein hervorruft (Mahler et al. 1978 [1975]).

3.5 Veränderungen in der Partnerschaft: Elterliche Paarbeziehung als Gefährdung und Ressource der Vaterrolle

Bei der Versorgung und Pflege insbesondere des ersten Kindes fühlen sich viele Eltern unsicher, währenddessen bei der Geburt eines weiteren Kindes die hinzukommenden Probleme mit dem jeweils größeren Kind das Bewältigen dieser sensiblen Phase erschweren. Allein das Schreien des Kindes sorgt für ein erhebliches Maß an Nervosität, zumal bei jedem Kind erneut gelernt werden muss, was diese Signale bedeuten. Die Partnerschaft muss zugunsten der Elternschaft zurückstehen, was die Zunahme ehelicher Unzufriedenheit mit sich bringt (Gröhe 2003, S. 21). Die Qualität der Partnerschaft ändert sich, nimmt durch Streit und Kritik am Partner meist ab, der zärtliche Austausch wird weniger; nach dem zweiten Kind verfestigt sich dieses Muster (Fthenakis 1999, S. 78). 30 bis 54 % der Paare berichten von ausgeprägten chronischen Paarkonflikten in dieser stressvollen Situation (Abels et al. 2003, S. 1056). Schwangerschaft, Geburt und Kleinkindbetreuung, die den Großteil der weiblich-mütterlichen Aufmerksamkeit absorbieren,[10] lassen wenig Spielraum, um den

10 Der Mensch ist in seinem ersten Lebensjahr phylogenetisch noch in der fötalen Phase, und sein Gehirn hat noch nicht den Reifezustand der meisten der neugeborenen Tiere erreicht (»extra-uterines Frühjahr«, Portmann 1951, S. 68 ff.). Der Mensch ist somit eine physiologische Frühgeburt (Portmann 1951, S. 44 ff.) und braucht noch ein Jahr außerhalb des Mutterleibes uterinen Schutz, was ungemein hohe Anforderungen an die mütterliche Aufmerksamkeit stellt. Für das Verständnis der frühen postpartalen Entwicklungsvorgänge muss man sich Mutter und Kind als *ein* im Wachstum begriffenes System vorstellen. Im Uterus war das Kind über die Nabelschnur durch die Rhythmen der Mutter reguliert. Nach der Abnabelung müssen die endogenen Biorhythmen seiner vielen physiologischen Subsysteme neu synchronisiert und überformt werden. Ohne Pflegehandlungen würde ein Kind nicht nur verhungern, verdursten oder erfrieren, sondern es würde im Chaos der mangelnden Koordination seiner physiologischen Subsysteme zugrunde gehen. Die Regulation des inneren physiologischen Milieus des Kindes wird somit auf die Interaktion zwischen dem Kind und der Pflegeperson delegiert (Köhler 1995). Dies erklärt den erheblichen mütterlichen Aufmerksamkeitsabzug aus ihrer Umgebung, was neben den eventuell schon geborenen anderen Kindern auch den Partner betrifft.

Mann bewusst und bemüht in die Beziehungskommunikation hereinzuholen, was offenbar aufgrund seiner Disposition (vgl. Bischof-Köhler 2002, S. 99)[11] von großer Bedeutung ist, um einen sensitiven Kommunikationsfluss mit ihm zu halten. Ein derartiger Mangel wiederum beeinträchtigt die Freude an der sexuellen Begegnung, die den sinnlich-körperlichen Vollzug dieser Beziehung darstellt.

Mit dieser Entwicklung, die sich bei so vielen Paaren – noch stärker beim nächsten Kind – einstellt, rechnet kaum ein Mensch im verheißungsvollen Beziehungsaufbruch; die eintretende Realität wird als ein subjektives Scheitern verbucht, und die damit verbundene schwere Enttäuschung führt häufig zu Schuldzuweisungen, was negative Regelkreise nach sich zieht. Als Erwachsene hatte das bis dahin kinderlose Paar durch seine psychosoziale Lebensbedingungen die Möglichkeit, seinen Alltag von möglichen eigenen unbewussten frühkindlichen Bedürfnissen freizuhalten, mit denen der Säugling nun insbesondere die Mutter konfrontiert und sie an diesen eigenen früher unbefriedigten Bedürfnissen berührt.

Die depressiven Erkrankungen, die den angeführten Untersuchungen zufolge in großer Zahl auftreten, führen transgenerational zu selbst wieder bedürftigen Müttern und Eltern, und insbesondere ist die Mutter – schon aufgrund der vorhergegangenen körperlichen Einheit mit dem Kind – emotional und körperlich am meisten gefordert. Sie erhofft sich nun vom Partner zur Stabilisierung oder Wiederherstellung der eigenen Ressourcen die Einfühlung, Responsivität und Unterstützung, die sie als Kind eventuell von den eigenen Eltern selbst nicht in ausreichendem Maß erfuhr. Da der Vater durch sein biologisches Anders-Sein und durch mögliche eigene Mangelerfahrungen diesen Ansprüchen meist nicht gerecht werden kann, steht die Mutter sehr allein vor einer für beide kaum zu ertragenden

11 Bischof-Köhler führt Untersuchungen an, die zeigen, dass Mädchen von Geburt an öfter Blickkontakt suchen und länger aufrechterhalten als Jungen. Blickzuwendung ist einer der wichtigsten Indikatoren für Kontaktbereitschaft. Diese weibliche Eigenart bleibt bis ins Erwachsenenalter konstant. Ähnliches gilt für den Ausdruck von Interesse, sprachlichen Austausch und aktiv-mitschwingende soziale Interaktion.

Situation. Das Kind, das diese existenzielle Angst und Hilflosigkeit erspürt, reagiert darauf mit größter Irritation und daraus resultierenden Störungen, was zum Erlöschen der einfühlsamen Kompetenzen der Eltern führen kann.

Der Rückgriff auf Großeltern oder insgesamt auf eine Großfamilie ist durch die heutigen Lebensbedingungen oft nicht mehr möglich und dürfte schon deshalb in vielen Fällen keine Lösung sein, da die Beziehung zwischen Jung und Alt häufig eine recht schwierige ist und die selbst erlebten Entbehrungen noch nicht durch eine angemessene Trauerarbeit und eine darüber mögliche Versöhnung integriert sind. Geburt und Kleinstkindbetreuung würden mit noch unverarbeiteten Mutter-Tochter-Konflikten die ohnehin schon belastete Situation ins Unerträgliche steigern. Dies bedeutet, dass die Beziehung des Paares beim ersten Kind von bis dahin nicht bekannten Problemen belastet wird, da alle Beteiligten unbefriedigt sind. Diese Beziehung gestaltet sich dadurch schwieriger, was wiederum dazu führt, dass der Vater, der bald nach der Geburt (bei der er häufig dabei ist[12]) wieder in seinen Beruf zurückkehrt, sich dem Stress nicht gewachsen fühlt und sich aus der Umsorgung des Kindes zurückzieht. Die Depression der jungen Mutter rührt zudem vielleicht bei manchem Vater an frühesten Erfahrungen mit der eigenen depressiven Mutter, was seine psychische Stabilität durch unbewusste Erinnerungen bedrohen kann, und so muss er sich daher von seiner Partnerin emotional distanzieren, um nicht in deren depressiven Sog zu geraten. Sein »Funktionieren als Ernährer«, sein Verlassen der Rolle des sozialen Vaters und sein Nachlassen an Sensitivität werden von der Kindesmutter als Verrat erlebt, was zur Verschlechterung der Gesamtlage führen kann. Und so nimmt es nicht wunder,

12 Interessant ist in diesem Zusammenhang die Studie der Universität Toronto mit insgesamt 13 000 Frauen, welche die Komplikationshäufigkeit bei der Geburt analysierte. Die Anwesenheit des Vaters wirkte oft belastend. Möglicherweise übertrugen sich seine Hilflosigkeit und Verkrampfung auf die Gebärende, die sich dadurch nicht mehr ausschließlich auf ihren eigenen ungemein geforderten Körper konzentrierte. Hilfreich hingegen war die Anwesenheit einer befreundeten oder einer geburtserfahrenen Frau (DER SPIEGEL, 40/2003, S. 168).

dass nach der Geburt eines weiteren Kindes die Chronifizierung des Beziehungsunglücks ihren Lauf nimmt. Die Enttäuschung in der Paarbeziehung, die sich entgegen aller gut gemeinten Absprachen in eine völlig andere Richtung entwickelt, führt noch mehr zum Rückzug des Mannes aus dem familiären Geschehen und in der Folge bei der Mutter verstärkt zu Trennungsabsichten, die in der steigenden Scheidungsquote ihren deutlichen Ausdruck findet.

Die bisherigen Beobachtungsergebnisse legen die Vermutung nahe, dass die Qualität der Vater-Kind-Beziehung stark von den Merkmalen der Paarbeziehung beeinflusst wird. Eine entscheidende Ressource liegt in der interpersonellen Sensitivität des Mannes, d. h. in seiner Bereitschaft und Fähigkeit, die Bedürfnisinteressen zunächst seiner Frau und anderen Familienmitgliedern wahrzunehmen, sie zu berücksichtigen und sprachlich darüber zu kommunizieren (vgl. Herlth 2002, S. 585). Auch andere Untersuchungen zeigen, dass das Ausmaß ehelicher Zufriedenheit sowie Merkmale der ehelichen Interaktion die Qualität des väterlichen Parentings voraussagen. Recherchen (Belsky et al. 1991) belegen, dass eine Verschlechterung in der Qualität der Paarbeziehung auch zur Verschlechterung der Vater-Kind-Beziehung führt.[13] Solche Befunde sprechen daher für eine eher familial vermittelte Vaterrolle.

Das bedeutet, dass die Qualität der Vater-Kind-Beziehung in starkem Maße einer Absicherung durch weitere familiäre Rahmenbedingungen bedarf (Herlth 2002, S. 592). Je zufriedener die Eltern mit ihrer Beziehung sind und je kommunikativer die Paarbeziehung wahrgenommen wird, desto unterstützender wird der Vater von den Kindern erlebt. Eine gute Vater-Kind-Beziehung setzt demnach eine funktionierende Paarbeziehung voraus.

13 Vermutlich muss die Unwilligkeit sehr vieler Väter bei der Unterhaltszahlung in diesem Zusammenhang gesehen werden. Die Enttäuschung über die gescheiterte Paarbeziehung führt häufig zu unregelmäßiger Zahlung, worunter besonders die Kinder zu leiden haben. Etwa ein Drittel der geschiedenen Mütter und ihre Kinder leben in Folge der Trennung von Sozialhilfe und somit am Rande des Existenzminimums (Hurrelmann & Bründel 2003, S. 101).

Im Falle einer Beratung oder psychotherapeutischen Behandlung[14] des familiären Systems muss daher – neben der Stützung des Vater-Kind-Beziehungsgeschehens – der Wiederherstellung eines ausreichenden Paarkontaktes größte Aufmerksamkeit gelten, da viele Väter durch ein besseres Verstehen dieses Interaktionsgeschehens und durch ein empathisches Eingehen auch auf ihre veränderte und für sie entbehrungsreiche Situation in der Lage sein können, ihre väterliche Kompetenz auszugestalten und diese sowohl dem Kind als auch der Mutter gegenüber zu vertreten.

Empathisches Eingehen auf den Vater im therapeutischen Kontakt stellt gelegentlich eine »Gratwanderung« dar: Die Mutter, die an vorderster Front das Kind emotional und durch Pflegehandlungen zu versorgen hat, ist in ihrer Mütterlichkeit extrem gefordert. Wenn die Ressourcen – möglicherweise bedingt durch die eigene Lebensgeschichte – nur beschränkt zur Verfügung stehen, erwarten viele der heutigen Mütter eine Auffüllung dieses Reservoirs durch den Vater. Wenn dieser aus den beschriebenen Gründen diesen Wünschen und Bedürfnissen aber nicht nachkommen kann, entwickeln sich die zuvor angedeuteten malignen Regelkreise. D. h., dass in einem beratenden Gespräch auch der eventuell nicht erfüllbare – wenngleich verstehbare – hohe Anspruch der Mutter dem Vater gegenüber zur Sprache kommen und modifiziert werden muss: Eine empathische Haltung dem Vater gegenüber verhilft ihm meist zu anderen Erlebens- und Vorgehensweisen.

3.6 Psychodynamische Änderung

Immer wieder ist im Alltag der beratenden und therapeutischen Praxis zu beobachten, wie groß die Angst der Väter vor dem Eingreifen in eine verstrickte Mutter-Kind-Beziehung ist, in der die depressive

14 Seit 2005 gehört die Säuglings-Kleinkind-Eltern-Psychotherapie zum Leistungskatalog der Krankenkassen, da erkannt wurde, dass die Prognose einer frühen Beziehungsstörung umso günstiger ist, je früher sie diagnostiziert und behandelt wird.

Mutter das Kind verwöhnt und damit bindet.[15] Sie fürchten die Verletzung ihrer Partnerin und deren unterschwellige Vorwurfshaltung bis hin zum Hass oder deren depressive Verstimmtheit. Sie nehmen vitale, gesunde und an der Realität orientierte Verhaltensweisen zurück, die natürlich für die Kinder gelegentlich unbequem sein können, da diese eher die etwas »weichere Gangart« der Mutter suchen und die Eltern naturgemäß diesbezüglich gegeneinander ausspielen und sich sogar bei der Mutter wegen des zu strengen Vaters beschweren: »Papa braucht ja nicht alles zu wissen«. Die mütterliche Depression scheint dem Vater Angst zu machen, und er rettet sich, indem er die Kinder zurücklässt. Die Mutter, die den Konflikt, d. h. die Auseinander-Setzung, mit dem Kind scheut, da sie es als stabilisierendes Segment braucht und daher die Ablösung fürchtet, beschreibt dann den Vater als zu »hart«, interpretiert den gelegentlichen Gehorsam der Kinder der väterlichen Autorität gegenüber als »Angst« und unterläuft somit die gesündere Haltung des Vaters.

Der sich von der Partnerin enttäuscht zurückziehende Mann und sich daraufhin bald aus dem »Erziehungsgeschäft« heraushaltende und dem Kind gegenüber passiv verhaltende Vater macht sich als dyadisches oder triangulierendes Beziehungsobjekt unerreichbar und erschwert den Ablösungsprozess des Kindes von der allmächtigen Mutter. Und so kommt auch dem Vater bei der Entstehungsgeschichte erneuter Depressionen in der nächstfolgenden Generation große Bedeutung zu. Bleibt das Paar zusammen, ist er als Person zwar vorhanden, aber als Vater nicht präsent, was umso problematischer

15 Dazu ein Fallbeispiel: Ein Geschwisterpaar, inzwischen im jungen Erwachsenenalter, kämpft mühsam und mit vielen psychischen und physischen Beschwerden um einen Ablösungs- und Verselbständigungsprozess, da die Mutter beide Kinder zur Stabilisierung der eigenen Psyche benötigt und jede noch so kleine Abgrenzung als Bedrohung ihres Selbstsystems erlebt. Selbst zaghafte Annäherungsschritte zwischen dem Vater und seinen großen Kindern werden hassvoll verfolgt, was den Vater zu sofortigem Rückzug veranlasst. Durch diese extreme Anbindung selbst im familiären Rahmen ist die Expansion in außerfamiliäre Räume für Heranwachsende noch gefährlicher. D. h., dass der Vater aufgrund einer eigenen schwachen Persönlichkeitsstruktur nicht in der Lage ist, sich für die psychische Verselbständigung seiner Kinder unterstützend zur Verfügung zu stellen, da dies ein »Gegen« und damit eine psychische Bedrohung seiner Frau darstellt.

wird, je mehr die Mutter ihn in ihrer Enttäuschung entwertet und das Kind als stabilisierende Segmente in der eigenen Psyche (miss-) braucht.

Bei der Suche der sehr bedürftigen Mutter nach Sensitivität und Einfühlung in der Paarbeziehung werden allzu oft die sehr praktisch-handelnde Interaktion[16] und der zuweilen realistisch-kritische Umgang des Vaters mit dem Kind von der Mutter stark entwertet und als »zu hart« erlebt und mit verstärkter Schonung, Weichheit und Verwöhnung dem Kind gegenüber beantwortet, was die Bitterkeit in der Dynamik der Paarbeziehung verschärft und zu Polarisation führen kann. Der Vater ist unter diesen Umständen für die Mutter nicht mehr der »willkommene Dritte«, eher ein sie verletzendes und bedrohendes Objekt, was in der Folge die Auflösung der Mutter-Kind-Dyade und somit die psychische Abnabelung des Kindes erschwert. Die als Frau enttäuschte Mutter kann nicht mehr wahrnehmen, dass der robustere Umgang des seinen Kindern zugeneigten Vaters diese mit einem Beziehungsmodell und Umgangsangebot »versorgt«, die im außerfamiliären Leben ohne den Schutzfilter elterlicher/väterlicher Liebe Gang und Gebe sind.

Vor der Psychoanalyse und der durch sie inspirierten Forschung, die inzwischen ein reiches Wissen über Entwicklungsbedürfnisse der Kinder zur Verfügung stellt, waren es Philosophen und Pädagogen (z.B. Platon, Augustinus, Comenius, Pestalozzi usw.), die nach »besseren« Müttern riefen, und mit z.T. differenzierten Ausarbei-

16 Immer wieder kann beobachtet werden, dass es den Müttern schon in der Säuglingszeit ihrer Kinder schwerfällt, diese dem Vater zu Pflege- und Spielhandlungen zu überlassen, da der Vater einen anderen Umgangsstil mit dem Kind hat, der von der Mutter häufig als nicht feinfühlig genug erachtet wird. Entsprechende Kritik entmutigt den Vater oft sehr schnell, und er überlässt sehr viele dieser Aktivitäten der Mutter, die ihrerseits jedoch das mangelnde Bemühen des Vaters beklagt.
In späteren Jahren muss Interaktion nicht unbedingt gemeinsames Vater-Kind-Spiel beinhalten, vielmehr erfüllt es das Kind oft mit großem Stolz und Idealisierung dem Vater gegenüber, diesen bei »männlichen« Handlungen begleiten zu dürfen, wenn z.B. der Vater in Haus, Garten oder Wald und Feld handwerklich etwas verrichtet und das Kind als eifriger »Handlanger« benötigt wird. Insbesondere diese Interaktion wird von vielen Müttern in ihrer Wichtigkeit und Bedeutung unterschätzt.

tungen nach Veränderung der jeweils vorherrschenden Sozialisationspraxis suchten. Der Ruf nach »Mutterschulen« ist inzwischen erweitert um die Forderung nach »Elternschulen«. Entsprechende Angebote werden vermehrt gemacht und in Anspruch genommen. Das dabei Lehr- und Lernbare kann positiv auf bewusste Prozesse einwirken, jedoch ist diese didaktische Beschulung wenig erfolgreich, wenn unbewusste Prozesse wirksam werden. Dennoch muss dem ungeheuren Informationsbedarf in der Elternschaft Rechnung getragen werden, und dessen Deckung kann für viele Beteiligte zweifelsohne Bereicherung und vermutlich auch erhebliche Linderung von Leid bedeuten. Un- und Falschwissen beherrschen allzu oft den Erziehungs- und Partnerschaftsalltag, führen zu überhöhten Erwartungen, was das Scheitern vorprogrammiert. Dieses wird dann häufig als vermeintlich eigenes Versagen oder Versagen des Partners/der Partnerin verbucht. Auch genügt die Bereitschaft der jungen Männer zur Annahme der Rolle des »neuen Vaters« keineswegs. Sie müssen geschult und systematisch darin geübt werden.[17]

1995 entwarf Daniel Stern das Konzept der »Mutterschaftskonstellation«. Er definierte diese psychische Konstellation mit Hilfe der jeweils subjektiven Fragen, die sich eine Mutter stellt: »Kann ich mein Baby am Leben erhalten?«, »Kann ich eine Beziehung zu ihm entwickeln?«, »Wer stützt mich?« und »Wie erlebe ich meine neue Identität?«. Stern bezog auch den Vater in seine Überlegungen mit ein und kam zu dem Schluss: »Die soziale Entwicklung hin zur neuen Familie vollzieht sich nur langsam, auch wenn sie den Vorstellungen vieler moderner Eltern entspricht. Der intergenerationale Einfluss ist ein konservativer Faktor. Und wird der Vater, wenn er die primäre Bezugsperson des Kindes ist, ebenfalls eine Mutterschafts-

17 Ein Informationsheft wie »Praxisratgeber PAPI«, wie es z. B. beim Frauenarzt ausliegt, dürfte daher nicht ausreichend sein. Anzustreben sind Ausbildungsprogramme für Eltern, wie sie z. B. von K. H. Brisch (Kinder- und Jugendpsychiater) in Zusammenarbeit mit L. Janus (Psychoanalytiker) und G. Hüther (Neurobiologe) entwickelt wurden. (Süddeutsche Zeitung, 17. 2. 2004, S. 10). Auch im Heidelberger Präventionszentrum wird eine Schulung für werdende Eltern angeboten, um ihnen dabei zu helfen, eine stabile Beziehung und sichere Bindung zu ihrem Kind aufzubauen (Deutsches Ärzteblatt, PP, Heft 1, 2005, S. 7).

konstellation entwickeln? Schließlich war seine Bezugsperson die Mutter, und wird die Notwendigkeit, sich mit seinem Vater zu identifizieren, diese Situation in nennenswertem Maße verändern? Antworten auf diese Fragen werden sich im Laufe der Zeit finden. Die Mutterschaftskonstellation bleibt, was die unmittelbare Zukunft betrifft, deutlich die vorherrschende psychische Organisation der Mütter. Ob sie unter soziokulturellem Aspekt wünschenswert erscheint oder nicht – wir müssen ihr heute therapeutisch Rechnung tragen« (Stern 1998 [1995], S. 231 f.).

Stern richtet somit seine Aufmerksamkeit in erster Linie auf die die Mutter stützende Funktion des Vaters, und stellt sich damit in eine lange Reihe psychoanalytischer Autoren. Die heutige Mutter sucht vor allem bei ihrem Mann, dem Vater ihres Kindes, und nicht bei anderen Familienmitgliedern Unterstützung. Diese stützende Funktion ist zweifellos sehr wichtig. Wie die Ausführungen des vorliegenden Beitrags zeigen wollen, greift die Position Sterns nur einen Aspekt eines viel komplexeren väterlichen Einflusses auf die Beziehungen innerhalb der Familie auf. Er vernachlässigt dabei das Interaktionsgeschehen zwischen Mann und Frau, zwischen Vater und Mutter, das die generelle emotionale Atmosphäre einer Familie bestimmt. Ebenso findet die eigenständige Vater-Kind-Beziehung weniger Beachtung.

Da die mütterliche Depression, durch zahlreiche Untersuchungen belegt, keine seltene Erscheinung ist, kommt der psychischen Paardynamik größte Bedeutung zu. Sicher dürfte der Vater mit der Bewältigung seiner Vateraufgabe ebenfalls häufig überfordert sein und bedarf ebenso wie die Mutter der Unterstützung. Sein psychischer Rückzug und der Ausstieg aus der für das Kind notwendigen Triade potenzieren die negativen Auswirkungen der mütterlichen Depression für sein Kind. Doch nimmt durch diesen Ausstieg aus der Verantwortung auch das eigene Selbstbild des Vaters – ob bewusst oder unbewusst – durch die damit einhergehenden Schuld- und Schamgefühle schweren Schaden.

Literatur

Abels, M., Borke, J., Bröring-Wichmann, C., Keller, H. & Lamm, B. (2003): Entwicklungspsychopathologie. In: Keller, H. (Hrsg.): Handbuch der Kleinkindforschung. Bern u. a. (H. Huber), S. 1047–1078.

Bauer, J. (2002): Das Gedächtnis des Körpers. Frankfurt a. M. (Eichborn).

Beebe, B. & Lachmann, F. (2004 [2002]): Infant Research and Adult Treatment. Co-Constructing Interactions. Hillsdale, New Jersey u. a. (Analytic Press). Dt.: Säuglingsforschung und die Psychotherapie Erwachsener. Stuttgart (Klett-Cotta) 2004.

Belsky, Y., Youngblade, L., Rovine, M. & Volling, B. (1991): Patterns of Marital Change and Parent-Child Interaction. In: Journal of Marriage and the Family 53, S. 487–498.

Bischof-Köhler, D. (2002): Von Natur aus anders. Die Psychologie der Geschlechterunterschiede. Stuttgart (Kohlhammer).

Braun, A. K. (2001): Entwicklung des kindlichen Gehirns. In: Frühe Kindheit, Heft 4, S. 22–28.

Fivaz-Depeursinge, E. & Corboz-Warnery, A. (2001): Das primäre Dreieck. Heidelberg (Carl-Auer-Systeme).

Fonagy, P. & Target, M. (2002): Zum Verständnis von Gewalt. Über die Verbindung des Körpers und die Rolle des Vaters. In: Kinderanalyse, Jg. 10, Heft 3, Sept., S. 281–308.

Fthenakis, W. E. (1999): Engagierte Vaterschaft. Die sanfte Revolution in der Familie. Opladen (Leske+Budrich).

Grieser, J. (2001): Vater, Mutter, Kind und Therapeut. In: Forum der Psychoanalyse, Bd. 17, Heft 1, März, S. 64–83.

Gröhe, F. (2003): Nehmt es weg von mir. Depressionen nach der Geburt eines Kindes. Göttingen (Vandenhoeck & Ruprecht).

Hartmann, H.-P. (2001): Stationär-psychiatrische Behandlung von Müttern und ihren Kindern. In: Praxis Kinderpsychologie und Kinderpsychiatrie, Jg. 50, S. 491–497.

Herlth, A. (2002): Ressourcen der Vaterrolle. Familiale Bedingungen der Vater-Kind-Beziehung. In: Walter, H. (Hrsg.): Männer als Väter. Gießen (Psychosozial), S. 585–608.

Hossain, Z., Field, T., Gonzales, J., Malphurs, J. & Del Valle, C. (1994): Infants of »Depressed« Mothers Interact Better with Their Nondepressed Fathers. In: Infant Mental Health Journal, Bd. 15, Heft 4, S. 348–357.

Hüther, G. (1998): Biologie der Angst. Göttingen (Vandenhoeck & Ruprecht).

Hurrelmann, K. & Bründel, H. (2003): Einführung in die Kindheitsforschung. Weinheim u. a. (Beltz).

Klitzing, K. von (1998): Die Bedeutung des Vaters für die frühe Entwicklung. Entwicklungspsychologische Argumente für die Einbeziehung des »Dritten« in den therapeutischen Prozess. In: Klitzing, K. von (Hrsg.): Psychotherapie in der frühen Kindheit. Göttingen (Vandenhoeck & Ruprecht).

Klitzing, K. von (2002a): Repräsentanzen der Vaterschaft. In: Frühe Kindheit, Heft 3, S. 10–13.

Klitzing, K. von (2002b): Vater-Mutter-Säugling. Von der Dreierbeziehung in den elterlichen Vorstellungen zur realen Eltern-Kind-Beziehung. In: Walter, H. (Hrsg.): Männer als Väter. Gießen (Psychosozial).

Köhler, L. (1995): Das Selbst im Säuglings- und Kleinkindalter. (Vortrag beim 4. Internationalen Selbstpsychologie-Symposium in Dreieich; 15.–18.06.1995).

Kohut, H. (1973 [1971]): The Analysis of the Self. New York (Internat. Univ. Press). Dt.: Narzißmus. Eine Theorie der psychoanalytischen Behandlung narzißtischer Persönlichkeitsstörungen. Frankfurt a. M. (Suhrkamp) 1973.

Kohut, H. (1979 [1977]): The Restoration of the Self. Madison (International Universities Press). Dt.: Die Heilung des Selbst. Frankfurt a. M. (Suhrkamp) 1979.

Kohut, H. (1987 [1984]): How Does Analysis Cure? Chicago (University of Chicago Press). Dt.: Wie heilt die Psychoanalyse? Frankfurt a. M. (Suhrkamp) 1987.

Kreppner, K. (2002): Väter in ihren Familien. Differentielle Ansätze für die Sozialisation. In: Walter, H. (Hrsg.): Männer als Väter. Gießen (Psychosozial).

Laucht, M. (2003): Vulnerabilität und Resilienz in der Entwicklung von Kindern. In: Brisch, K. H. & Hellbrügge, T. (Hrsg.): Bindung und Trauma. Stuttgart (Klett-Cotta), S. 53–71.

Mahler, M. (1985 [1979]): Selected Papers. 2 Bde. Northvale (Aronson). Dt. (Teilausgabe): Studien über die drei ersten Lebensjahre. Stuttgart (Klett-Cotta) 1985.

Mahler, M., Pine, F. & Bergman, A. (1978 [1975]): The Psychological Birth of the Human Infants. New York (Basic Books). Dt.: Die psychische Geburt des Menschen. Frankfurt a. M. (Fischer).

Meltzoff, A. (1990): Foundations for Developing a Concept of Self. The Role of Imitation in Relating self to other and the Value of Social Mirroring, Social Modelling and Self Practice in Infancy. In: Cicchelti, D. & Beeghly, M. (Hrsg.): The Self in Transition. Infancy to Childhood, Chicago (University of Chicago Press) S. 139–164.

Ornstein, A. & Ornstein, P. (1994 [1985]): Parenting as a Function of the Adult Self. A Psychoanalytic Developmental Perspective. In: Anthony, J. & Pollock, G. (Hrsg.): Parental Influences in Health and Disease. Boston (Little Brown and Co.). Dt.: Elternschaft als Funktion des Erwachsenenselbst. Eine psychoanalytische Betrachtung der Entwicklung. In: Kinderanalyse 2, Heft 3, 1994, S. 351–376.

Papousek, M. & Wollwerth de Chuquisengo, R. (2003): Auswirkungen mütterlicher Traumatisierungen auf die Kommunikation und Beziehung in der frühen Kindheit. In: Brisch, K. H. & Hellbrügge, T. (Hrsg.): Bindung und Trauma. Stuttgart (Klett-Cotta), S. 136–159.

Perry, B., Pollard, R. A., Blakely, T. L., Baker, W. L. & Vigilante, D. (1995): Childhood Trauma, the Neurobiology of Adaptation, and »Use-Dependent« Development of the Brain. How »States« Become »Traits«. In: Infant Mental Health Journal 16, S. 271–291.

Petri, H. (2002): Drama der Vaterentbehrung. In: Frühe Kindheit, Heft 3, S. 4–9.

Portmann, A. (1951): Biologische Fragmente zu einer Lehre vom Menschen. Basel (Benno Schwabe & Co.).

Rass, E. (2008): Vater-Kind-Mutter: Die Bedeutung des Vaters für das Kind bei einer depressiven Erkrankung der Mutter. In: Walter, H. (Hrsg.): Vater, wer bist du? Stuttgart (Klett-Cotta), S. 150–174.

Reck, C., Backenstraß, M., Möhler, E., Hunt, A., Resch, F. & Mundt, R. (2001): Mutter-Kind-Interaktion und postpartale Depression. In: Psychotherapie, Jg. 6, Bd. 6, Heft 2, S. 171–185.

Rothmann, M. (1982): Die Rolle des Vaters im Leben des kleinen Kindes. In: Schultz, H.-J. (Hrsg.): Vatersein. Stuttgart (Kreuz).

Schon, L. (2000): Sehnsucht nach dem Vater. Die Dynamik der Vater-Sohn-Beziehung. Stuttgart (Klett-Cotta).

Schon, L. (2002): Vater und Sohn. Entwicklungspsychologische Betrachtungen der ersten Jahre einer bedeutsamen Beziehung. In: Walter, H. (Hrsg.): Männer als Väter. Gießen (Psychosozial).

Schore, A. (2003): Affect Regulation and the Repair of the Self. New York/London (W. W. Norton & Company). Dt.: Affektregulation und die Reorganisation des Selbst, 2. Aufl. Stuttgart (Klett-Cotta) 2009.

Seiffge-Krenke, I. (2001): Väter und Söhne, Väter und Töchter. In: Forum der Psychoanalyse, Bd. 17, Heft 1, S. 51–63.

Seligman, M. E. P. (1999 [1975]): Helplessness. On Depression, Development and Death. San Francisco (Freeman). Dt.: Erlernte Hilflosigkeit. Weinheim/Basel (Beltz) 1999.

Stern, D. N. (1992 [1985]): The Interpersonal World of the Infant. New York (Basic Books). Dt.: Die Lebenserfahrung des Säuglings. Stuttgart (Klett-Cotta) 1992.

Stern, D. N. (1998 [1995]): The Motherhood Constellation. New York (Basic Books). Dt.: Die Mutterschaftskonstellation. Stuttgart (Klett-Cotta) 1998.

Stiemerling, D. (1995): Zehn Wege aus der Depression. München (Pfeiffer).

Tannenbaum, L. & Forenhand, R. (1994): Maternal Depressive Mood. The Role of the Father in Preventing Adolescent Problem Behaviours. In: *Behaviour* Research and *Therapy, Bd. 32, Heft* 3, S. 321–325.

KAPITEL 4

Die Bedeutung der Geschwistererfahrungen für den weiteren Lebenslauf mit besonderer Berücksichtigung des Schamerlebens

Seit Kain aus Eifersucht seinen Bruder Abel erschlug, haben Geschwister und ihre Beziehung in fast allen schriftlichen Überlieferungen der Menschheit immer wieder eine wichtige Rolle gespielt. Von Joseph, der von seinen eifersüchtigen Brüdern verkauft wurde, über Hector von Troja, der sich für seinen Bruder Paris opferte, über Cassandra und ihre Geschwister spannt sich schon in den Schriften der Antike ein breiter Reigen verschiedenartigster Geschwisterbeziehungen. Immer wieder stehen Geschwister und ihre Schicksale im Mittelpunkt von Märchen, Sagen, Dramen, Romanen und Erzählungen. Und immer geht es um tiefe Gefühle: um Nähe, Vertrauen und menschliche Verbundenheit auf der einen Seite und um Ablehnung, Feindschaft und Entfremdung auf der anderen Seite (vgl. Kasten 2001, S. 11). Es gibt offenbar ein »Denken in der Literatur«, das sich von unserem theoretischen Denken und unseren Erkenntnisberichten unterscheidet. Der jeweilige Autor führt uns in eine Welt ein, in der wir uns unvermeidlich als Figuren eines Dramas wiedererkennen, das uns vielleicht erschüttert, verstört oder auch beglückt (Holderegger 1999, S. 101).

Umso erstaunlicher ist, dass das Thema »Geschwister« in den Sozial- und Humanwissenschaften der Neuzeit als Forschungsthema lange Zeit kaum eine Rolle spielte. Unter Freuds zahlreichen Einzelveröffentlichungen befindet sich keine, die diesem Thema gewidmet ist, wenngleich er sich in der »Traumdeutung« eindeutig und kritisch zu dieser Problematik äußerte.[18]

Die weitere Ausführung gliedert sich in sechs Teile; zunächst beschreibe ich ›Geschwisterbeziehungen‹ als ein vernachlässigtes Forschungsthema, um dann den Differenzierungsprozess zwischen Geschwistern herauszuarbeiten; der dritte Abschnitt zeigt entwicklungs- und affektpsychologische Gesichtspunkte mit Folgen für das Schamerleben auf, anschließend geht es um die Bedeutung der Liebe im Selbstentfaltungsprozess und um Elternverhalten.[19]

4.1 Geschwisterbeziehungen als ein vernachlässigtes Forschungsthema

Obwohl Geschwisterbeziehungen psychodynamisch wesentlich den Prozess des Heranwachsens prägen, obwohl vier Fünftel aller in der BRD lebenden Kinder im Alter von sechs bis neun Jahren mit

---

18 »Ich weiß nicht, warum wir voraussetzen, es (d. h. das Verhältnis, E. R.) müsse ein liebevolles sein, da doch die Beispiele der Geschwisterfeindschaft unter Erwachsenen in der Erfahrung eines jeden sich drängen, und wir so oft feststellen können, diese Entzweiungen rühren noch aus der Kindheit her, oder haben von jeher bestanden. […] Das ältere Kind hat das jüngere misshandelt, angeschwärzt, es seiner Spielsachen beraubt; das jüngere hat sich in ohnmächtiger Wut gegen das ältere verzehrt, es beneidet und gefürchtet, oder seine ersten Regungen von Freiheitsdrang und Rechtsbewußtsein haben sich gegen die Unterdrücker gewendet. […] Das Kind ist absolut egoistisch, es empfindet seine Bedürfnisse intensiv und strebt rücksichtslos nach ihrer Befriedigung, insbesondere gegen seine Mitbewerber, andere Kinder, und in erster Linie seine Geschwister. […] Empfindungen von Feindseligkeit gegen die Geschwister müssen im Kindesalter noch weit häufiger sein, als sie der stumpfen Beobachtung Erwachsener auffallen« (Freud 1972 [1900], S. 255 ff.).

19 Nicht thematisiert werden in diesen Ausführungen ganz offensichtlich besondere Geschwisterbeziehungen, wie z. B. Tod oder Selbstmord eines Geschwisters, Inzest, die Problematik des »Ersatzkindes«, Mehrlingsgeburten u. a. (vgl. u. a. Kasten 1993; Hirsch 1999).
Während der Fertigstellung dieser Ausarbeitung erschien: »The Importance of Sibling Relationships in Psychoanalysis«. P. Coles setzt sich darin mit den Gedanken Freuds und Melanie Kleins in Bezug auf Geschwisterbeziehung auseinander; sie beschreibt diesen Problemkreis ebenfalls als ein sehr vernachlässigtes Thema in der Psychoanalyse und zeigt in Fallbeispielen, bei denen im Wesentlichen schweres elterliches Versagen vorliegt, die Wichtigkeit für den Lebensverlauf auf, was in psychoanalytischen Behandlungen als wesentlicher Aspekt miteinbezogen werden müsste.

Voll- oder Halbgeschwistern zusammenleben und obwohl der Geschwisterbeziehung im Bereich der Sozialbeziehungen ein hoher Stellenwert beigemessen wird, wurde sie in den Human- und Sozialwissenschaften entweder gar nicht oder nur am Rande in den jeweiligen Kontext miteinbezogen und hat als Forschungsthema kaum eine Rolle gespielt (Karle & Klosinski 2001, S. 405). Bei den Klassikern der Pädagogik (z. B. Pestalozzi, Herbart, Schleiermacher) sucht man vergeblich, ebenso in der heutigen Schulpädagogik. Die Tiefenpsychologie befasst sich hauptsächlich mit der Eltern-Kind-Beziehung, und auch in der Familienpsychologie findet das Thema wenig Beachtung (Hoanzl 2002, S. 78 f.). Erst seit den 80er Jahren des vergangenen Jahrhunderts gibt es vor allem in den USA vermehrt neue Publikationen. Auch die inzwischen sehr umfangreiche Literatur zur Bindungsforschung erwähnt das Thema »Geschwister« gar nicht oder in nur wenigen Anmerkungen (z. B. Keller 2003; Cassidy & Shaver 1999; Gloger-Tippelt 2001; Brisch 1999).

Das psychoanalytische Schrifttum streift die Problematik der Geschwisterbeziehung nur am Rande (vgl. Franzen & Penth 1992, S. 7; Wellendorf 1995, S. 296; Ley 1995, S. 7). Wellendorf formuliert: »Wie können wir die Vernachlässigung des Geschwisterthemas in der Psychoanalyse verstehen und welche Konsequenzen hat sie?« (Wellendorf 1995, S. 296). »Wir müssen es mit intensiven Ängsten zu tun haben, wenn verständlich sein soll, warum die Geschwisterbeziehung in der Psychoanalyse so hartnäckig mit einem Tabu belegt bleibt« (Wellendorf 1995, S. 302). Franzen und Penth beschreiben, wie nach der anfänglichen Begeisterung, endlich biographisch Bewältigtes aufs Papier bringen zu können, lähmende Arbeitsschwierigkeiten auftauchten, da die Kindheitsschmerzen sich zu heftig meldeten. Wellendorf spricht von dem »Trauma des vernichtenden Nicht-Gesehen-Werdens« (Wellendorf 1995, S. 308). D. h., dass die Konfrontation mit diesem Thema äußerst schwierig ist, da sie eine intensive Auseinandersetzung mit der diesbezüglich eigenen Geschichte erfordert, die sehr intensive, unendlich schmerzliche Gefühle, Widerstand und diffuse Angst hervorruft (Ley 1995, S. 7). Franzen und Penth sprechen von dem »ungeordneten Geschwisterdschungel« (Franzen & Penth 1992, S. 7). Die Offenbarung der Rivalität als Eingeständnis von Schwäche und Fehlanpassung, die Furcht vor der Beschämung, sich preiszugeben und das Gesicht und die Zuneigungen der Eltern und Geschwister endgültig zu verlieren, und die Angst, noch verletzbarer zu werden, führen häufig – auch in Therapien – zum Nicht-Erwähnen dieses Komplexes – zumindest bei Erwachsenen. Kinder werden relativ häufig wegen Geschwisterproblemen an einen Therapeuten oder an Beratungsstellen verwiesen. Erwachsene geben Schwierigkeiten mit Geschwistern selbst bei hoch besetzten traumatischen Erfahrungen wie Selbstmord, Behinderung, Inzest usw. ohne gezieltes Nachfragen kaum als Grund für eine psychotherapeutische Behandlung an (vgl. Bank & Kahn 1994, S. 240). Aber auch in Kindertherapien bleibt die dynamische Bedeutung der Geschwisterbeziehung oft entrückt – geschweige, dass der eigenen Geschwisterbeziehung der Elternpersonen die notwendige Aufmerksamkeit zukommt, denn es entspricht dem Loyalitäts- und Idealisierungsbedürfnis den eigenen Eltern gegenüber, infantile Geschwisterkonflikte eher zu verleugnen (vgl. Berger 1985, S. 124). Schmerzliche Erfahrungen werden unter dem Druck von Idealisierungsbedürfnissen »umerzählt«, jedoch lehrt die klinische Erfahrung, dass dieses Idealisieren der Abwehr dient (vgl. auch Dornes 1999, S. 27).

4.2 Differenzierungsprozess zwischen Geschwistern

Die Geschwisterbeziehung ist neben der Elternbeziehung ein wichtiger Faktor für die Entwicklung der Individualität und der sozialen Haltung des Menschen und ist auch wesentlich bestimmend, welche affektiven Beziehungen der Mensch später zu anderen Menschen aufbaut (Diepold 1988, S. 275). Geschwister haben sich nicht – wie Freunde – gesucht, sie hatten keine Wahlfreiheit, sondern sie wurden in dieselbe Familie hineingeboren. Sie teilen die äußere Lebenssituation, und ihre Beziehung besteht und erhält sich allein aufgrund ihres Geschwisterstatus (Kasten 1993, Bd. 1, S. 41). Der Einfluss der Geschwisterbeziehung ist allein schon der Dauer wegen prägend. Durch den geringen Altersabstand und das frühe Bestehen dieser Beziehung währt diese länger als alle anderen während des Lebensverlaufes (Seiffge-Krenke 2001, S. 421 ff.). Für viele Geschwisterbeziehungen ist das gleichzeitige Vorhandensein von Zu- und Abneigung, Hilfe und Unterstützung und feindseliger Rivalität sowie Verbundenheit und Hass typisch (Kasten 2001, S. 152). Während der Erwachsenenzeit ruht die Geschwisterbeziehung mehr oder weniger, da Partner, Beruf und Kinder in den Vordergrund treten. Sie werden meist dann aktiviert, wenn andere Beziehungen weniger stabil sind.[20] In der Kindheit suchen Geschwister vor allem Bindung zu den Geschwistern, wenn die Bindung zu den Eltern unsicher ist (Cierpka 1999, S. 20; Ley 1995, S. 68; Petri 1994, S. 135; Coles 2003).

Beim Thema »Geschwisterbeziehung« taucht schnell die Vorstellung von Geschwisterrivalität auf. Der »Rivale« war ursprünglich jemand, der das Recht hatte, einen Wasserlauf (Rivus) mitzubenutzen. Es ging dabei um frühgeschichtliche Kämpfe der Stämme und das Recht auf Zugang zum Fluss. Wer Zugang zum Fluss hatte, verfügte über Wasser und hatte die Möglichkeit zu überleben (Ley 1995, S. 9). Entwicklungspsychologisch symbolisiert der Fluss die Eltern, die Grundbedürfnisse befriedigen. Die Geschwister konkurrieren miteinander um die physischen, emotionalen und intellektuellen Ressourcen der Eltern; ohne diese Quelle müssten sie physisch und psychisch verhungern (Sulloway 1999 [1997], S. 39). D. h., dass Eltern einen libidinösen Pool bilden, der von den einzelnen Geschwisterkindern angezapft und beansprucht wird. Je mehr Kinder aus diesem Pool gespeist werden müssen, umso weniger bleibt für das einzelne Kind übrig, d. h. je größer die Geschwistergruppe, umso weniger Zeit bleibt für den Einzelnen[21] (Bank & Kahn 1994, S. 175; Hoanzl

20 Die Alltagserfahrung zeigt aber auch, dass zuweilen bei kinderlosen Erwachsenen, die Kinder z. B. von Geschwistern von großer Bedeutung sein können, da auch diese das eigene Eingebettet-Sein in den Fluss des Lebens und der aufeinanderfolgenden Generation erlebbar machen.

21 Eine 16-jährige Patientin, das letzte und fünfte Kind seiner Familie, ist wegen Depression und Selbstangriffen in Behandlung. Sie beschreibt sich als »Familienkind«: D. h., sie erlebt sich nicht als Kind ihrer Eltern, da sie mit diesen kaum exklusive Interaktionen erinnert: »Schwimmen lernte ich mit der Schwester, Fahrradfahren beim Bruder. Immer war ich mit Geschwistern in Ferienlagern. Die Mutter war zwar immer zu Hause, doch machten wir zwei nie etwas alleine zusammen. Jetzt, wo ich mich innerlich ablösen soll, weiß ich gar nicht von wem. Stattdessen spüre ich nur Leere.«

2002, S. 92). Differenzierung, De-Identifikation (Schachter & Stone 1985) und das Schaffen von Nischen mit der Ausbildung unterschiedlicher Rollen als aktive Gestaltung der Geschwisterbeziehung (Willi 1996) mildern die Konkurrenz um knappe Mittel und führen dazu, dass Geschwister – wie viele Untersuchungen der vergangenen drei Jahrzehnte zeigen – die in der gleichen Familie aufwachsen, fast so verschieden sind wie Menschen, die überhaupt nicht miteinander verwandt sind. Und je länger Geschwister miteinander leben, desto unterschiedlicher werden sie (Sulloway 1999 [1997], S. 101). Geschwister machen sich unbesetzte Nischen zu Nutze, weil sie etwas gewinnen wollen – nämlich mehr elterliche Zuwendung (Sulloway 1999 [1997], S. 114). Mitunter schlagen sie dabei auch problematische Wege ein:[22]

Fallbeispiel

Lena, ein zwölfjähriges, sehr intelligentes Mädchen, wird wegen schwerer Zwänge vorgestellt. Die Symptomatik ist bis in die frühe Kindheit zurückverfolgbar, jedoch schämten sich derer sowohl das Kind als auch die Eltern, sodass die Problematik beim Arzt erst angesprochen wurde, als viele Alltagsverrichtungen für die Heranwachsende zur Qual wurden. Auffallend waren Lenas generelle Friedfertigkeit und die symbiotisch anmutende Nähe zur Mutter, die z. B. auch einen Aufenthalt in einem Sommerlager mit vertrauten Gleichaltrigen nicht möglich machte. Lena musste nach drei Tagen geholt werden, was im Leben der Familie erhebliche Umorganisation wegen der weiten Anfahrt notwendig machte. Insgesamt führte die Symptomatik des Mädchens, das vieles im familiären Bereich nicht mehr anfassen und durchführen konnte und zudem unter depressiver Verstimmtheit litt,

22 Dazu Cierpka: »Der ältere Bruder war schon immer temperamentvoller, die jüngste Schwester das Nesthäkchen und Vaters Liebeskind. Der Bruder kam nach der Mutter, man selbst ist eher dem Vater ähnlich. Neidvoll registriert man den Bruder als besseren Sportler. Erlebt wird also nicht nur der Altersunterschied, charakterisiert werden auch die einzelnen Temperamente, die Intelligenz, Schönheit und Persönlichkeitszüge im Vergleich zu den Geschwistern. Diese Unterschiede führen zu einer eigenen Lebensauffassung und zu verschiedenartigen Lebensgestaltungen« (Cierpka 1999, S. 11).

zu verstärkt mütterlicher Umsorgung. Lenas zwei Jahre jüngerer Bruder war genau das Gegenteil von ihr: Er war vehement, gehorchte nicht und forderte der latent depressiven Mutter sehr viel Seelensubstanz ab. Insofern war die Mutter über Lenas freundlich-friedfertige Art heilfroh. Um die Mutter nicht ähnlich wie der Bruder zu belasten, um sich so ihrer Zuneigung und Nähe zu vergewissern, verdrängte Lena weitgehend alle selbstbehauptenden und abgrenzenden Strebungen, da die Mutter sicher keine von Stolz geprägte Responsivität in Bezug auf Expansion hätte bieten können. Der Krankheitsgewinn bestand somit zunächst aus der großen Sorge und Aufmerksamkeit, aus dem Beibehalten ungesunder Näheverstrickung, aber auch aus der deutlichen Unterscheidung zum Bruder, dem sie sich zunächst fast sklavisch unterordnete, um so die Eltern bei seinen Attacken auf den Plan zu rufen. Wichtig ist in dieser immer noch laufenden Therapie die Beachtung der Lebensgeschichte der Mutter, die ebenfalls von der Dominanz eines sehr heftig auftretenden Bruders gekennzeichnet war. Das Bewusstwerden dieser Psychodynamik schuf größeren Entwicklungsspielraum, zumal der Vater in Bezug auf Expansion und Selbstbehauptung im Beziehungsgeflecht wichtiger wurde. Der Zuwachs an Durchsetzungsvermögen und Abgrenzungsfähigkeit, was der Mutter schwer zu schaffen macht, führte zu erheblicher Minderung der Zwangssymptomatik, wenngleich Lena noch weit davon entfernt ist, eine Vorstellung einer eigenen Selbstkonfiguration zu haben.

Diese Geschwisterkonstellation, ›brav und angepasst‹ versus ›aufbegehrend‹ und damit kräftezehrend, ist bei einem bestimmten depressiven Muttertyp immer wieder zu beobachten und führt beim eher anschmiegsamen Kind, das die Mutter in ihrer mütterlichen Rolle bestätigt, zu einer depressiv-passiv getönten Persönlichkeit und beim vehement-aktiveren, das die Mutter überfordert, zu einer negativ getönten mit latent erheblichen Schuldgefühlen; der Altersabstand und das Geschlecht des Kindes spielen zumindest ab dem aufbegehrenden Kleinkindalter keine Rolle.

Eltern haben somit eine aktive und zentrale Funktion dadurch, dass sie ihren Kindern spezifische Merkmale und Eigenschaften zuweisen – schwierig versus leicht, empfindlich versus robust, gescheit versus dumm (Kasten 1993, Bd. 1, S. 46). D. h., dass die Wahrnehmung von Ähnlichkeiten und Unterschieden und deren Ausarbeitung ein wesentlicher Bestandteil der Geschwisterbeziehung ist. Die erste Regel für eine Geschwisterlaufbahn lautet daher: Unterscheide dich! Während Eltern den Traum von familiärer Harmonie träumen, geraten Geschwister – es geht gar nicht anders – ständig in Konflikt miteinander, weil die Interessen nicht übereinstimmen können und Strategien entwickelt werden müssen, um elterliche Aufmerksamkeit zu erreichen. Die Eigenart und ganz persönliche und einzigartige Identität sollen von den Eltern wahrgenommen und positiv bestätigt werden. Die Eltern sind die ersten Adressaten dieses Bedürfnisses.[23]

Aus der Perspektive des Kindes gesehen ist die Geburt eines Geschwisters vor dem erreichten dritten Lebensjahr mit einer Störung der Mutter-Kind-Beziehung verbunden. Wenn das Kind mit dem Erreichen der emotionalen Objektkonstanz aus der Zweieinheit mit der Mutter gelöst ist und mit anderen Personen stabile Beziehungen eingehen kann, widerfährt ihm mit der Geburt eines Geschwisters zwar eine Entthronung, aber vermutlich keine Traumatisierung. Bereits Adler hat in den 20er Jahren des vergangenen Jahrhunderts auf den entwicklungsprognostisch günstigen Altersabstand von ca. drei Jahren in der Geschwisterabfolge hingewiesen, was inzwischen durch vielfältige Studien gestützt ist. Aber selbst wenn dieser Geschwisterabstand gewährleistet ist, besteht weitgehend Einigkeit darüber, dass die ersten Gefühle eines Kleinkindes zum neuen Geschwister negativ sind. Der Neuankömmling wird nicht als Bereicherung, sondern als Konkurrent erlebt (Berger 1985, S. 128 f.). Natürlich spielen auch andere Einflüsse eine Rolle, wie z. B. die Mitgestaltung des Vaters an der Elternschaft, das Geschlecht des größeren und das des neugeborenen Kindes, die Lebenssituation und seelische Verfassung der Eltern – insbesondere der Mutter – und das Vorhan-

---

23 Vgl. dazu die Beziehungsgeschichte von Felix und Fanny Mendelssohn Bartholdy, die die Qual und das Scheitern von Selbstsuche und unerlaubter Abgrenzung zeigt (Klein & Elvers 2003).

densein anderer zuverlässiger Pflegepersonen (Großeltern). Auch sind genetisch bedingte Temperamentsunterschiede in Betracht zu ziehen, die vom ersten Tag an die individuelle Interaktion mit der Umwelt und den Bezugspersonen beeinflussen (Reinhard 1984, S. 182). Immer wieder kann im Praxisalltag beobachtet werden, dass Mütter ihr erstes Kind, wenn es weiblich ist, offenbar leichter in ihr narzisstisches System aufnehmen können als einen kleinen Jungen. Mit dem ersten Kind beginnt die Mutter, in die Rolle ›Mutter‹ hineinzuwachsen, was höchste Anforderungen an deren Psyche stellt. Wenn sie sich gleichzeitig in ein kleines Wesen einfühlen muss, das sich grundsätzlich von ihr unterscheidet, steht sie vor einer zweiten sehr schweren Aufgabe. Offenbar stellt es höchsten Anspruch an die strukturelle Reife der Mutter, voller Stolz etwas hervorzubringen, was sich grundsätzlich von ihr unterscheidet. Vermutlich gelingt es leichter, die Verlängerung des eigenen Seins zu umhegen, sich verdoppelt und verstärkt zu fühlen, um somit Einfühlung spenden zu können, sodass die Mutter bei einem zweiten Kind, das dann ein Junge ist, schon über mehr Erfahrung als Mutter und reifere Kompetenzen verfügt. Es gibt aber auch Fälle, in denen der Mutter aufgrund eigener tiefer psychosexueller Probleme der Zugang zu ihrer weiblichen Identität versperrt ist und sie somit in ihrer psychosexuellen Identität stark verunsichert ist. Eine solche Mutter erlebt es als große Bedrohung, ein weibliches Kind im Arm zu halten, da dies die Verdoppelung und Verschlimmerung der Eigenprobleme bedeutet. Somit gibt es auch immer wieder Situationen, in denen das jüngste Kind benachteiligt sein kann.

Fallbeispiel

So habe ich derzeit in der Praxis einen höchst tragischen Fall, bei dem der erstgeborene Bruder eine herausragende Rolle spielt. Die zwei Jahre danach geborene Tochter kämpft um ihr Leben: Allergisch gegen fast alles, erholt sie sich nicht von den Nebeneffekten einer wegen Eierstockkrebs notwendigen Chemotherapie und entwickelte zudem Diabetes Insibidus. Sie droht unter der negativen Repräsentation der Mutter zu zerbrechen, von der sie sich trotz aller Verzweiflung nicht freimachen kann.

4.3 Entwicklungs- und affektregulatorische Perspektiven

In den ersten drei Lebensjahren spielen sich grundlegende Identitäts- und Abnabelungsprozesse ab, deren regulärer Verlauf durch die Geburt eines Geschwisters und den damit verbundenen Entzug an elterlicher Zuwendung gestört wird. Die seelische Ablösung von der Mutter und die Anfänge der Ausbildung einer eigenen, von ihr abgegrenzten Identität vollziehen sich im zweiten und dritten Lebensjahr und können durch die Geburt eines Geschwisters möglicherweise beeinträchtigt werden. Besonders das Erstgeborene muss dramatische Veränderungen verkraften und damit fertig werden, dass ihm die elterliche Aufmerksamkeit und Zuwendung nicht mehr ungeteilt zur Verfügung stehen. Es erlebt sich benachteiligt und vernachlässigt, weil sich aus seiner Sicht länger und intensiver um das kleinere Geschwister gekümmert wird, da es auch faktisch – zumindest in den ersten zwei bis drei Jahren – wesentlich stärker der mütterlichen Pflege und Versorgung bedarf (Kasten 2001, S. 76 ff., S. 87 ff.). Im Leben des größeren Kindes fehlt jetzt etwas, da sich die Mutter nicht verdoppeln kann. Die Angst, für die Eltern nicht bedeutsam genug gewesen zu sein, was ein weiteres Kind scheinbar notwendig machte, bedeutet eine schwere narzisstische Kränkung (Paulsen 1984, S. 60).

Parens geht auf eine Situation ein, in der ihm die zweieinhalbjährige Jane mit traurig-ernstem Gesichtchen gegenübersaß. Er fragte sie, was sie gerade denke. Jane nahm den Schnuller aus dem Mund, deutete auf die 14 Monate alte Schwester, die bei der Mutter auf dem Schoß eingeschlafen war, und sagte mit tiefem Ernst und spürbarer Trauer: »Sie hat mir die Mama gestohlen.« (Parens 1988).

Nach Kohut ist es der »Glanz im Auge der Mutter«, der dem Kind vermittelt, dass es eine einmalige Bedeutung besitzt und dass es ein ganz besonderes Band zwischen ihm und der Mutter gibt. Es ist eine Beziehung, in der kein Dritter Platz hat. Um dieses so einmalige und lebenswichtige Band zu erhalten, wird es jedes Opfer bringen, zu dem es mit Leib und Seele fähig ist. Das Eindringen des jüngeren Geschwisters in diese archaische Welt ursprünglichen Narzissmus zu einem Zeitpunkt, zu dem das Ältere noch kein von der Mutter abgegrenztes Selbst besitzt, wird als ein sichtbarer Beweis dafür, dass die Eltern noch andere Wünsche haben, und als eine Vernichtung erlebt. Diese nachgeborene Verdoppelung bildet ohne jede erkennbare eigene Leistung – nur wegen ihrer selbst – mit der Mutter und dem Vater jene narzisstische Einheit, die ihm verwehrt ist, und diese Erfahrung droht alle früheren zu zerstören. Die Erinnerung, sich selbst einmal in der gleichen glücklichen Position befunden zu haben, erweist sich als Täuschung (Franzen & Penth 1992, S. 54 ff.).

Der gegenwärtige Erkenntnisstand spricht für die Annahme, dass sich der größte Teil der mütterlichen Aufmerksamkeit unmittelbar nach der Geburt dem kleineren Kind zuwendet, was vermutlich im Wesentlichen psychobiologisch determiniert ist.[24] In der von Dunn und Ploming durchgeführten Colorado-Studie gaben 52 % der Mütter an, ihrem jüngeren Kind gegenüber (durchschnittlich 6 ½ Jahre) mehr Zuneigung zu empfinden; in der Cambridge-Studie waren es 61 % (Dunn & Ploming 1996, S. 133 ff.). Selbst die empathischste Mutter wird nicht vermeiden können, dass beim älteren Geschwister Gefühle von Wertlosigkeit, Verlustangst und Getrennt-Sein entstehen. Diese Gefühle sind umso ausgeprägter, je geringer der Altersabstand ist (Petri 1994, S. 116). Selbst 14 Monate alte Kinder sind aufmerksame Beobachter der Beziehung ihrer Mütter zu den älteren Geschwistern. Aufmerksam sind sie vor allem bei Interaktionen, in denen Gefühle ausgedrückt werden.

Mit zunehmendem Alter werden sie effektiver und geschickter, um diese Gespräche zu unterbrechen und um die Aufmerksamkeit auf sich selbst zu lenken, was das Selbstbewusstsein und das Gefühl eigener Kompetenz beim jeweils Erfolgreichen oder Erfolglosen erheblich beeinflusst (Dunn & Ploming 1996, S. 106 ff.).

---

24 A. Portmann (Schweizer Zoologe 1897–1982) beschäftigte sich mit der Entwicklungsgeschichte der Tiere und des Menschen, dessen biologische Sonderstellung er dabei betonte. Der Mensch ist im ersten Lebensjahr phylogenetisch noch in der fötalen Phase, da sein Gehirn noch nicht den Reifezustand neugeborener Tiere erreicht hat (»extra-uterines Frühjahr«, Portmann 1951, S. 68 ff.). Der Mensch ist somit eine physiologische Frühgeburt (Portmann 1951, S. 44 ff.) und braucht noch ein Jahr außerhalb des Mutterleibes uterinen Schutz, was ungemein hohe Anforderungen an die mütterliche Aufmerksamkeit stellt. Menschenaffen haben in der Regel einen Geburtsintervall von fünf Jahren.

Fallbeispiel

Die fünfjährige Christie spielt mit ihrer Mutter ›Einkaufen‹, wobei die Mutter die Rolle der Kundin übernimmt. Ihre jüngere Schwester Annie beobachtet zunächst: Die Mutter hat bei Christie als Verkäuferin nach Bananen gefragt. Christie zur Mutter: »Heute habe ich keine Bananen.« Mutter zu Christie: »Oh, wie schade, und ich wollte doch so gerne welche kaufen!« Annie aus dem Hintergrund zur Mutter: »In meinem Geschäft gibt es Bananen! Du musst jetzt meine Bananen kaufen.« Mutter zu Annie: »Okay.« (lacht) (Dunn & Ploming 1996, S. 95).

Empirische Befunde belegen, dass Rivalität und Geschwisterhass zwischen altersmäßig eng benachbarten Geschwistern groß sind (Kasten 1993, B. 1, S. 39). Sie bestätigen auch das besonders traumatische Gewicht einer äußerst dichten Geschwisterfolge, was von Dührssen, Lieberz und von der Mannheimer Untersuchung zum »Rätsel der seelischen Gesundheit« 1986 empirisch dargelegt wurde (Tress 1986; Dührssen 1984; Lieberz 1983; Lieberz 1984). Umgekehrt finden zwischen Geschwistern mehr prosoziale Interaktionen statt, je größer der Altersabstand ist (Dührssen 1984, S. 28). Sicher gebundene Kinder gehen deutlich freundlicher miteinander um. Sichere Bindungsmuster vermitteln nur Erwachsene und schützende Bezugspersonen, die sich auf kindliche Bedürfnisse einstellen und Kindern auch bei emotionalen Belastungen Geborgenheit und Nähe vermitteln können (Cierpka 1999, S. 19). Stewart und Marvin beobachteten Kleinkinder und ihre älteren Geschwister im Kindergarten in der ›fremden Situation‹, und sie fanden heraus, dass die älteren Geschwister, wenn sie vier oder mehr Jahre älter waren, dazu neigten, eine schützende Rolle gegenüber dem jüngeren Geschwister einzunehmen, dass die jüngeren Geschwister das ältere aktiv als sichereren Hafen nutzten und die Mütter dieser Geschwisterdyaden das ältere baten auszuhelfen, wenn sie den Raum verließen (Stewart & Marvin 1984). Wenn aber der Abstand zum älteren Geschwister dreieinhalb oder weniger Jahre war, tendierten die Kinder dazu, aufgeregt zu werden, wenn sie von der Mutter alleine gelassen wurden, und sie bezogen sich nicht aufeinander und schätzten sich auch nicht (Marvin 2001, S. 219).[25]

Der Säugling und das kleine Kind besitzen zunächst keine oder nur unzureichende Möglichkeiten, affektive Impulse selbst zu regulieren oder zu bewältigen; sie sind in ihrer Erregung auf die zustandsmodulierenden Interventionen der mütterlichen Pflegeperson angewiesen, um das homöostatische Gleichgewicht wiederherzustellen. In dieser ganz frühen Phase existenzieller Abhängigkeit und Koexistenz zweier Organismen übernimmt die Mutter in ihrer Rolle als Hilfs-Ich des Kindes die Zustandsregulierung und andere lebenserhaltende Funktionen, die nach und nach vom Säugling durch diese Interaktionen internalisiert werden (Gergely 2002, S. 818). Mahlers Theorie der frühen Symbiose enthält somit eine signifikante biosoziale Einsicht über die homöostatische zustandsregulierende Funktion der frühesten Objektbeziehungen. Ihr Ansatz hebt hervor, dass der Säugling zur Entwicklung der Affektregulierung grundlegend auf die adaptive Intervention durch eine mütterliche Umwelt angewiesen ist (Gergely 2002, S. 824). Auch Fonagy und Target konzeptualisieren in einer Theorie des sozialen Bio-Feedbacks die zentrale Rolle der Affekte und deren Regulierung für die Entwicklung des Selbst (Fonagy & Target 2002, S. 837 ff.). Frühe Bindungserfahrungen und empathische Responsivitätsprozesse fördern die Affektregulation, die Mentalisierung, die Selbstentwicklung, die Fremdwahrnehmung und die interaktionelle Kompetenz. Der Kompetenzerfahrung wird für die kindliche Entwicklung zentrale Bedeutung zugemessen, da sie auf einem gelungenen Zusammenspiel zwischen innerem Erleben und äußerer Realität beruht. Diese Wechselwirkung ist höchst störanfällig (Hoanzl 2002, S. 85). Die Affektregulation des Kindes erfolgt im Wesentlichen durch die Eltern, vornehmlich durch die Mutter. Sie nimmt die Emotionsäußerungen des Kindes wahr und reagiert darauf mit einer dem Affekt angemessenen modulierenden Intervention. Es ist ein grundlegendes Postulat der psychoanalytischen Objektbeziehungstheorie, dass sich der Mensch erst über

25 Ergebnisse der Bindungsforschung zeigen, dass etwa 50 bis 60 % der Kinder als ›sicher gebunden‹ eingestuft werden können (vgl. Brisch 1999, S. 48).

Reaktionen anderer Menschen auf ihn erkennen lernt (Dornes 1999, S. 48) und dass er auf diesem Weg ein besonderes Identitätsgefühl erwirbt, ein Selbstbild, das etwas anderes ist als das Bild, das er im Spiegel von sich selbst erblicken kann.

Die Regulation sowohl des inneren physiologischen Milieus als auch die der Affekte dienen der Lebenserhaltung; Winnicott spricht von »agonalen Ängsten«, wenn die Selbstobjekte nicht in der Lage sind, diese notwendigen Funktionen auszuüben. Dieses Primat macht verstehbar, warum sich im Sinne eines Bio-Feedbacks die Aufmerksamkeit der Mutter instinktiv fast völlig von dem jeweils größeren Kind abzieht, um sich der Lebenserhaltung des kleinsten zu widmen.

Nach dieser ersten Hürde sind jedoch im zweiten und dritten Lebensjahr die wesentlichsten seelischen Individuationsschritte zu vollziehen, wobei sich das kleine Kind seiner individuellen Getrenntheit in zunehmendem Maße bewusst wird, und es dämmert ihm, dass die Welt nicht ihm gehört, sondern dass es sich immer wieder als ein relativ hilfloses, kleines, einsames und getrenntes Individuum mit ihr auseinandersetzen muss. Wie sehr es auch die Mutter bedrängt, die alte Zweieinheit funktioniert aufgrund der gemachten Reifungsschritte nicht mehr.

Im Mittel liegt der Geburtenabstand bei Geschwistern bei zwei Jahren (Dunn & Ploming 1996, S. 70). Genau zu dem Zeitpunkt also, zu dem sich das Kind in feindseliger Abhängigkeit, Ambivalenz und Hilflosigkeit wieder an die Mutter anzunähern versucht, erfährt es von der Mutter, dass diese ihm mit einem Baby im Arm entgegentritt und genau das »vorspielt«, woraus es sich zunächst ablösen wollte, um nun voller ambivalenter Sehnsucht die Annäherung wieder herbeizuführen. Das Liebesobjekt, d. h. die Mutter, ist – schon wegen der biologisch bedingten Zurücknahme der Aufmerksamkeit – nur noch bedingt verfügbar, was die Entwicklung einer inneren spannungsregulierenden Objektkonstanz erschwert. Sie ist keine Penelope – also Verkörperung der idealen Mutter –, die den zurückkehrenden Odysseus – in der Subphase der Wiederannäherung – treu und voller Wärme erwartet (Bergmann 1994, S. 45). Das Erleben dieses psychischen Schmerzes mobilisiert Aggression, die dann gegen den vermeintlichen Ausgangspunkt des Schmerzes gerichtet wird. Wenn die Eltern nicht in der Lage sind, empathisch zu reagieren, da sie eventuell diese Affekte in der eigenen Lebensgeschichte abwehren mussten, ohne sich damit versöhnen zu können, werden sie defensiv das alte Leid zu umgehen versuchen. Diese Affektabwehr der Eltern schlägt sich in der Bindungserfahrung des Kindes nieder, das strukturell ungeborgen ist, da die Eltern aus Angst vor Wiederbelebung der eigenen Probleme zur Einfühlung, die das Kind gerade jetzt zur angemessenen Konsolidierung seines Selbst so dringend benötigte, nicht fähig sind. Besonders folgenreich ist elterliches Versagen immer inmitten entscheidender Entwicklungsschritte (die insbesondere zwischen dem zweiten und dritten Lebensjahr anstehen), in denen das Selbst ohnehin unsicherer etabliert und damit verstärkt verwundbar ist. Die in der Fachliteratur immer wieder erwähnte größere Rivalität bei altersmäßig eng benachbarten Geschwistern scheint hier ihre empirische Fundierung zu finden (Kasten 1993, Bd. 1, S. 39). Diese entwicklungspsychologischen Hintergründe liefern Erklärungen, warum ein Geburtenabstand unter drei Jahren vom jeweils größeren Kind nur schwer progressiv zu meistern ist, warum die Aggressionen unter den davon betroffenen Geschwistern besonders groß sind und warum bei angemessenem Abstand und emotionaler Sättigung das Größere beim Sich-Ablösen von der Mutter vielleicht ihr sogar das kleinere Kind gönnen kann. Dann kann später das Größere vielleicht auch als »Übergangsobjekt« und als Helfer bei der Bewältigung von Sozialisationsschritten dienen.[26]

26 35 Jahre Erfahrung in der Arbeit mit Heranwachsenden lassen die Vermutung aufkommen, dass es in Bezug auf ›Geschwister‹ auch einen Generationenunterschied gibt. Die Kinder vor dem Zweiten Weltkrieg und die der Nachkriegszeit kannten meist keine materielle (Über-)Sättigung und sinnliche Überstimulierung (z. B. Unmengen an Spielzeug, beheiztes behaglich eingerichtetes Kinderzimmer, Elektronik, die mit ihrem Informationsfluss die ganze Welt ins Haus bringt, Reisen in unbekannte und oft ferne Lebensräume), sodass das Spiel mit Geschwistern, Anleitung und Belehrung durch die Größeren und deren Unterstützung in Notsituationen auch Selbstobjektfunktion hatte, die zum einen ein sicherheitsgebendes Zusammengehörigkeitsgefühl und zum anderen Möglichkeiten zum Lebendig-Sein, zur Selbstentfaltung und somit echter Lebensbereicherung schufen. Da sich die Aufgaben der Familie im Gegensatz zu der früheren Notwendigkeit von Versorgung und Dienstleistung fast ausschließlich hin zur Befriedigung emotionaler Bedürfnisse verschoben haben, haben sich auch grundlegende Veränderungen im Geschwistergefüge ergeben. Die Verwöhnung der heutigen Kinder

4.4 Entwicklung des Schamerlebens

Die Bindungs- und Kleinkindforschung belegt, dass das sich entwickelnde Selbst des Säuglings von Anfang an sozial bezogen ist und dass die Erfahrungen des auftauchenden Selbst nur im Umgang mit anderen überhaupt möglich sind. Somit spielen Affekte eine soziale Rolle im Austausch mit sich selbst und den anderen. Schwierigkeiten bei der Abstimmung von Affekten und im mangelhaften Zusammenspiel mit den wichtigsten Pflegepersonen rufen beim Kind erhebliche Irritationen hervor: »Ist etwas falsch mit mir?«, scheint es zu fragen, wenn seine Aktionen nicht angemessen begleitet werden. Da sich bis Ende des zweiten Lebensjahres das Selbstkonzept zu entwickeln begonnen hat, gibt es somit auch schon ein Schamerleben, das durch schmerzliche Erkenntnisse des – vermeintlich – eigenen Versagens ausgelöst wird (Hilgers 1997, S. 194).

Scham entsteht entweder im erträglichen Maß oder traumatisierend, wenn sich das Kind während seiner Autonomieentwicklung allmählich vom bedeutsamen Anderen trennt und abgrenzt, eigene Aktivitäten entwickelt und mit einem wachsenden Gefühl für eigene Fähigkeiten und Möglichkeiten voranschreitet oder scheitert. Die volle Konstellation von Schamangst kann erst während der Wiederannäherungsphase beobachtet werden, wenn die Probleme von Abhängigkeit und trotziger Selbstbehauptung mehr oder weniger gleichzeitig auftreten und der Scham ihre wesentlichen Inhalte geben (Wurmser 1997, S. 270). Dies fällt mit dem zusammen, was Erik Erikson für die anale Phase als Konflikt zwischen Autonomie versus Scham und Selbstzweifel beschrieben hat (vgl. Hilgers 1997, S. 18).

---

und die damit verbundene materielle und sinnliche (Über-)Versorgung (beginnend mit z. B. musikalischer Früherziehung bis hin zum Klassenausflug nach Prag, Amsterdam, Berlin und Sommerreise der Familie in den Süden), mindern die belebende und stimulierende Bedeutung der Geschwister und führen kindlich-natürlich zum ständigen Streit vor allem um die vorhandenen emotionalen Ressourcen. Dies bringt mit sich, dass Kinder schon von früh auf vehementer, selbstbewusster und nach außen ersichtlicher ihre diesbezüglichen Probleme ausleben – vor allem auch deswegen, weil Geschwister nicht mehr als hauptsächliche Bereicherungs- und Belebungsquellen erlebt werden und man diese familiäre Peergroup somit insgesamt weniger »braucht«.

Die früheste Quelle des Schamgefühls wird in frühkindlichen Erlebnissen der eigenen Wirkungslosigkeit gesehen, vor allem im Umgang mit anderen, und der Erfahrung des scheiternden Versuchs, wirkungsvoll gegenseitige befriedigende Intersubjektivität und gemeinsames Bewusstsein einzuleiten und aufrechtzuerhalten (Wurmser 1997, S. IX). Scham und Schamsensitivität sind das unvermeidbare Vermächtnis von während der Kindheit nicht antwortfähigen Eltern (Wurmser 1997, S. XVII), – genau das Gegenteil von Selbstwirksamkeitserfahrung. Scham und Schüchternheit hängen somit stark miteinander zusammen, da durch diese allgemeine Haltung ein Vermeiden von Situationen und Handlungen, die Demütigungen mit sich bringen würden, gegeben ist (Wurmser 1997, S. 75).

Das relative Gelingen erster stabiler Abgrenzungsschritte von den primären Liebesobjekten begünstigt wachsende Schamtoleranz, verbunden mit dem realistischen Gefühl von Stolz über die sich entwickelnden eigenen Fähigkeiten. Viele Kinder wollen diese Lebensfreude mit den geliebten Menschen teilen, nicht nur im Rahmen eines allgemeinen Zustandes von Wohlbefinden, sondern auch nach bestimmten Handlungen, die sie Anstrengung gekostet haben. Scham ist demnach nicht nur wirksam, wenn Kompetenzerfahrungen umschlagen, sondern auch, wenn keine Antwort auf das Bedürfnis nach Mitteilung erfolgt. D. h., dass es sich um eine abbrechende Kompetenzerfahrung handelt, da die beabsichtigte Wirkung bei den Eltern ausbleibt. Scham und Stolz sind demnach im eigentlichen Sinn narzisstische Affekte des wachsenden und sich abgrenzenden Selbst (Hilgers 1997, S. 187–190) mit dem Wunsch, sich als solches zu zeigen. Schamgefühle beziehen sich somit auf Verletzungen des Selbst.

Unerwünscht zu sein, nicht genügend geliebt zu werden und gegenüber einem nachfolgenden Geschwister zurücktreten zu müssen, sind häufig erlebte Gefühle in derartigen Konfliktsituationen, besonders wenn der Geburtenabstand sehr gering ist. In Momenten voller Bedürftigkeit und sehnsuchtsvoller Hingabe fühlt sich das ältere wie vor einer – meist kritisierenden – abweisenden und Vernunft fordernden uneinfühlsamen Wand; häufig wird nach zunächst archaischer Wut ohnmächtig, verzweifelt und sich verloren fühlend allmählich der narzisstische Rückzug angetreten (vgl. Hilgers 1997, S. 110). Um sich nicht schämen zu müssen, wird verborgen, was dem Kind am teuersten ist, und somit wird Scham auch zum Schutz: Die Angst, beim Ausdruck von Gefühlen und Wünschen die Kontrolle zu verlieren und sich der Lächerlichkeit preiszugeben, erzeugt entsetzliche Scham. »Scham ist dann die Nachtseite der Liebe« (Wurmser 1997, S. 487). Diese Schamhaltung dient der Grenzbewahrung und verhindert das Eindringen der anderen in den eigentlichen Kern, verhindert gleichermaßen aber auch die Erfüllung der Wünsche nach Nähe zum anderen. Scham ist eine spezifische Form von Angst, die durch die drohende Gefahr der Zurückweisung und Demütigung hervorgerufen wird. Scham wird zum vorbeugenden Schutz gegen die Emotion des Entblößt-Seins und Verlassen-Werdens und zu einem Vermeiden von Situationen und Handlungen, die Erniedrigung mit sich bringen könnten (Wurmser 1997, S. 74 f.). Scham ist somit die letzte Bastion, um das Selbst vor dem Zerfall zu schützen.

Beim Geburtenabstand von nur einem Jahr ist immer wieder zu beobachten, dass selbst archaische Wut ausbleibt und sich resignativ und schweigend in das unvermeidbare Schicksal eingefügt wird, was die Mütter mit zwei Kleinstkindern natürlich meist als angenehm erleben. Die beschämende Erkenntnis, mit der eigenen vorhandenen Kompetenz nicht mehr gebraucht zu werden, gepaart mit der Ohnmacht, nichts verändern zu können, stellen wesentliche Momente dieses Resignierens dar (vgl. Hilgers 1997, S. 173), da voraussehbar ist, dass Rivalisieren nichts bringt und Verlieren absehbar ist. Wurmser spricht in diesem Zusammenhang von »Liebesunwert«, da kein antwortendes Auge zu erblicken und keine erwidernde Stimme zu vernehmen ist, egal, wie sehr man beides sucht.[27] Die Hilflosigkeit des suchenden Auges und des (im schlimmsten Fall auch stummen) Schreiens nach Liebe zeigt die Ohnmacht an, sich zu Liebesunwert

27 Vgl. 1. Mose 4: »3 Es begab sich aber nach etlicher Zeit, dass Kain dem Herrn Opfer brachte von den Früchten des Feldes. 4 Und Abel brachte auch von den Erstlingen seiner Herde und von ihrem Fett. Und der Herr sah gnädiglich an Abel und sein Opfer, 5 aber Kain und sein Opfer sah er nicht gnädiglich an. Da ergrimmte Kain sehr, und seine Gebärde verstellte sich.«

verurteilt zu fühlen. Dieses frühe Trauma bleibt verknüpft mit dem Affekt der Scham (Hilgers 1997, S. 164).[28]

Fallbeispiel

Zehn Monate nach Johanna wurde ihr Bruder geboren. Das kleine, sehr liebenswerte und hübsche Kind passte sich den Lebensanforderungen an: Sie klagte nicht, blickte mit ihren großen Augen scheinbar ruhig und freundlich in die Welt, entwickelte sich psychomotorisch unauffällig, durchlief keine Trotzphase und war ein die Eltern nicht forderndes und somit relativ »pflegeleichtes« Kind. Geschwistereifersucht wurde nicht beobachtet, und die Schwellensituation des Kindergartenüberganges gelang. Im Alter von fünf Jahren traten Ein- und Durchschlafstörungen auf, die durch psychotherapeutische Intervention in Form von kindzentrierten Elterngesprächen aufgefangen und behoben werden konnten. Schwere Schulprobleme stellten sich dann jedoch Ende des ersten Schuljahres ein. Trotz guter Intelligenz und unauffälligem Leistungsprofil wurde das Mäd-

28 Berührend und eindrucksvoll ist in diesem Zusammenhang die Erfahrung Charles Dickens', der die elterliche Zuwendung neben den jüngeren Geschwistern mit seiner älteren Schwester teilen musste, die ihm unübersehbar vorgezogen wurde. Die schlimmsten Momente in seiner harten Kindheit, in der es immer wieder Not und Armut gab, waren der Kontrast zwischen seiner Lebenssituation und der seiner älteren Schwester Fanny. Während er, zwei Tage, nachdem er zwölf Jahre alt geworden war, hart in einer Fabrik arbeiten musste, gewann sie ein Stipendium der königlichen Musikakademie. Als sie dort eine Silbermedaille gewann, fühlte er sich tief gedemütigt aufgrund seiner so gegensätzlichen Lage, obwohl er unfähig war, ihr den Erfolg zu neiden. »Als ich an diesem Abend zu Bett ging, betete ich darum, aus der Erniedrigung und Vernachlässigung befreit zu werden, in der ich mich befand. Niemals zuvor hatte ich so gelitten.« Der Vater, der zuvor wegen Schulden ins Gefängnis musste, war wieder freigekommen, geriet mit dem Arbeitgeber seines Sohnes in Streit, und Charles wurde entlassen. Die Mutter versuchte, die Angelegenheit wieder zu bereinigen, konnte sich aber nicht durchsetzen, und so musste er zu Hause bleiben, um zu putzen und auf die jüngeren Geschwister aufzupassen. Dass ihn seine Eltern zeitweise fallengelassen haben, verstörte ihn so tief, dass er weder seiner Frau noch seinen Kindern jemals von diesen Begebenheiten erzählte. Er bemerkte voller Schmerzen, dass er weniger geliebt wurde als seine Schwester, und reagierte darauf mit Seelenqualen und dem Gefühl unendlicher Beschämung und Demütigung (Dunn & Ploming 1996, S. 102 ff.; Sulloway 1999 [1997], S. 107).

Mädchen zu einem Schulversager, sodass Überlegungen zum Übergang auf die Sonderschule anstanden. Alle Fördermaßnahmen (Leseschule, Klassenwiederholung) erwiesen sich als wirkungslos. Das Leistungserleben des Mädchens war bald geprägt von schweren Minderwertigkeits- und Mutlosigkeitsgefühlen, und Wertlosigkeit prägte das Gesamterleben. In Momenten von panischer Verzweiflung klammerte sie sich wie eine Ertrinkende an ihre Mutter, so als ob sie noch einmal in diese hineinschlüpfen wollte, um so der Unerträglichkeit des Lebens zu entfliehen.

Auch hier ist die Lebensgeschichte der Mutter von höchster Bedeutung: Als diese ein halbes Jahr alt war, verließ ihre Mutter sie und den Vater und suchte jahrelang keinen Kontakt. Sie wurde als Baby in der Verwandtschaft zur Alltagspflege herumgereicht und hatte nur in der Großmutter einen gelegentlich mütterlichen Ansprechpartner, der ihr auch noch heute außerordentlich wichtig ist. Der Vater konnte das Defizit an Bemutterung in keiner Weise ausgleichen, sodass sich zu ihm letztendlich nie eine Beziehung entwickelte. Die Mutter von Johanna musste voller Trauer so immer wieder feststellen, dass sie ihren Kindern etwas schenken sollte und auch wollte, was sie selbst nie erhalten hatte. Die Ehe der Eltern von Johanna scheiterte, als Johanna sechs Jahre alt war (d. h. kurz vor dem Schuleintritt). Die Kinder blieben bei der Mutter, und der Vater erwies sich als weitaus weniger zuverlässig, als es vorher den Anschein hatte.

Johanna nahm mit Heißhunger das Therapieangebot an, sucht Absättigung drängender Selbstobjektbedürfnisse und bewacht eifersüchtig jede Therapiesekunde, selbst wenn sie gelegentlich von heftigster negativer Übertragung geprägt ist. In Bezug auf die Schulmisere wurde Folgendes nachvollziehbar: Das intelligente Mädchen versteht häufig die schulischen Zusammenhänge und macht sich – fast euphorisch anmutend – an die Arbeit. Dann stellen sich jedoch Hindernisse in den Weg: Entweder ist der Lernstoff sperriger als zunächst gedacht, vielleicht fehlt auch irgendein Vorwissen, vielleicht kommt von außen etwas Kritik. D. h., der Höhenflug hat rabiat ein Ende und ein Absturz steht bevor. In diesem Augenblick erlebt Johanna unsägliche Scham, und völlige Denkstörung und Blockade setzen ein. Diese völlige Weigerung verunsichert zunächst die wohlwollenden Erst- oder Zweiterzieher; die anhaltende Störrigkeit führt dann jedoch zu Kritik und Schimpfe, somit zu erneuter Beschämung, und in der allumfassenden Ohnmacht aller Beteiligten bleibt Johanna als fast debil erscheinend zurück. Einzig in der Gegenübertragung wird noch fassbar, wie notwendig dieser Rückzug ist, um das Selbst vor dem gänzlichen Zerfall zu schützen.

Kohut beschreibt unsere Denkfähigkeit als zum Kern unseres Selbst gehörig, und ein Ausfall im Bereich unserer geistigen Funktionen, der sich unserer Kontrolle entzieht, wird als drohender Verlust des Selbst erlebt, was Desintegrationsangst, rasenden Zorn und entsetzliches Schamgefühl erzeugt (Kohut 1975, S. 230 f.).

Erste Schamerfahrungen werden demnach mit den primären Bezugspersonen gemacht. Folgt ein Geschwister zu früh, d. h. in einem geringeren Altersabstand als von drei Jahren, führt der psychobiologische Verlust der mütterlichen Aufmerksamkeit (verstärkt, wenn er von keiner anderen nahen Bezugsperson aufgefangen werden kann) zu schmerzlichen und das Selbst destabilisierenden Schamerfahrungen, da Hingabesehnsucht und offenes Sich-Darstellen zu oft übersehen, enttäuschend und nicht mit der notwendigen Einfühlung beantwortet werden. Jede kreative Leistung sieht sich mit potenziellen Schamquellen konfrontiert, und es müssen Schamängste überwunden werden, bevor diese Leistung gezeigt werden kann. Häufig jedoch wiederholen Eltern unbewusst die eigenen Erfahrungen aus ihrer Herkunftsfamilie in ihren Beziehungen zu ihren Kindern (Hilgers 1997, S. 160).[29]

---

29 Oft berichten Eltern, dass sie mit Bedacht den Geburtenabstand recht gering gehalten haben. In der eigenen Kindheit sei der Streit mit den größeren Geschwistern immer ein sehr heftiger gewesen, und man hoffe nun, durch geringen Altersabstand das gemeinsame Spiel zu fördern. D. h. aber auch, dass die eigentliche Quelle des Streits völlig außerhalb des gefühlshaften Erfassens liegt.

4.5 Liebe als Motor der Selbstentfaltung

Sich mit Geschwisterbeziehungen zu beschäftigen, ist auch eine Beschäftigung mit dem Thema »Liebe«. Selbstentfaltung bedarf der Suche nach dem Anderen und dessen Antwort, um das eigene Potenzial zu entwickeln. Lieben bedeutet, im Spannungsfeld von Beziehung und Begegnung in Entwicklungsräume einzutreten und diese auszugestalten. Nicht nur die Psychoanalyse, auch die europäische Begegnungsphilosophie beschäftigt sich mit diesen Gedanken, die in Martin Bubers Formulierung: »Ich werde am Du« (Buber 1962, S. 15) ihren klaren Ausdruck finden. Im Medium einer sicheren Bindung und Beziehung können sich psychische Kräfte verwirklichen, und das Selbst kann sich entfalten.

Zu Beginn des Lebens sind es die Eltern, die diesen Bedürfnissen Rechnung tragen, indem sie ihre Rolle als Selbstobjekte auf den verschiedenen Stufen wahrnehmen. Der Entwicklungsdruck des rudimentären Selbst ist groß und wird offenbar in seiner Stärke von den primären Pflegepersonen intuitiv wahrgenommen, was vermutlich einer der Gründe ist, warum sich der größte Teil der mütterlichen Aufmerksamkeit dem Säugling zuwendet, um diesem die verschiedenen Aspekte des Überlebens und Selbsterlebens zu ermöglichen.

Der Mensch beginnt, sich dort intensiver zu entwickeln, wo der andere seine Entfaltungsbedürfnisse beantwortet. Dieser Liebespartner – beim Kind sind es die Eltern – antwortet nicht nur auf schon Vorhandenes, sondern sieht und weckt durch seine Liebe darüber hinausgehende neue Möglichkeiten (vgl. Willi 1996, S. 77; Kohut 1979 [1977]; Kohut 1987 [1984]). Das Kind hat das Bedürfnis, von den Menschen, die es liebt, in seinem Selbstentwurf und dessen Entfaltung gesehen zu werden, und so stellt sich bei einem nachfolgenden, die Mutter absorbierenden Geschwisterkind die Frage, wie das größere zur optimalen Beantwortung und Beachtung seiner Bedürfnisse kommt. In der Erwachsenenliebe wird in unserem Kulturkreis von einem Konkurrenzausschlussprinzip ausgegangen und keine Koexistenz mit einem Rivalen toleriert. Und so ist es verwunderlich, dass beim Kind – quasi selbstverständlich – eine Bereitschaft des Liebe-Teilens erwartet wird, das in jeder anderen Liebesbeziehung (z.B. auch bei der besten Freundin in den Pubertätsjahren) als schwere seelische Verletzung und Kränkung erlebt wird. Wo elterliche Empathie in diese Verletzung aus tiefen eigenen Ängsten nicht möglich ist, gibt es keine Begegnung und Berührung, was aber Voraussetzung für das »Werden« ist. Das dadurch in seinem Selbst tief verletzte Kind sucht eventuell zum Selbstschutz weniger innere Anbindung, zieht sich eher zurück und vermeidet die lebendige Begegnung – jedoch auf Kosten seiner Selbstentfaltung. Da es vielleicht den anderen nur noch bedingt sucht, eher einen Zustand des Sich-Genügens vorzieht, erfährt es in der Folge auch weniger Responsivität. Um das Verletzungs- und Kränkungsrisiko zu reduzieren und um die Selbstregulation nicht durch Affektüberflutung zu bedrohen, werden Kontrolle und Überlegenheit angestrebt.

Die Geburt eines Geschwisters, vor allem bei zu kleinem Abstand und dem damit verbundenen Affektsturm, erschüttert das fragile Selbst und kann vom Kind mangels innerer Strukturen nicht reguliert werden, was zu erhöhter Vulnerabilität und zu unerträglichem Schmerz führt. Es ist ja nicht primär nur die Verletzung zwischen zwei Menschen, deren Zusammensein Unglück mit sich bringt – viel verletzender ist, dass es da ja einen Dritten gibt und man Zeuge wird, dass mit ihm Eingestimmt-Sein, beglückende Interaktion, unmittelbare Vertrautheit, Nähe, Zuwendung, Aufmerksamkeit und Affektregulation als ›Entwicklungshilfe‹ stattfinden. Vermutlich erfährt ein Kind bis zum ca. dritten Lebensjahr in solchen Augenblicken ungleich verzweifeltere und schmerzlichere Gefühle als ein Erwachsener, wenn er den geliebten Menschen in Liebe oder Zuneigung mit einem anderen vereint erlebt. Die dabei erfolgende traumatisierende Nicht-Beachtung kann für das Kind nur im eigenen Liebesunwert, in einem Grundfehler des eigenen Selbst liegen – beim Kleinkind umso tragischer, da dieses selbst noch zu schwach ist, um auf eigenen Füßen zu stehen. Es ist wohl das, was Wellendorf mit dem »Trauma des vernichtenden Nicht-Gesehen-Werdens« bezeichnet (siehe Wellendorf 1995, S. 39).

Auch im Erwachsenenleben entsteht »Verliebt-Sein« durch die Hoffnung, mit diesem jeweils anderen Menschen eigene Persönlichkeitsseiten zu entdecken, die bislang verborgen und unversorgt blieben. Aber erst in der Adoleszenz, in der hoffentlich schon wichtige Aspekte des Persönlichkeitspotenzials entwickelt wurden, darf der aus der Geschwisterreihe Herauswachsende in seinem Liebesleben die Sehnsucht nach Unaustauschbarkeit und Einmaligkeit im Liebesgeschehen zulassen. Allmähliche Reifung in diesen Entwicklungsjahren ermöglicht dem Anderen gegenüber die Realisierung des Unterschiedes, das Erfassen der Abgrenzung und der realen Andersheit, die nicht mit dem eigenen Selbst identisch ist. Begegnung und das Erkannt-Werden durch den geschätzten Anderen sind dabei unerlässliche Voraussetzung in der Selbstentwicklung. Die Fähigkeit zu Abgrenzung und die zu Begegnung sind dialektisch aufeinander bezogen. Zu Lebensbeginn und in den frühen Kindheitsjahren darf das Wahrnehmen dieses Ungleichgewichts das Maß der »optimalen Frustrationen« nicht überschreiten,[30] da sonst das Erreichen eines neuen, höheren und inneren Gleichgewichts gefährdet ist.

Das Kind bringt das Sehnen nach Geliebt-Werden und sein Selbst-zu-Entwickeln mit; lieben, ausschließlich um seines Selbst und seines Daseins wegen, muss es aber der Erwachsene; d. h., er muss notwendige Selbstobjektbedürfnisse erfüllen. Er zeigt dem Kind einen Weg auf, auf dem es sich noch lange bewegt, bis es seinerseits einen anderen, vielleicht das eigene Kind um dessen Seins wegen, zu lieben in der Lage ist.

30 Tronick und Cohn belegen in Studien, dass in einer gelungenen Spielsituation der kindliche und der mütterliche Affektausdruck in nur 30 % der Zeit miteinander übereinstimmen (Tronick & Cohn 1989). Die bestehende Tendenz der Idealisierung des Matching-Konzeptes wird kritisiert; nicht das Ausmaß der Übereinstimmung des mütterlichen und kindlichen Affektausdruckes sei für die Qualität der Interaktion entscheidend, sondern die Fähigkeit der Interaktionspartner zu einem »Interactiv-Repair«, d. h., sich flexibel zwischen übereinstimmenden und nicht übereinstimmenden Affektzuständen hin- und herzubewegen. Das Ausmaß der Fähigkeit zum »Interactiv-Repair« mit Kindern im Alter von vier bis sechs Monaten ist somit ein signifikanter Prädiktor für die Bindungssicherheit im Alter von einem Jahr (Reck et al. 2001, S. 177).

4.6 Geschwistererfahrung der Eltern

Häufig wiederholen Eltern Geschwistererfahrungen in ihren Beziehungen – sowohl zu anderen Erwachsenen als auch den Kindern gegenüber. Erziehungsstile, die Einfühlung und Bestätigung benutzen, fördern die Selbstregulation, das Kompetenzerleben und somit die Selbstentwicklung und Autonomie. Unendlich wichtig im Alltagsleben ist, dass jedes Geschwisterkind den bedeutsamen Erwachsenen genügend lange ganz für sich alleine hat, dass diese Zeiten von den Eltern eingeplant und für die Kinder ein gesicherter Bestandteil des Lebens sind. Nur so ergeben sich Gelegenheiten, diese ganz persönliche Beziehung trotz Geschwister zu dem jeweiligen Kind zu leben und zu vertiefen (Brazelton 1999, S. 211 ff.). Nur so entwickeln sich die sichere Basis und ein sicheres Bindungsverhalten für die Ergründung der Umwelt (Unzner 2001, S. 353). Elterliche Empathie und Responsivität begünstigen die Entfaltung und Aufrechterhaltung kreativer Initiativen und führen weniger zu Konflikthaftigkeit und Kampf in der Beziehung, da Selbstobjektbedürfnisse nicht übermäßig frustriert werden. Damit wird aber auch deutlich, dass die Dynamik zwischen den Geschwistern stark vom Verhalten der Eltern abhängig ist. Wesentlich ist, von welchem Hintergrund die Eltern, bedingt durch deren eigene Geschwisterbeziehung, ausgehen, und ob ohne Selbstreflexion ein ähnliches Beziehungsgeschehen wiederholt werden muss, oder ob nach eigener Trauerarbeit den Kindern ein vergleichbares Trauma erspart werden kann. Ohne diese Trauerarbeit wird das eine Kind in seiner Entwicklung beschnitten, während ein anderes zu stark bevorzugt wird. Oft sind Eltern selbst in die Streitigkeiten unter den Kindern verstrickt. Sie tragen, meist unbewusst, durch Koalitionen mit den einzelnen Kindern zu Bündnissen innerhalb der Familie bei, die einen Machtkampf zwischen den Kindern provozieren. Ausdrücklich muss berücksichtigt werden, dass die Eltern unbewusst und gegen ihre Überzeugung ihre Kinder ungleich behandeln. Eltern sind in ihrer Rollenzuweisung – z. B. Delegation, Mission, Parentifizierung – abhängig von den eigenen meist unbewussten Erfahrungen in der Geschwisterreihe, was sie auf die eigenen Kinder übertragen. Die eigenen Geschwisterkonflikte müssen, um die eigenen Eltern weiter idealisieren und loyal schützen zu können, aus der Selbstreflexion herausgehalten und verleugnet werden. So haben sie an die Kinder aufgrund ungelöster Konflikte verschiedene Erwartungen und üben unterschiedliche Einflüsse aus, die sie realisiert sehen wollen (vgl. Cierpka 2001, S.445). Die Existenz von Geschwistern ruft beunruhigende und schmerzhafte Fragen in Bezug auf die Mutter und die eigenen Eltern auf, die eine elementare narzisstische Bedrohung darstellen können, da die zuverlässige Liebe und Zuwendung der eigenen Mutter (Eltern) in Frage gestellt sind.

Geschwister bilden ein horizontales Subsystem in der Familie und erleben es als positiven und notwendigen Teil ihrer Beziehung, wenn ein gewisses Maß aggressiver Interaktionen ohne Eingriffe durch die Eltern möglich ist. Sie beherrschen damit ein interaktionelles ›Waffenarsenal‹, was einem Einzelkind nicht zur Verfügung steht (Henschel 1997). Kompetente und starke Eltern benützen ihre Macht nur, um schützende Regeln durchzusetzen, und sie sind sensibel genug, um zu spüren, wann die Kinder etwas unter sich selbst ausmachen müssen. Sie respektieren das Bedürfnis nach einem gewissen Maß an Aggression und sind sich – was am wichtigsten ist – des Kontextes bestimmter Auseinandersetzungen zwischen den Kindern bewusst. Solche Eltern ermöglichen neben der zur Absättigung wichtiger Selbstobjektbedürfnisse oben erwähnter Einzelzeit eine am wenigsten verzerrte Entfaltung innerhalb der Geschwisterreihe. Nur so kann eine Differenz des Selbst unter Gleichen entstehen, können Selbstbehauptung und die elementare Angst, dass es gleichgültig ist, ob es einen gibt oder nicht, bewältigt werden.

Das Gesamt der Untersuchung ergibt, dass nicht nur der direkte Umgang der Eltern mit ihren Kindern deren Entwicklung beeinflusst. Geschwister als familiäres Subsystem sind (zumindest in den Aufwuchsjahren) nie ein aus der Elternbeziehung herauszulösendes eigenes System. Ständig beeinflusst der vertikale Fluss (zwischen Eltern und Kind) auch den horizontalen (Geschwister untereinander), und dieser wiederum hat häufig Auswirkungen auf den vertikalen. Kinder reagieren nicht nur unmittelbar auf den Umgang mit ihnen selbst, sondern auch auf den Umgang der Eltern mit den

Geschwistern, was von ihnen scharf beobachtet wird. Somit verschiebt sich bei Familien mit mehr als einem Kind die ausschließliche Betrachtung der Eltern-Kind-Beziehung hin zu der des Kindes in einem komplexen familiären Beziehungsgeflecht (vgl. Dunn & Ploming 1996, S. 101).

4.7 Zusammenfassung

Angesichts der Tatsache, dass viele Erziehungs- und Beziehungsschwierigkeiten mit Geschwisterproblemen in Zusammenhang stehen, ist es verwunderlich, dass sich Tiefenpsychologie und Psychoanalyse nur wenig mit der Bedeutung und dem Einfluss von Geschwistern beschäftigt haben. Dies mag sich daraus erklären, dass eine Konfrontation mit diesem Thema eine intensive Auseinandersetzung mit der Beziehung zu den eigenen Geschwistern notwendig macht, was bei den meisten Menschen heftige und oft sehr schmerzliche Gefühle, Widerstand und diffuse Angst hervorruft. Die Ergebnisse der Säuglings- und Kleinkindforschung zeigen, dass der strukturbildende Prozess der anfänglichen Ausbildung einer eigenen, von der Mutter abgegrenzten Identität bis ins dritte Lebensjahr hineinreicht. Ein geringer Geburtenabstand kann diesen existenziell wichtigen Prozess beeinträchtigen, da die Geburt eines Geschwisters vor dem Erreichen des dritten Lebensjahres das Risiko einer Störung der Mutter-Kind-Beziehung birgt. Selbst eine empathische Mutter vermag nicht zu verhindern, dass Gefühle des Selbstzweifels mit unendlicher Scham beim größeren Kind erlebt werden. Die Reaktion des älteren Kindes auf die Geburt eines Geschwisters hängt von vielen Faktoren ab: von Altersabstand, Geschlecht, von der Paarbeziehung und dem Selbstzustand der Eltern, der Bindungserfahrung und Eigenaktivität des Kindes. Je größer der emotionale und sicherheitsgebende Zugang des Kindes zu den Eltern ist, desto weniger wird die Bindung an die Geschwister gesucht, die untereinander intensiviert wird, wenn andere wesentliche Beziehungen weniger stabil sind. Kinder finden in ganz unterschiedlichen Rollen die Aufmerksamkeit der Eltern, die oft unbewusst eigene schmerzliche Situationen mit ihren eigenen Eltern nun in der Beziehung zum Kind wiederholen. Geschwister als familiäres Subsystem sind (zumindest in den Anfangsjahren) nie ein aus der Elternbeziehung herauszulösendes eigenes System.

Literatur

Bank, S. P. & Kahn, M. D. (1994): Geschwister-Bindung. Paderborn (Junfermann).

Berger, M. (1985): Zur psychodynamischen Relevanz der Geschwisterbeziehung. In: Zeitschrift für Kinder- und Jugendpsychiatrie, Bd. 13, S. 123–137.

Bergmann, M. (1994): Eine Geschichte der Liebe. Frankfurt a. M. (S. Fischer).

Brazelton, T. B. (1999): Die Hürden der ersten Lebensjahre. Ein Kind wächst auf. Stuttgart (Klett-Cotta).

Brisch, K. H. (1999): Bindungsstörungen. Stuttgart (Klett-Cotta).

Buber, M. (1962): Das Dialogische Prinzip. Heidelberg (Lambert Schneider).

Cassidy, J. & Shaver, P. R. (1999): Handbook of Attachment. New York/London (The Guilford Press).

Cierpka, M. (1999): Unterschiede und Gemeinsamkeiten bei Geschwistern. In: Sohni, H. (Hrsg.): Geschwisterlichkeit. Göttingen (Vandenhoek & Ruprecht), S. 10–31.

Cierpka, M. (2001): Geschwisterbeziehungen aus familientherapeutischer Perspektive. Unterstützung, Bindung, Rivalität und Neid. In: Praxis Kinderpsychologie und Kinderpsychiatrie, Jg. 50, Heft 6, S. 440–453.

Coles, P. (2003): The Importance of Sibling Relationship in Psychoanalysis. London/New York (Karnac).

Diepold, B. (1988): Psychoanalytische Aspekte von Geschwisterbeziehungen. In: Praxis Kinderpsychologie und Kinderpsychiatrie, Heft 8, S. 274–280.

Dornes, M. (1999): Spiegelung – Identität – Anerkennung. Überlegungen zu kommunikativen und strukturbildenden Prozessen der frühkindlichen Entwicklung. In: Datler, W. et al. (Hrsg.): Die frühe Kindheit (Jahrbuch für Psychoanalytische Pädagogik 10). Gießen (Psychosozial), S. 48–62.

Dornes, M. (2000): Die Entstehung seelischer Erkrankungen: Risiko- und Schutzfaktoren. In: Suess, G. J. & Preiffer, W.-K. (Hrsg.): Frühe Hilfen. Die Anwendung von Bindungs- und Kleinkindforschung in Erziehung, Beratung, Therapie und Vorbeugung. Gießen (Psychosozial), S. 25–64.

Dührssen, A. (1984): Risikofaktoren für die neurotische Krankheitsentwicklung. In: Zeitschrift für Psychosomatische Medizin und Psychoanalyse, Bd. 30, S. 18–42.

Dunn, J. & Ploming, R. (1996): Warum Geschwister so verschieden sind. Stuttgart (Klett-Cotta).

Fonagy, P. & Target, M. (2002): Neubewertung der Affektregulation vor dem Hintergrund von Winnicotts Konzept des »falschen Selbst«. In: Psyche. Sonderheft: Entwicklungsforschung, Bindungstheorie, Lebenszyklus. 56 (9/10), S. 839–862.

Franzen, G. & Penth, B. (Hrsg.) (1992): Hüten und Hassen. Geschwister-Geschichten. München (dtv).

Freud, S. (1972 [1900]): Die Traumdeutung. Studienausgabe, Bd. 2, Frankfurt a. M. (S. Fischer) 1972.

Tast, I. & Romberg, J. (2003): Jungs – Werden sie die Sorgenkinder der Gesellschaft? In: GEO 3, März.

Gergely, G. (2002): Ein neuer Zugang zu Margaret Mahler. Normaler Autismus, Symbiose, Spaltung und libidinöse Objektkonstanz aus der Perspektive der kognitiven Entwicklungstheorie. In: Psyche. Sonderheft: Entwicklungsforschung, Bindungstheorie, Lebenszyklus 56 (9/10), S. 809–838.

Gloger-Tippelt, G. (Hrsg.) (2001): Bindung im Erwachsenenalter. Bern u. a. (H. Huber).

Henschel, U. (1997): Geschwister. Zu Rivalen geboren. In: GEO, Nr. 9, September.

Hilgers, M. (1997): Scham. Gesichter eines Affekts. Göttingen (Vandenhoek & Ruprecht).

Hirsch, M. (1999): Psychodynamik und Identitätsschicksal des Ersatzkindes. In: Sohni, H. (Hrsg.): Geschwisterlichkeit. Göttingen (Vandenhoek & Ruprecht), S. 82–99.

Hoanzl, M. (2002): Vom Land, in dem es keine Eltern gibt. Geschwisterliche Themen und deren mögliche Bedeutung im Prozess des Heranwachsens. In: Datler, W., Eggert-Schmid Noerr, A. & Winterhager-Schmid, L. (Hrsg.): Das selbständige Kind (Jahrbuch für Psychoanalytische Pädagogik 12). Gießen (Psychosozial).

Holderegger, H. (1999): Die Rettung der seelischen Lebendigkeit in der Geschwisterbeziehung und das Problem, den Geschwisterhass und die Geschwisterliebe ins Erwachsenenleben zu integrieren. In: Sohni, H. (Hrsg.): Geschwisterlichkeit. Göttingen (Vandenhoek & Ruprecht), S. 100–115.

Jones, S. (2003 [2002]): Y. The Descent of *Men*. London (Little, Brown). Dt.: Der Mann. Ein Irrtum der Natur? Reinbek bei Hamburg (Rowohlt) 2003.

Karle, M. & Klosinski, G. (2001): Die Bedeutung von Geschwisterbeziehungen bei einer Trennung der Eltern. In: Praxis Kinderpsychologie und Kinderpsychiatrie , Heft 6, S. 401-420.

Kasten, H. (1993): Die Geschwisterbeziehung. Bd. 1, Göttingen (Hogrefe).

Kasten, H. (1993): Die Geschwisterbeziehung. Bd. 2, Göttingen (Hogrefe).

Kasten, H. (2001): Geschwister. Vorbilder, Rivalen, Vertraute. München/ Basel (Reinhardt).

Keller, H. (Hrsg.) (2003): Handbuch der Kleinkindforschung. Bern u. a. (H. Huber).

Klein, H.-G. & Elvers, R. (Hrsg.) (2003): Fanny Hensel. Tagebücher. Wiesbaden (Breitkopf & Härtel).
Kohut, H. (1975): Die Zukunft der Psychoanalyse. Frankfurt a. M. (Suhrkamp).
Kohut, H. (1979 [1977]): The Restoration of the Self. Madison (International Universities Press). Dt.: Die Heilung des Selbst. Frankfurt a. M. (Suhrkamp) 1979.
Kohut, H. (1987 [1984]): How Does Analysis Cure? Chicago (University of Chicago Press). Dt.: Wie heilt die Psychoanalyse? Frankfurt a. M. (Suhrkamp) 1987.
Ley, K. (Hrsg.) (1995): Geschwisterliches Jenseits der Rivalität. Tübingen (edition diskord).
Lieberz, K. (1983): Geschwisterlicher Abstand und neurotische Störung im Erwachsenenalter. In: Zeitschrift für Psychosomatische Medizin und Psychoanalyse, Bd. 33, S. 217–223.
Lieberz, K. (1984): Geringer Geschwisterlicher Altersabstand. Ein Risikofaktor in der Genese schizoider Störungen? In: Nervenarzt 55, S. 596–601.
Marvin, R. S. (2001): Beiträge der Bindungsforschung zur Praxis der Familientherapie. In: Suess, G. J. et al. (Hrsg.): Bindungstheorie und Familiendynamik. Anwendung der Bindungstheorie in Beratung und Therapie. Gießen (Psychosozial), S. 209–240.
Parens, H. (1988): Siblings in Early Childhood. Some Direct Observational Findings. In: Psychoanalytic Inquiry 8, S. 31–50.
Paulsen, S. (1984): Geschwisterkinder in der Familie. In: Kind und Umwelt, Heft 42, Mai 1984, S. 52–65.
Petri, H. (1994): Geschwister. Liebe und Rivalität. Zürich (Kreuz).
Portmann, A. (1951): Biologische Fragmente zu einer Lehre vom Menschen. Basel (Benno Schwabe & Co).
Rass, E. (2004): Die Bedeutung der Geschwisterbeziehung mit Berücksichtigung der Affektregulation und des Schamerlebens. In: Selbstpsychologie, Jg. 5,2, Heft 16, , S. 147–188.
Reck, C., Backenstraß, M., Möhler, E., Hunt, A., Resch, F. & Mundt, R. (2001): Mutter-Kind-Interaktion und Postpartale Depression. In: Psychotherapie Jg. 6, Bd. 6, Heft 2, S. 171–186 .
Reinhard, H. G. (1984): Geschwisterposition, Persönlichkeit und psychische Störung. In: Praxis Kinderpsychologie und Kinderpsychiatrie, Jg. 33, S. 178–183.
Schachter, F. F. & Stone, R. K. (1985): Difficult Sibling, Easy Sibling. Temperament and the Within-Family Environment. In: Child Development, Bd. 56, S 1335–1344.
Seiffge-Krenke, I. (2001): Geschwisterbeziehung zwischen Individuation und Verbundenheit: Versuch einer Konzeptualisierung. In: Praxis Kinderpsychologie und Kinderpsychiatrie, Jg. 50, Bd. 6, S. 421–439.
Stewart, R. B. & Marvin, R. S. (1984): Sibling Relations. The *Role* of *Conceptual* Perspective-Taking in the Ontogeny of Sibling Caregiving. In: Child Development 55, S. 1322–1332.

Sulloway, F.J. (1999 [1997]): Born to Rebel. Birth Order, Family Dynamics, and Creative Lives. New York (Vintage Books). Dt.: Der Rebell der Familie. Berlin (Siedler) 1999.
Tress, W. (1986): Das Rätsel der seelischen Gesundheit. Göttingen (Vandenhoek & Ruprecht).
Tronick, E. & Cohn, J. (1989): Infant–Mother Face-to-Face Interaction. Age and Gender Differences in Coordination and Occurrence of Miscoordination. In: Child Development 60, S. 85–92.
Unzner, L. (2001): Bezugserzieherin im Heim. Eine Beziehung auf Zeit. In: Suess, G.J. et al. (Hrsg.): Bindungstheorie und Familiendynamik. Gießen (Psychosozial), S. 347–358.
Wellendorf, F. (1995): Zur Psychoanalyse der Geschwisterbeziehung. In: Forum der Psychoanalyse, Bd. 11, Heft 4, Dezember 1995, S. 295–310.
Willi, J. (1996): Ökologische Psychotherapie. Göttingen (Hogrefe).
Wurmser, L. (1997): Die Maske der Scham. Die Psychoanalyse von Schamaffekten und Schamkonflikten. Berlin u. a. (Springer).

KAPITEL 5

Affektregulatorische und bindungsgeleitete Elternarbeit in der kindzentrierten Familientherapie

Zweifelsohne war Anna Freud eine der einflussreichsten Persönlichkeiten bei der Entwicklung einer psychoanalytischen Therapie für Kinder (Freud 1971 [1965]). Dies galt nicht nur für die Anwendung der psychoanalytischen Theorie für das Verständnis der kindlichen Psychopathologie, sondern auch für die Prinzipien einer analytischen Einzelbehandlung des Kindes – beides von ihrem Vater konzeptualisiert. Diese Prinzipien waren mehr oder weniger denen einer Erwachsenenpsychoanalyse ähnlich. Trotz einiger Unterschiede vertritt die Kinderpsychoanalyse den Standpunkt, dass Heranwachsende – ebenso wie Erwachsene – durch Konzentration auf ihre Übertragung zum Therapeuten behandelt werden könnten und dass dies der wesentliche Weg sei, um analytische Behandlungsfortschritte beim Kind zu erzielen – dies betraf auch die Verwendung der Deutung. Auch die freie Assoziation – ein wichtiges Element in der Behandlung von Erwachsenen – fand ihren Niederschlag in der Kindertherapie. Anna Freud erachtete das kindliche Spiel – analog zur freien Assoziation – als das zentrale Medium in der Kindertherapie.

Diese Übernahme psychoanalytischer Behandlungsgrundsätze für Erwachsene auch für Kinder, deren emotionale Schwierigkeiten nicht Ausdruck internalisierter Konflikte oder deren neurotischer Lösung sind, sondern vielmehr in Verbindung mit strukturellen Defekten und/oder Entwicklungshemmung stehen, führt häufig zu

Unzufriedenheit hinsichtlich der Ergebnisse der Einzelbehandlung bei Kindern. Die psychoanalytische Arbeit mit Erwachsenen zielt auf die Bearbeitung internalisierter Konflikte; bei sehr früh verstörten Heranwachsenden sind diese Internalisierungen jedoch nur in präsymbolischer und präverbaler Form vorhanden. Heißt das, dass Kinder, die emotionale oder Verhaltensstörungen entwickelt haben und deren Probleme nicht von belastenden Internalisierungen herrühren, nicht doch von einer psychodynamischen Therapie profitieren können?

Meist leben unsere Patienten bei ihren Eltern oder einem Elternteil, und die familiäre Dynamik muss als die bedeutendste Einflussgröße erachtet werden. Dieser Realität sollte sich auch die Kindertherapie stellen und die bestehenden Konzepte sowohl der Kindertherapie als auch der Elternarbeit unter der Perspektive der Erkenntnisfortschritte der vergangenen 40 Jahre beleuchten. In diesem Zusammenhang scheint es wichtig, sich mit der Geschichte der Elternarbeit in der psychodynamischen Kinderpsychotherapie zu beschäftigen (Novick & Novick 2009 [2005]). Novick und Novick stellen die Frage, warum in der Kinderanalyse oder Kinderpsychotherapie die Elternarbeit ein kontrovers behandeltes Thema ist und trotz lebhafter Diskussion in der Literatur meist nur eine begleitende Rolle spielt.

Dies hat mehrere Ursachen. Mit der Revision seiner Verführungstheorie unternahm Freud eine entscheidende Abkehr von der äußeren Realität, zu der auch der Einfluss der Eltern gehört, zugunsten der intrapsychischen Wünsche und Bedürfnisse als Hauptdeterminanten der seelischen Fehlentwicklung (Novick & Novick 2009 [2005], S. 14). Diese Verschiebung des theoretischen Fokus scheint eine Hauptursache für die noch immer nicht ausreichend veränderte Gewichtung der Elternarbeit zu sein. Verstärkt wurde die Betonung der inneren Welt durch eine Entwicklungstheorie, die die von Umwelteinflüssen unabhängige endogene Entfaltung der psychosexuellen Phasen betont (Novick & Novick 2009 [2005]). Zu dieser Kontroverse gehört vermutlich aber auch, dass bei den meisten Kinderanalytikern das Bedürfnis existiert – mit Blick auf die Erwachsenenanalyse – nachzuweisen, dass ihre Arbeit tatsächlich Psychoanalyse und keine »verwässerte« Therapieform ist. Dies zeigt aber auch, dass die Erwachsenenanalyse idealisiert wird.

Eine weitere Ursache mag in der unbewussten Feindlichkeit den Eltern gegenüber bestehen, die in der eigenen Fantasie des Therapeuten vielleicht noch vorhanden ist, und es daher gilt, das Kind zu retten. In der Begegnung mit den Eltern des Kindes kann im Behandler eine Übertragungsreaktion auf vielen Ebenen auftauchen, einschließlich der eigenen früheren Verletzbarkeit sowie Verletzungen. In einer neueren Studie in Deutschland vom September 2013 wird berichtet, dass die meisten Kinder- und Jugendlichenpsychotherapeuten eine positive Einstellung gegenüber einer begleitenden Elternarbeit beim therapeutischen Prozess mit dem Kind haben – je kleiner das Kind umso mehr (Knappe et al. 2013). Nach vier Sitzungen mit dem Kind folgt eine Sitzung mit den Eltern ohne Kind. Man spricht von der sogenannten »begleitenden Arbeit mit den Eltern«. Je älter das Kind ist – beginnend mit der Adoleszenz –, umso mehr lässt die Intensität der Elternarbeit nach.

5.1 Psychodynamische Entwicklungskonzepte von D.W. Winnicott, J. Bowbly, H. Kohut, A. Ornstein und A. Schore

Nun gab es aber in den vergangenen 50 Jahren Theoretiker und Kliniker im Feld der Entwicklungspsychologie und psychodynamischen Kinderpsychotherapie, die die Wichtigkeit der Umgebungsfaktoren für die kindliche Entwicklung betonten: Sie entwickelten daher Behandlungszugänge, die den *intrapsychischen* Wiederherstellungsprozess mit einer *interpersonellen* Perspektive bereicherten. Sie modellierten Konzepte für die klinische Arbeit mit den Eltern in Verbindung mit der Therapie des Kindes. Zu den wichtigsten Vertretern gehören u.a. Winnicott, Anna Ornstein und das Ehepaar Novick. Zudem gab es neue psychologische Felder, die umsetzbare Zugänge zu spezifischen Entwicklungsphänomenen eröffneten. Dazu zählen insbesondere die Bindungstheorie mit ihrer Verortung in der Verhaltensbiologie und Psychoanalyse sowie die Erkenntnisfortschritte in den affektiven Neurowissenschaften und in der Neurobiologie. Die letzteren Befunde haben die »weiche« Wissenschaft der Psychologie auf die Ebene der »harten« Wissenschaften (J. Bowlby in: Rass 2012) gehoben. Und allen voran integrierte Allan Schore (beginnend 1994) erfolgreich die Erkenntnisfortschritte der unterschiedlichen Wissenschaftsfelder: der analytischen Selbstpsychologie, der Bindungstheorie, der Neurobiologie und der affektiven Neurowissenschaften in seine Affektregulationstheorie als einem neuen Konzept, das ein Fundament für eine entwicklungsorientierte psychodynamische Therapie darstellt.

Um die Entwicklung eines Konzeptes einer eigenständigen psychodynamischen kindzentrierten Familientherapie mit wissenschaftlicher Fundierung nachzuzeichnen, ist es notwendig, die diesbezüglichen Bausteine in den Arbeiten von D. Winnicott, J. Bowlby, H. Kohut, A. Schore und A. Ornstein herauszuarbeiten.

Donald W. Winnicott

Winnicott schenkte beim Behandlungsvorgang der Bedeutung der inneren Erfahrung des Kindes (Fantasien, Konflikte, Affekte und Selbstschutzmechanismen) ebenso große Aufmerksamkeit wie der Rolle der Familie. Sein Behandlungszugang war primär von entwicklungsorientierten Betrachtungen geprägt. Er hatte daher nicht nur das schon sprechende Kind im Sinn – er beschrieb sehr differenziert auch die frühe Beziehung des Neugeborenen, des Babys und des Kleinkindes mit seinen elterlichen Fürsorgepersonen. Seine Beobachtungen und Beschreibungen stimmen auch noch heute mit jenen der aktuellen Forschung überein. Brillant hob er die Notwendigkeit des nonverbalen und im Körperlichen beruhenden Dialoges zwischen dem Säugling und der Mutter hervor: »Eine genügend gute Mutter […] ist diejenige, die sich zunächst aktiv den Bedürfnissen des Säuglings anpasst, eine Anpassung, die sich nur schrittweise verringert, je mehr die Fähigkeit des Kindes zunimmt, sich auf ein Versagen der Anpassung einzustellen und die Folgen der Frustration zu ertragen« (Winnicott 1973 [1971b], S. 20). Er verwies auf die Wichtigkeit der mütterlichen Regression in der letzten Phase der Schwangerschaft, sodass die Mutter den tiefen psychobiologischen Zustand ihres Neugeborenen teilen und sich selbst damit identifizieren kann. Er beobachtete die Entwicklung des wahren und des falschen Selbst: »Das wahre Selbst kommt von der Lebendigkeit der Körpergewebe und dem Wirken von Körperfunktionen, einschließlich der Herzarbeit und der Atmung« (Winnicott 2002 [1965], S. 193). Das wahre Selbst kann sich daher nur durch die feinfühlige Abstimmung der Fürsorgeperson mit den psychobiologischen Bedürfnissen des Kindes entwickeln.

Er realisierte aber auch, dass es nicht nur die Mutter-Kind-Einheit gibt, sondern dass eine weitere Einheit besteht: Die Mutter-Säugling-Dyade benötigt das Aufgehoben-Sein in einer zugeneigten menschlichen Gruppe: »Diese spezielle Orientierung der Mutter auf ihren Säugling ist nicht nur von ihrer eigenen seelischen-geistigen Gesundheit abhängig, sondern wird auch von der Umwelt beeinflusst. Im einfachsten Fall bewältigt der Mann, unterstützt von einer gesellschaftlichen Einstellung, die sich selbst aus der natürlichen Funktion des Mannes entwickelt hat, die äußere Realität für die Frau, und macht es so ungefährlich und vernünftig für sie, sich zeitweilig nach innen zu wenden und auf sich selbst zentriert zu sein« (Winnicott 2002 [1965], S. 192). Er betonte die Mithereinnahme der sozialen Umgebung in den therapeutischen Prozess; dies bedeutet, dass die therapeutische Arbeit mit den elterlichen Fürsorgepersonen für ihn ein unentbehrlicher Teil der Kinderpsychotherapie war. Im Zentrum seiner therapeutischen Aufmerksamkeit und seines Behandlungszuganges stand die Entblockierung der Reifungsvorgänge, und daher empfahl er, »dass die Eltern und die unmittelbar Verantwortlichen von den daraus resultierenden Veränderungen im Kind Gebrauch machen« (Winnicott 1973 [1971a], S. 6).

Aber wie kann eine solche Entblockierung der Reifungsprozesse bewerkstelligt werden? Der Therapeut hat die Aufgabe, mit dem Kind einen tiefgreifenden Kontakt herzustellen. Die Ängste und Nöte des Kindes tauchen im diagnostisch-therapeutischen Dialog auf; der Therapeut vermittelt dem Patienten und seinen Eltern sein Verständnis, was als Grundlage weiterer therapeutischer Zusammenarbeit anzusehen ist. Winnicott arbeitete – affektregulatorische Zugänge weit vorweggenommen – mit dem Prinzip des doppelten

Containments. In diesem Ansatz liegt das Wesen der therapeutischen Allianz. Die Einblicke in die innere Welt des Kindes sollten nicht nur das deutende Eingehen des Analytikers auf das Kind bestimmen, sondern sollten vor allem jenen in der Umgebung des Kindes zugänglich gemacht werden, die für dessen emotionales Wachstum primär verantwortlich sind. Winnicott gab den Eltern hinsichtlich ihres Verhaltens und ihrer Haltung dem Kind gegenüber ganz klare Anweisungen. Durch seine Anwendung von Familiensitzungen in der Behandlung des Kindes erweiterte er die Behandlungssituation durch eine »entlastende Umgebung«.

Da die Voraussetzung einer »durchschnittlich zu erwartenden entlastenden Umgebung« nur bedingt existiert, liegt die primäre Aufgabe des Kindertherapeuten darin, diese zu erschaffen. In den meisten Familien können derartige Bedingungen nicht vorausgesetzt, vielmehr müssen sie aktiv hergestellt werden. Winnicott erachtete die Psyche des Kindes als ein relativ offenes System, und deswegen sollten die entscheidenden Einflüsse – nicht nur auf der pathologischen, sondern auch auf der therapeutischen Ebene – in seinen Alltagsbeziehungen im Austausch mit seiner unmittelbaren emotionalen Umgebung stattfinden. In vielen seiner Ausarbeitungen (u. a. Winnicott 1973 [1971a]; Winnicott 1973 [1971b]) bietet er Fallbeispiele an, in denen er diesen Zugang beschreibt und dabei darlegt, wie der Therapeut die Eltern dabei miteinbezieht. Wenn dies möglich ist, kann man sehr ökonomisch arbeiten, insbesondere wenn man sich der Tatsache bewusst wird, dass es nie genug Therapeuten geben wird, um all jene zu behandeln, die einer Behandlung bedürfen. Dank der empathischen Führung durch den Therapeuten können viele Eltern dazu gebracht werden, die problematischen Umstände ihres Kindes zu erkennen, und können – in einer Zeit des besonderen Umgangs, eventuell mit spezifischem Eingehen auf das Kind – eine Art »mentalen Stillens« (mental breast feeding) – es dem Kind ermöglichen, sich von einer emotionalen Belastung zu erholen. Wenn die Umwelt somit gut genug ist, fördert sie den Reifungsprozess. Damit dies geschehen kann, passt sich die Umwelt auf äußerst subtile Weise den sich wandelnden Bedürfnissen an, die aus der Tatsache der Reifung entstehen (Winnicott 2002 [1965], S. 294).

Damit zeigte Winnicott eindeutig auf, dass die Eltern intensiv in die therapeutische Arbeit miteinbezogen werden sollten. Ein Prozess muss eingeleitet werden, der es den Eltern erlaubt, diese notwendige Abstimmung mit dem bedürftigen Kind gerade in Phasen mit auftauchenden Schwierigkeiten zu leisten. Die dahinterliegende Theorie besagt, dass die psychologische Reifung von der Qualität der unterstützenden Umgebungsfaktoren abhängt. Das heißt, es soll dem Kind ermöglicht werden, seine Emotionen zu erleben, diese zu ertragen und auszudrücken, ohne dass es zu einem andauernden emotionalen Zusammenbruch kommt, und dass stattdessen eine vertrauensvolle regulierende Beziehung gebildet und aufrechterhalten werden kann.

John Bowlby

John Bowlby ging einer der wichtigsten wissenschaftlichen Fragen nach: Wie und warum haben frühe ontogenetische Ereignisse große Auswirkungen auf alles, was danach folgt. Er bearbeitete diese grundlegenden Probleme dergestalt, dass sowohl eine heuristische theoretische Perspektive als auch eine überprüfbare experimentelle Methodologie entwickelt werden konnte, da es notwendig war, gewisse höchst spezifische Mechanismen zu erkennen, durch die die frühe soziale Umgebung im Umgang mit dem reifenden Organismus das Entwicklungspotenzial formt. Seine sorgfältig ausgearbeitete These war sehr bedeutsam, da sie auf einer interdisziplinären Perspektive beruhte, die die Phänomene der Entwicklung, wie sie in der Natur existieren, zu erforschen sich bemühte. Seine Mitarbeiterin Mary Ainsworth stellte dazu fest: »Letztendlich versuchte Bowlby – mit Blick auf die zeitgenössischen Fortschritte in der Wissenschaft der Biologie – eine Aktualisierung der psychoanalytischen Theorie« (Ainsworth 1969, S. 998). Ausdrücklich forderte er eine gründlichere Erforschung der fundamentalen ontogenetischen Mechanismen, durch die ein unreifer Organismus mittels seiner primären Beziehungen zu einem reifen Mitglied seiner Spezies geprägt wird. Bowlby beschrieb, was er als die fundamentale Dynamik der frühen Beziehung – der Bindungsbeziehung – ansah. Er stellte fest, dass der Säugling aktiv Interaktion sucht, dass das mütterliche Verhalten reziprok zum Bindungsverhalten des Säuglings ist und dass die Entwicklung der Bindung sowohl mit der Feinfühligkeit der Mutter, mit der sie auf die Signale ihres Babys reagiert, als auch mit der Qualität und dem Wesen ihrer Interaktion in Zusammenhang steht. Diese grundlegende Erkenntnis ermöglichte es, die Dynamik der Bindung als eine reziproke Interaktion zu konzeptualisieren. Er betonte die zentrale Rolle der primären Fürsorgeperson als Co-Regulator der emotionalen Zustände des Kindes. Er definierte Bindung als eine dyadische Regulation der Emotionen und als Regulation der biologischen Synchronizität zwischen Organismen. Er kam zu dem Schluss, dass die Bindungsbeziehung zwischen Mutter und Säugling von den intensivsten – sowohl glücklichen als auch unglücklichen – Gefühlen und Emotionen begleitet wird, dass die Fähigkeit des Säuglings, mit Stress umzugehen, mit spezifischen Verhaltensweisen der Mutter korreliert und dass in der co-konstruierten Umgebung eine stressverarbeitende Anpassungsfähigkeit entsteht, die Konsequenzen hat und die für das Überleben unerlässlich ist. Er verwies darauf, dass das Bindungssystem bis zum Ende des dritten Lebensjahres stark aktiviert ist. Zu diesem Zeitpunkt verbessert sich abrupt die Fähigkeit des Kindes, Trennungen von der Mutter zu ertragen – dank der Tatsache, dass eine psychobiologische Reifungsschwelle überschritten wurde. Aus dieser ersten Bindung stammt ein Set von Erwartungen und Annahmen, das alle darauf folgenden Beziehungen beeinflussen wird – und was nicht leicht zu verändern ist. Die erste Bindungserfahrung des Kindes färbt alle folgenden Beziehungen – im Guten wie im Schlechten (Parkes et al. 2006, S. 1).

Die Bindungstheorie kann daher als eine Theorie der interpersonellen Beziehung auf der Linie der Objektbeziehungstheorien gesehen werden, die die Ätiologie miteinbezieht und ebenfalls ein neues Licht auf Themen wirft, mit denen sich schon Winnicott beschäftigte. Es gibt viele Studien, die zeigen, dass die Bindungen, die sich in der Adoleszenz und im Erwachsenenleben entwickeln, auf der Bindung der Kindheit beruhen. Die Bindungstheorie gewinnt diesbezüglich immer mehr an Einsichten, und die Studien belegen, dass es eine intergenerationale Weitergabe von Stressverarbeitungsmethoden und inneren Arbeitsmodellen gibt. Das bedeutet, dass Kindertherapeuten, die mit Säuglingen, Kindern, Adoleszenten und ihren Eltern arbeiten, eine intensive Arbeit mit den Fürsorgepersonen – basierend auf all diesen Befunden – integrieren müssen, da deren alltäglicher Einfluss auf das Kind – beginnend auf körperlicher Ebene (Gestik, Prosodie, Augenkontakt) hin zur höheren Ebene der Interaktion – viel gewichtiger ist als die Beziehung zum Therapeuten.

Heinz Kohut

Beide – Winnicott und Bowlby – modellierten ihre Konzepte auf dem Boden ihrer Beschäftigungen im Bereich der Kinderheilkunde, Kinderpsychiatrie und sozialpädagogischer Fürsorge, d.h.: im Umgang mit unter schwierigen Umständen Heranwachsenden. Und sie realisierten beide, dass für günstigere Entwicklungswege die fürsorgende Umwelt in ihrem Verhalten zu Veränderungen bereit sein muss. Zur gleichen Zeit entwickelte der Psychoanalytiker für Erwachsene Heinz Kohut – ebenfalls im Primärberuf Mediziner und zunächst tief verwurzelt im freudschen Menschenbild und dem daraus entfalteten seelischen Konzept – einen sich davon stark unterscheidenden therapeutischen Zugang – doch vergleichbar mit dem von Winnicott und Bowlby durch die therapeutischen Erfahrungen mit erwachsenen Patienten. Seine Theorie führte – wieder vergleichbar mit Bowlby – zu einem Paradigmenwechsel in der Psychoanalyse – weg von der Triebtheorie hin zu einer Theorie des Selbst.

In seinem Buch »Narzißmus« (Kohut 1973 [1971]) arbeitete er die zentrale Rolle des Selbst in der menschlichen Entwicklung heraus. Er bot eine umfassende integrierte Theorie der Entwicklung, des Strukturbildungsprozesses, der Psychopathogenese und der Psychotherapie von Selbststörungen an. Die Selbstpsychologie ist auf einem grundlegenden Entwicklungsprinzip aufgebaut – dass nämlich Eltern mit reifer psychologischer Organisation als Selbstobjekte dienen und wichtige regulatorische Funktionen für das Kleinkind leisten, das noch eine unreife und unvollständige psychologische Organisation besitzt. Das Kind wird auf diese Weise auf nonverbalen Ebenen unterhalb der bewussten Wahrnehmung mit Selbstobjekt-erfahrungen versorgt, die unmittelbar die Vitalisierung und die strukturelle Kohäsion des Selbst beeinflussen. Ernest Wolf äußerte sich dazu: »Die grundlegendsten Erkenntnisse der Selbstpsychologie bestehen darin, dass für das Auftauchen des Selbst mehr erforderlich ist als die angeborenen Tendenzen, Erfahrungen zu organisieren. Erforderlich ist die Anwesenheit von anderen – technisch als Objekte beschrieben –, die bestimmte Erfahrungen zur Verfügung stellen, die das Auftauchen und Weiterbestehen des Selbst ermöglichen« (Wolf 1996 [1988], S. 26). Das Konstrukt des Selbst enthält zwei wichtige theoretische Komponenten. Zunächst betont das Konzept des Mutter-Säugling-Paares, dass es sich um eine Selbst-Selbstobjekt-Einheit handelt und dass die frühe Entwicklung im Wesentlichen eine Interdependenz zwischen Selbst und Objekt in einem System ist. Dieses Kernstück von Kohuts Theorie stellte einen intellektuellen Hauptimpetus für die Ausweitung der relationalen Perspektive in der Psychoanalyse dar. Seine Betonung des dyadischen Aspekts der unbewussten Kommunikation veränderte deren Perspektive: von einer ausschließlich intrapsychischen hin zu einer ausgewogeneren intrapsychisch-beziehungsorientierten. Dies forderte die Psychoanalyse heraus, sowohl Vorgänge im Bereich der Ein-Personen-Psychologie als auch in der Zwei-Personen-Psychologie zu erforschen, um sie in der Folge integrieren zu können. Wichtige Zweitkomponente des Konstruktes des Selbstobjektes ist das Konzept der Regulation. In seinen Vermutungen zur psychischen Entwicklung stellte Kohut fest, dass die dyadische wechselseitige Regulationstransaktion des Säuglings mit den Selbstobjekten der Beibehaltung seines inneren homöostatischen Gleichgewichts dient. Diese regulierenden Selbst-Selbstobjekt-Erfahrungen liefern die besonderen intersubjektiven affektiven Erfahrungen, die das Auftauchen und die Erhaltung des Selbst evozieren (Schore 2007 [2003], S. 152). Regulation gehört somit zum Kernkonzept in der kohutschen Theorie – ähnlich wie dies auch schon von Bowlby beschrieben wurde. Ein wesentlicher Grundsatz von Kohuts Konzept besteht darin, dass das Kleinkind in der Folge von Selbst-Selbstobjekt-Erfahrungen seinerseits fähig wird, integrierende Anpassungsfunktionen zu vollziehen, die zuvor von externen Objekten übernommen wurden. Insbesondere postulierte er, dass phasenangemessene optimale Frustrationen des Kindes von Seiten der Fürsorgeperson zu einer »umwandelnden Verinnerlichung führen« – einem Entwicklungsprozess, durch den Selbstobjektfunktionen vom Kind verinnerlicht und eigene psychologisch regulatorische Strukturen gebildet werden.

Kohut vertrat die Ansicht, dass einer früh entstandenen Psychopathologie ein defektes Selbst und eine beeinträchtigte Regulationsstruktur zugrunde liegen. Er beschrieb die Rolle spezifischer Umweltfaktoren – die Persönlichkeit der Eltern, gewisse traumatische äußere Ereignisse – bei der Entstehung des Entwicklungsstillstandes und mutmaßte: »Wenn jedoch die mütterlichen Reaktionen grob, uneinfühlend und unzuverlässig sind […] kann keine strukturwandelnde Verinnerlichung stattfinden; die Psyche […] entwickelt nicht die verschiedenen inneren Funktionen, die sekundär das narzißtische Gleichgewicht wieder herzustellen vermögen« (Kohut 1973 [1971], S. 86). Dies erinnert an Winnicott, der darauf hinwies, dass selbst die frühen kindlichen Übergangsobjekte (z. B. Teddy) nicht als Tröster wirksam sind, wenn sie nicht mit internalisierten guten Repräsentationen der Fürsorgeperson verbunden werden können. In vielen Fallbeispielen betonte Kohut eindringlich, wie zerstörerisch es ist, wenn die Fürsorgeperson nicht mit dem inneren Spannungszustand des Kindes abgestimmt ist, und wie das Kind sich in seinen regulatorischen Bedürfnissen ohne das äußere vitalisierende und beruhigende Objekt verloren fühlt. Dies wiederum steht in Nachbarschaft zu Bowlbys Konzept der sicheren Basis und zu den haltenden Funktionen Winnicotts, was reife Erwachsene im *Alltagsleben* des Kindes notwendig macht (und nicht nur während der 50-minütigen Therapiesitzung unter relativ optimalen relationalen Bedingungen), um dem Kind unmittelbar in den alltäglichen Stresssituationen aushaltend und regulierend zur Seite zu stehen. D. h., dass der »Alltag als Therapie« (Cohen 2014) notwendig (= Not abwendend) ist.

Anna Ornstein: Kindzentrierte analytische Familienbehandlung

Anna Ornstein und ihr Mann Paul Ornstein gehörten zum inneren selbstpsychologischen Kreis um Heinz Kohut – ein Kreis, der für den kreativen Geist von Kohut notwendig war, um sein neues Konzept im Gedankenaustausch mit kompetenten kollegialen Freunden in eine feste Form zu bringen. Schon früh begann Anna Ornstein, einen Weg in der Kinder- und Jugendlichenpsychotherapie zu erarbeiten, der explizit die Verbesserung der Eltern-Kind-Beziehung im familiären Rahmen zum Ziel hatte. Gleichzeitig war Anna Ornstein tief beeinflusst vom Konzept Winnicotts, und ihre Auseinandersetzung mit diesen beiden Wissenschaftlern führte 1976 zu der Ausarbeitung »Kontaktaufnahme mit der inneren Welt des Kindes« (Ornstein 1981 [1976]), in der sie einen eigenständigen kinderpsychoanalytischen Behandlungsweg beschrieb, der die *unmittelbare* Arbeit mit den Eltern einschloss. Diese Ausarbeitung kann als Ouvertüre einer grandiosen Oper betrachtet werden, da sie alle fundamentalen Bausteine von Ornsteins zukünftiger Arbeit enthält – und zumal all die wissenschaftlichen Ergebnisse der nächsten 30 bis 40 Jahre noch nicht verfügbar waren. Sie arbeitete mit dem Konzept der Bindung, der Regulation in der zwischenmenschlichen Interaktion und sprach von Entblockierung der Entwicklungsstagnation. Diese Haltung führte konsequent und notwendigerweise zu einem therapeutischen Zugang, bei dem das familiäre System aus der Perspektive des sich in Entwicklungsnöten befindenden Kindes gesehen werden muss. Gemeinsam mit Paul Ornstein veröffentlichte sie 1985 eine weitere bedeutsame Arbeit »Elternschaft als Funktion des Erwachsenenselbst« (Ornstein & Ornstein 1994 [1985]) – vermutlich eine der besten Arbeiten, die je zu diesem Thema publiziert wurden, in welchen die Wichtigkeit der elterlichen Reifung im Fokus der Aufmerksamkeit steht. Kindliche Schwierigkeiten wurden als ein intrinsischer Aspekt entweder des gesamten familiären interaktionellen Systems oder noch spezifischer in der unbewussten Haltung oder in unbewussten Konflikten eines oder beider Elternteile gesehen. Dies beinhaltete, dass das präadoleszente Kind – und nicht wenige Jugendliche ebenfalls – nicht ohne die Teilnahme der Familie behandelt werden sollten.

Wie kann man jedoch ein therapeutisches Milieu in einem Elternhaus kreieren, in dem tiefsitzende und lang andauernde emotionale Verstrickungen die Schwierigkeiten des Kindes mitbedingen? Eine kindzentrierte Behandlungsorientierung mit dem Familiensystem bedeutet, dass der Therapeut, nachdem er die unbewusste Bedeutung der Symptome und des Verhaltens des Kindes verstanden hat, dieses den Eltern in Verhaltens-Worten zu übersetzen versucht: Warum dieses Kind und gerade zu dieser Zeit in seinem Leben so fühlt und sich auf diese besondere Art und Weise verhält, und wie dies mit elterlichem Verhalten und bewusster und unbewusster Haltung in Zusammenhang stehen könnte. Wenn sich diese Zusammenhänge eröffnen, wird es möglich, die Eltern zu empathischer Regulation dem Kind gegenüber zu befähigen. Ähnlich wie später von Novick und Novick beschrieben, ist es behandlungstechnisch zunächst das primäre Ziel, dass die Eltern sich mit dem Leid ihres Kindes ansatzweise identifizieren können (Novick & Novick 2009 [2005]). Mit Hilfe des Therapeuten soll im Alltag ein therapeutisches Milieu kreiert werden. Wichtige alltägliche Abläufe wie Mahlzeiten, ins Bett gehen, Geschwisterbeziehung, häusliche Aufgaben oder die Beziehung des Kindes zur Schule oder zu den Lehrern und den Gleichaltrigen, psychosomatische Beschwerden und Ängste sind die offenkundigsten Vorkommnisse für die Anwendung dieses Konzeptes. Ein therapeutisches Milieu zu Hause (man erinnere sich an Winnicotts »mentales Stillen«) bedeutet, dass den Eltern dazu verholfen werden muss, das schwierige Verhalten als Ergebnis einer Überforderung des Kindes zu deuten, und ihnen vermittelt wird, wie die darauf nicht abgestimmte affektive Kommunikation das symptomatische Verhalten in Gang hält (Winnicott 1973 [1971a], S. 6 f.). Das offenkundigste Hindernis für die elterliche empathische Regulation ist die Angst der Eltern, eigene Kindheitsbedürfnisse und Ängste wieder zu erleben. Wenn die Hilflosigkeit eines Kindes in den Eltern zu ähnlichen stressvollen Auswirkungen führt, fühlen sie sich überfordert in ihrer regulatorischen Fähigkeit, und sie verteidigen sich, indem sie auf das Kind, das sie diesen Gefühlen von Hilflosigkeit ausgesetzt hat, ärgerlich werden. Das Kind wird auf diese Weise eine Art »Erinnerer« an eigene leidvolle Kindheitserfahrungen und löst daher nicht-adaptive Reaktionen aus. Eltern, die an rigiden Anpassungsstrategien und pathologischer Abwehr entsprechend ihrer eigenen kindlichen Affekte festhalten müssen, werden die kindliche Entwicklung als eine potenzielle Gefahr für ihre hart erworbenen Unterdrückungs- und Anpassungsstrategien erleben. In diesem Konzept wird als Notwendigkeit beschrieben, dass der Therapeut die narzisstische Kränkung und teilweise Dysregulation der Eltern einfühlsam begleitet und ihre Not sieht, ein verstörtes Kind zu haben, wodurch sie sich in ihrer Selbstachtung reduziert fühlen. Wenn sie selbst in den heilenden therapeutischen Prozess mit hineingenommen werden und der Therapeut empathisch die psychische Realität der Eltern flankiert, mag dies ihnen dazu verhelfen, sich von ihren schlechten Gefühlen zu erholen. Dies ist eine Voraussetzung dafür, ihre elterliche Empathie und ihr regulatorisches Funktionieren zu verbessern.

In dieser erweiterten therapeutischen Konzeptualisierung wird das Kind in den Stunden zuweilen alleine gesehen, zuweilen mit den Eltern oder auch die Eltern alleine, was notwendig ist, um einen therapeutischen Raum zu schaffen, in dem alle Familienmitglieder innere Einsichten entwickeln können, die zu Hause gar nicht erlebt werden können. Gemeinsam muss das Kind auch mit den Eltern gesehen werden, um in Echtzeit wahrzunehmen, was sich in schwierigen Momenten zwischen den Parteien ereignet. Ergänzend werden die Eltern alleine gesehen, um ihnen dazu zu verhelfen – ähnlich wie dem Kind –, ihre innere Erfahrung zu verstehen; d.h., Einfühlung vermitteln für das, was sie als Kind erlebt haben, und sie dabei unterstützen, die Belastungen zu erkennen, die nun transgenerational das Kind beeinflussen. Dies ist unvermeidbar. Das therapeutische Ziel kann sich dadurch dahingehend öffnen, innere Verstrickungen und Besetzungen aufzulösen.

Allan Schore

Zwischen 1990 und 2000 kam es zu der sogenannten »Dekade des Gehirns«. Moderne Technologie erlaubt seither einen tiefen Blick in das Gehirn und seine Verarbeitungsmodalitäten, und das Gehirn wurde seither als eine soziale Konstruktion erkannt (Eisenberg 1995). Es konnte belegt werden, dass die Interaktionen des Säuglings mit seiner Fürsorgeumgebung die Struktur des sich entwickelnden Gehirnes beeinflussen. Die affektive Neurowissenschaft und Neurobiologie kamen der »weichen Wissenschaft« der Psychologie näher und haben ihr ein solides wissenschaftliches Fundament geliefert.

Mit seiner ersten Publikation von 1991, »Die frühe Überich-Entwicklung. Das Auftauchen von Scham und der narzisstischen Affektregulation in der Übungsphase« (in: Rass 2012, S. 37–86), betrat Allan Schore die wissenschaftliche Szene. In diesem weit in die Zukunft reichenden Aufsatz bot er eine interdisziplinär ausgearbeitete Konzeptualisierung der frühen Regulation an, die Erklärungen dafür liefert, wieso psychologische Vorkommnisse die reifende Struktur des Gehirns beeinflussen und wie diese komplexen Strukturen wiederum komplexere psychologische Funktionen unterstützen. Dieses Konzept fokussierte das Primat der Emotionen in einer Zeit, in der die psychodynamische Therapie noch kein Affektkonzept hatte. Weiter untersuchte er die Entwicklungslinien beginnend mit der nonverbalen Zeit, d. h., er nahm Entwicklungsphasen in den Blick, in denen das Kernstück der Psychoanalyse – der Ödipuskomplex – noch keine Rolle spielt. In dieser Ausarbeitung und in all den nachfolgenden Schriften führte er aus, dass die Entwicklung synchronisierter Interaktionen für die gesunde affektive Entwicklung des Säuglings grundlegend ist. In diesen schnellen regulierten Face-to-Face-Transaktionen minimiert die psychobiologisch abgestimmte Fürsorgeperson nicht nur die negativen affektiven Zustände des Kindes, sondern maximiert auch die positiven. Dieser zwischenmenschliche Kontext der Affektsynchronisation und Resonanz stellt das beobachtbare Feld der Bindungsdynamik dar. Bindung ist aber mehr als nur das sichtbare Verhalten. Es ist etwas Inneres und wird im Verlauf der Beziehungserfahrung des Säuglings mit seiner Mutter in das neuronale System eingebaut. Das Bindungsverhalten wird als das Ergebnis eines neurobiologisch begründeten bio-behavioralen Systems erachtet, das die biologische Synchronisation zwischen Organismen reguliert (Schore 2007 [2003], S. 100). Die Bindungstheorie erweist sich somit grundsätzlich als eine regulatorische Theorie – und ähnelt daher dem Konzept der analytischen Selbstpsychologie. Diese Bindungsdynamik, die auf Ebenen weit unter der bewussten Wahrnehmung arbeitet, liegt der dyadischen Regulation der Emotionen zugrunde. Die visuellen, prosodisch auditiven und mimisch-gestischen Stimuli, die in die emotionale Kommunikation eingebettet sind, werden schnell zwischen dem Gesicht des Säuglings und dem der Mutter hin und her vermittelt, und in diesen Transaktionen stellt die Fürsorgeperson den Regulator der Erregungszustände des Kindes dar. In der frühen Kindheit haben diese psychologischen und emotionalen Prozesse eine *prägende* Qualität, und diese frühen Beziehungserfahrungen hinterlassen *unauslöschliche* Spuren im Gehirn des Säuglings. Diese Verarbeitung geschieht vor allem in der rechten Hemisphäre, die sich in den ersten Monaten in einem Wachstumsschub befindet.

Die Integration neurobiologischen Wissens in das Konzept der Bindungstheorie sowie der analytischen Selbstpsychologie ermöglicht Einsichten in wissenschaftlich nachvollziehbare Prozesse, was die Aussagekraft erhöht. Die von Schore ausgearbeitete Affektregulationstheorie belegt mit den von ihm integrierten Erkenntnissen der Neurowissenschaften, wie existenziell Gehirn und Psyche durch menschliche Interaktionen geprägt und ausgerichtet werden. Der Einfluss in der frühen Kindheit hat starke Ausrichtungskraft für das weitere Leben. Zwischenmenschliche Interaktionen beeinflussen jedoch ein Leben lang das Körper-Geist-System, und so kann die emotionale Kommunikation im Behandlungsverlauf einen Heilungsprozess möglich machen. In einer Kindertherapie sollte es daher vorrangiges Ziel sein, diese heilenden Interaktionsprozesse in das familiäre Primärsystem zu installieren.

Meist leben die Kinder und Jugendlichen von Geburt an in ihrer gleichen familiären Umgebung – zumindest mit einer Fürsorgeperson. D. h., dass sie in Beziehungsinteraktionen eingebettet sind, die sie tief verwurzeln und auswendig kennen. Zweifelsohne unterscheidet sich das schreiende Baby von dem zornigen Kleinkind oder einem schwierigen Pubertierenden. Aber in all diesen Zuständen sind es der innere Spannungszustand und die regulatorischen Fähigkeiten der gleichen Personen, die mit den Erregungszuständen ihres Nachwuchses umgehen müssen. Kohut benutzt das Bild eines Teleskops, das die Vergangenheit mit der Gegenwart verbindet.

Wenn wir gemeinsam mit dem Kind und seinen Eltern arbeiten, werden wir schon vom ersten Moment des Eintretens in unsere Praxis mit den regulatorischen Strategien konfrontiert, denn das Aufsuchen einer Praxis bedeutet Stress – und selbst bei geringem Stressaufkommen können wir beobachten, erspüren und wahrnehmen, auf welche Weise die Familienmitglieder miteinander umgehen und welche Rolle unser zukünftiger Patient in dieser Ouvertüre hat. Das menschliche Gehirn ist plastisch und aufgrund dieser Plastizität ist es – bis zu einem gewissen Grad – in der Lage, sich neu zu organisieren und zu reifen – insbesondere in emotional hoch besetzten Momenten. Jede Schwellensituation im Leben ist eine solche Erfahrung, und der Entschluss, sich psychotherapeutische Hilfe zu holen, ist eine derartige Schwellensituation. D. h., dass wir die sozioemotionale Umgebung im Alltagsleben unserer Patienten im Blick haben sollten; wir haben die regulatorischen Fähigkeiten der Fürsorgeperson zu beeinflussen, was die psychobiologische und mentale Erholung und den Wiederherstellungsprozess unserer jungen Patienten zu erleichtern verhilft. Daher ist es aber auch wichtig, nicht nur das Kind in seinem Entwicklungs- und emotional-mentalen Status zu analysieren; vielmehr haben wir auch eine Diagnose des emotionalen und mentalen Status der Eltern zu erstellen, da der elterliche Einfluss die Alltagsatmosphäre und die »Atemluft« unserer Patienten darstellt, sodass unsere therapeutische Arbeit eine integrierende sein muss – d. h., wir haben mit der Familie als System zu arbeiten. Dies ist jedoch kein Zugang basierend auf dem Konzept der Systemtheorie – vielmehr ist er im psychodynamischen und aktualisierten psychoanalytischen Denken verortet.

5.2 Vom Teufels- zum Engelskreis

Unter normalen Bedingungen gibt es auf der Seite der Eltern und auf der Seite des Kindes genetische komplementäre regulatorische und bindungsausgerichtete Voraussetzungen. Mit externer Hilfe wird das Kind in die Lage versetzt, seine phasenspezifischen Entwicklungsaufgaben zu meistern und Strategien zu entwickeln, um regulatorisch mit intrapsychischem und interpersonellem Stress umzugehen. Die Fürsorgepersonen ihrerseits benutzen ihre Fürsorgevorrausetzung als Basis für intuitive Elternschaft, was dazu beiträgt, dass sie dem Kind die notwendige regulatorische und einfühlsame Unterstützung liefern, was wiederum zu einer sicheren Bindung führt. Diese gegenseitige Anpassung geschieht in Alltagsinteraktionen, in denen affektive Zustände mit ihren regulatorischen Ansprüchen bewältigt werden müssen. Die Eltern kompensieren, was das Kind noch nicht kann. Unter guten Umständen überwindet das Kind mit dieser Unterstützung Entwicklungshindernisse und schwierige Lebenssituationen. Das positive Feedback bestätigt die Fürsorgeperson in ihrer erfolgreichen Fürsorge, erhöht das Selbstvertrauen der Eltern in ihre intuitiven Kompetenzen und erleichtert die Einfühlungsfähigkeit. Beide – Kind und Fürsorgeperson – erleben eine positive gegenseitige Wertschätzung: ein wichtiger Baustein in ihrer Beziehung. Ein Engelskreis! Das reifende Kind wird dadurch allmählich immer kompetenter zur eigenen psychobiologischen Regulation. Zu bewältigende Unstimmigkeiten gehören zur normalen Entwicklung und bieten dem Kind Möglichkeiten, Stressbewältigung zu entwickeln und sich an erwartbare Anforderungen und Ängste anzupassen.

Zuweilen scheitert aber diese Kommunikation und verläuft nicht so selbstverständlich, wie es sein sollte. Im beginnenden Leben gibt es möglicherweise sowohl organische als auch psychosoziale Risikofaktoren, die peri- oder postnatal ungünstige Auswirkungen auf die regulatorischen Fähigkeiten des Säuglings haben. Leicht irritierbare Neugeborene tragen die Voraussetzung für eine weniger optimale Entwicklung in sich, doch werden diese Voraussetzungen vor allem dann aktualisiert, wenn sich die elterliche Fürsorgeperson nicht an die Signale des Säuglings anpassen kann – weil sie eventuell selbst zu erschöpft oder depressiv ist. Dauert diese Nicht-Abstimmung an, hat das größer werdende Kind vielleicht später Abstimmungsprobleme mit den Geschwistern, mit den Gleichaltrigen in der Schule, und in der Pubertät wird es eventuell über das übliche Maß aversiv, oppositionell oder depressiv sein. Manche Eltern haben trotz dieser Belastungen genügend Ressourcen in ihrer Psyche: eine gute Partnerschaft, ein funktionierendes soziales Netz, gute Bindungserfahrungen oder eine stabile Persönlichkeit. Solche Eltern ertragen das negative Feedback durch ihr Kind, und sie fühlen sich in ihren intuitiven Kompetenzen trotzdem sicher genug, um sich auf ihren schwierigen Nachwuchs einzulassen. Sie können ihrem Kind dadurch die erforderliche regulatorische Unterstützung bereitstellen. In solchen Fällen bewältigt der Säugling, das Kind oder der Pubertierende langsam und mit Schwierigkeiten seine Entwicklungsaufgaben der notwendigen Anpassung und Regulation. Mit mehr oder weniger kleinen, aber klaren Signalen kann das Kind den Eltern ein positives Feedback geben – eine Belohnung für die Bemühungen und die Geduld: ebenfalls ein Engelskreis.

Zuweilen sind die Familien unserer Patienten jedoch nicht in der Lage, solch einen Engelskreis aus eigener Kraft heraus aufzubauen. Im Falle eines Mangels ist es die therapeutische Aufgabe, der fürsorgenden Umgebung zu helfen, die notwendigen Fähigkeiten zu entwickeln oder zu verbessern. Der Therapeut hilft den Eltern und dem Kind zu verstehen, dass fehlregulierte Verhaltensweisen wie Wutanfälle und andere affektive Überflutungen, psychosomatische Beschwerden und andere belastende Erlebensformen Manifestationen intensiver und unkontrollierbarer Gefühle sind. Die primäre Aufgabe des Klinikers ist es, Brücken zwischen den subjektiven Erfahrungen der Eltern und denen des Kindes zu bauen, indem er die Sprache und das Verhalten der einzelnen Parteien für den jeweils anderen verständlicher macht. Wenn Eltern die Bedeutung des Verhaltens ihres Kindes nicht entziffern können oder nicht abgestimmt auf die Signale des Kindes reagieren, kann dies zu einem Kreislauf von Missverständnissen und gegenseitiger Entfremdung führen, wobei keine Partei mehr die Absichten der anderen versteht oder darauf vertraut. Der Therapeut führt die Elemente von Empathie und Unterstützung ein, die eventuell ursprünglich nicht im Verhaltensrepertoire der Eltern vorhanden waren, um das elterliche Bewusstsein und Selbstwertgefühl zu erweitern.

Obwohl die Therapieansätze von Winnicott und Anna Ornstein bereits veröffentlicht waren, war es schließlich die Säuglingsforschung, die deutlich machte, dass die Anwesenheit des Kindes während der Therapiesitzung ein zentraler Bestandteil in der Psychotherapie ist. Selma Fraiberg sprach in Bezug auf die Anwesenheit des Kindes – sie meinte sehr wohl aber das kleinere Kind – davon, es »als Gott an der Seite zu haben« (Tsiantis 2000, S. 148). Die weit verbreitete Akzeptanz dieses oft anspruchsvollen therapeutischen Zugangs entstand aus der Erkenntnis, dass die elterliche Berichterstattung kein Ersatz für die direkte Beobachtung des Kindes und der Eltern-Kind-Interaktion ist. Die Beobachtungsfähigkeit des ausgebildeten Therapeuten gestattet es ihm, problematische Wechselwirkungen zu identifizieren, emotionale Nuancen zu begreifen und die Entwicklung des Kindes in einer Art und Weise zu begleiten, die ohne die direkte beobachtenden Interaktionen nicht möglich wäre. Die Anwesenheit des Babys/Kindes erlaubt daher unmittelbare therapeutische Maßnahmen (Lieberman & Van Horn 2008, S. 555 f.).

Was liegt näher, als diesen Ansatz nicht auch auf die Therapie mit älteren Kindern – wie Anna Ornstein es schon im Jahr 1976 empfohlen hat – zu übertragen. Dieser psychotherapeutische Ansatz – unterstützt durch Befunde der Bindungs- und Affektregulationstheorie – ermöglicht es uns, in Echtzeit zu intervenieren. Meistens sind die Eltern eines Kindes oder eines Jugendlichen die gleichen, wie die der Babyzeit, meistens hat sich strukturell nichts Grundlegendes geändert. Zweifellos unterscheiden sich die Eltern-Kind-Interaktionen im Alter von ein oder zwei Jahren von denen im Alter von acht oder zwölf. Dennoch – vergleichbar mit einem Teleskop – sind, mikroanalytisch gesehen, die subtilen Interaktionen unter Stress sehr ähnlich. Die kindzentrierte analytische Familienbeobachtung verweist daher auf einen direkten Vorteil, der sich aus dem Verständnis der Ergebnisse der Säuglingsforschung und der beobachteten Mutter-Kind-Kommunikation sowie aus den Ursprüngen der frühen Formen von Bindung ergibt.

5.3 Die Diagnostik der kindlichen Problematik und die des seelischen Spannungszustandes seiner familiären Bezugspersonen

In all den Berichten der Eltern und Kinder, in allen symbolischen Zeichnungen des Kindes oder in seinem Spiel sind wir nicht Zeuge der realen unmittelbaren Vehemenz und Problematik des alltäglichen Lebens: bei Schlafproblemen, beim Trödeln bei Schulaufgaben oder Hausarbeiten, bei Streitereien unter Geschwistern, bei Wutausbrüchen, beim Nicht-Aufräumen des Spielzeugs etc. Wir sehen nicht den Spannungszustand von Kind und Eltern in solchen Momenten – wir sehen, was die Erfahrung mit ihnen macht, und wir sehen die symbolische Darstellung – z. B. im Spiel des Kindes. Die Bedeutung dieser Wahrnehmungen soll nicht geleugnet oder verringert werden – auch dieser Ansatz ist notwendig – aber psychodynamisch mit jenen Momenten zu arbeiten, aus denen die affektive Beziehungsdynamik unmittelbar stammt, d. h. in Echtzeit, ist zuweilen effektiver. Wenn ein Kind Belastungsstörungen zeigt, sollte die Herausarbeitung stützender elterlicher Verhaltensweisen in schwierigen Momenten immer ein Schwerpunkt der Untersuchung sein. Häufig werden Mängel oder Verzerrungen in der Fähigkeit der Eltern, ihrem Kind schützende Erfahrungen zu vermitteln, sichtbar (Lieberman & Van Horn 2008, S. 18).

Die unmittelbare Intervention erhellt die relationale Problematik auf diese Probleme und öffnet den Weg zu heilsameren Beziehungsverhaltensweisen. Immer sollte das Bedürfnis des Kindes im Mittelpunkt der therapeutischen Aufmerksamkeit stehen. Der Therapeut steht metaphorisch »in seinen Schuhen« und sitzt auf »seinem Stuhl«. Aber das Kind ist nur ein Mitglied eines familiären Orchesters, und nur mit Blick auf das Ganze kann seine Rolle erfasst werden. Vor allem in der ersten Sitzung werden alle regulatorischen und bindungsrelevanten Themen aufgezeigt – wenn auch nur flüchtig (Novick & Novick 2009 [2005], S. 39). Elterliche Probleme müssen sorgfältig sowohl wegen ihrer ätiologischen Rolle in der Funktionsweise des Kindes als auch als integraler Bestandteile eines realistischen Behandlungsplanes evaluiert werden – denn »Gespenster im

Kinderzimmer« (Fraiberg et al. 2003 [1980]) symbolisieren nicht integrierte frühe Erinnerungen im System der Eltern. Sie existieren außerhalb des elterlichen Bewusstseins und beeinflussen deren mentales System innerhalb ihrer intimsten Beziehungen, und der zugrunde liegende traumatische Stress kann die Reaktion des Kindes verschlimmern. In einem derartigen Setting kann die Reaktion des Kindes auf diese Konstellation und die darauf folgende Reaktion der Umgebung gesehen werden, und es sollte verstanden werden, ob es erfolgreich in der Erfüllung seiner Aufgaben war und wer der Dirigent in diesem Familienkonzert ist.

Die Angst ist einer der bedeutendsten Dirigenten im Leben: Angst, allein zu sein; Angst, Bindungen zu verlieren; Angst, nicht geliebt zu werden; Angst, von affektiven Hyperarousals überwältigt zu werden, oder Angst, das Selbst nicht entwickeln zu können. Alle Menschen bemühen sich, diese schwierigen Erfahrungen zu bewältigen – Babys, Kleinkinder, Kinder, Jugendliche und Erwachsene. Jede Entwicklungsstufe hat ihre spezifischen Phänomene und Herausforderungen, doch gleichen sich so manche inneren Abläufe, was leicht übersehen wird.

Beim ersten Treffen in der therapeutischen Praxis treten alle Strategien der Stressbewältigung, alle regulatorischen Kompetenzen und verfügbaren Bezogenheitsinteraktionen zu Tage, und es ist wichtig, dass der Therapeut in der Lage ist, flexibel zwischen den verschiedenen Sichtweisen zu pendeln; d. h., er sollte mit den Veränderungen von Perspektiven und Identifikationen flexibel umgehen können. Ein solches Selbstvertrauen kann jedoch häufig erst nach vielen Jahren der persönlichen Reifung und Berufserfahrung entwickelt werden (Novick & Novick 2009 [2005], S. 34).

5.4 Die therapeutische Allianz

Wie ist es möglich, mit Eltern psychodynamisch zu arbeiten, die zunächst aus sich selbst heraus gar keinen bewussten Wunsch nach einer Therapie haben? Wie kann es gelingen, ein Arbeitsbündnis zu entwickeln, in dem die Eltern einen Einblick in ihr psychogenetisches Verhalten und in ihre Projektionen bekommen? Zunächst muss einmal davon ausgegangen werden, dass intuitiv und primär elterliche Liebe vorhanden ist, und sei es nur als Potenzial. Hilfe zu suchen, ist in der Regel ein Zeichen, dass Eltern in eine Phase fortgeschrittener Elternschaft eingetreten sind. Dies ist ein bedeutender Schritt, in dem die Eltern bestärkt werden müssen. Von größter Bedeutung ist es daher, dass vom ersten Kontakt an (und sei es der erste Anruf) der Weg für die professionelle Beziehung zwischen Therapeut und Eltern beschritten wird – die Eltern als Experten für ihr Kind und der Therapeut als Experte für die psychische Entwicklung –, somit sind sie gleichberechtigte Partner. Die Botschaft lautet: Zusammenarbeit. Die Eltern müssen die Empathie und das Einfühlungsvermögen in ihre Ängste und vor allem in ihre Schuld- und Schamgefühle seitens des Therapeuten erleben und erspüren. Ein solches Verhalten gestattet es, den Eltern Zugang zu Konflikten, Bedürfnissen, Selbstabsorptionen, Wut und Sorgen zu ermöglichen. Daher sind sie unverzichtbare Partner im Gesamtverlauf – sowohl als Quelle objektiver Informationen als auch als Mitbeteiligte auf dem Weg zur psychischen Gesundheit ihres Kindes.

Während der psychischen Entwicklung gibt es von Zeit zu Zeit »offene Fenster« für psychologische Veränderungen, und das erste Treffen mit dem Therapeuten – Winnicott nannte es »heilige Momente« – ist eine solche Möglichkeit. Alle Eltern wollen einen guten Job machen, und es sollte die Chance genutzt werden, um Hindernisse in ihrer eigenen Entwicklung zu beseitigen.

Gibt man den Eltern – in einer Atmosphäre ohne Scham und Schuld – Raum, um einen Einblick in ihre eigenen mentalen Zustände zu gewinnen, können sie eventuell verstehen, welche eigenen Aspekte auf die Psyche des Kindes »abgeladen« werden. Wenn die psychische Verfassung der Eltern nicht erfasst wird, wird es schwer, die reaktiven Teile im Selbst des Kindes wahrzunehmen. Wenn nur die Eltern behandelt werden und das Kind außen vor gelassen wird, ereignet sich ein ähnlicher Fehler (Novick & Novick 2009 [2005], S. 17). Auf diese Weise therapeutisch vorzugehen bedeutet, von Anfang an eine Triade zu schaffen: Eltern-Kind-Therapeut. Die Fähigkeit des Therapeuten, eine ehrliche menschliche Verbindung zu den Eltern einzugehen, ist der wesentliche Baustein und quasi der »Sauerstoff«, der die Möglichkeit eröffnet, einer Behandlung Leben einzuhauchen (Lieberman & Van Horn 2008, S. 33). Ein wichtiger Bestandteil der Behandlung besteht darin, den Eltern und dem Kind zu helfen, sich an positive Erfahrungen und die seelische Gesundheit bejahende Momente zu erinnern, da diese Schlüsselmomente des Lebens oft in all dem Leid übersehen werden. Die Entdeckung und Anerkennung der Auswirkungen dieser wohltuenden Einflüsse können weit reichende Effekte auf die Stärkung des Selbstwertgefühls der Eltern und auf eine Stärkung eines Gefühls der Hoffnung in die Zukunft haben. Vergangenheit und Gegenwart, die äußeren Umstände und die innere Welt – alles zählt.

Es zeigt sich dabei, dass Kinder – nicht anders als Erwachsene – sich nach Liebe, Selbstverwirklichung, Wertschätzung, Zuneigung und Zugehörigkeit sehnen. Manchmal bringen sie ihr Anliegen auf eine merkwürdige Art und Weise zum Ausdruck: durch den hartnäckigen Versuch, Aufmerksamkeit zu erhaschen, zu provozieren, durch endlose Kämpfe wegen unreifer und lächerlicher Wünsche usw. Fehldeutung zum Verhalten des Kindes – als Manipulation oder als negativer Charakterzug – sind alltäglich. *Die therapeutische Aufgabe ist es, die zugrunde liegenden Bedürfnisse zu verstehen, sie zu übersetzen und aus der Perspektive des Kindes zu interpretieren.* Eltern und Therapeut versuchen gemeinsam, das Verhalten des Kindes zu verstehen und die eigentliche Bedeutung zu erfassen. Die Elternarbeit in die Grundstruktur der Behandlung miteinzubeziehen, ist somit höchst effektiv (Novick & Novick 2009 [2005], S. 1). Der Therapeut bietet aber auch dem Kind und den Eltern eine korrigierende affektregulierende Erfahrung durch diese Form der therapeutischen Beziehung (Lieberman & Van Horn 2008, S. 39). Darüber hinaus ist es wichtig nachzuvollziehen, wie es um die Eltern-Kind-Beziehung *vor* den traumatischen und irritierenden Ereignissen stand, weil die zuvor bestehende Bindungsbeziehung die regulatorische Matrix darstellt, aus der kleine Kinder die grundlegenden Kompetenzen der Selbstregulation, des Vertrauens in Beziehungen und der Exploration entwickeln. Diese klinische Umgebung hilft, einen Übergangsraum (Winnicott) einzurichten, innerhalb dessen die verschiedenen

Schichten der emotionalen und relationalen Erfahrung untersucht werden können.

5.5 Die Schaffung eines Übergangs- und Entwicklungsfreiraumes für das Kind

In einer solchen Konstellation kann immer wieder beobachtet werden, wie sich ein Gestaltungsspielraum für das Kind eröffnet – inmitten des Therapieraums, wenn die Eltern in ihre eigene innere Welt eintreten –, getragen durch den Therapeuten, der in diesem Moment das Kind von der Bürde – oft transgenerationalen Wackersteinen – entlastet. Diese Erleichterung ermöglicht eine Wiederaufnahme eines progressiven Entwicklungsweges.

Je mehr das Leben der Eltern von ungelöstem transgenerationalem Verlust geprägt ist, von Belastungen oder Traumata, und je mehr das Kind unter dieser unbewussten Bürde leidet, desto besser sind die Chancen für das Kind, wenn der unerlöste Anteil der Eltern in den intersubjektiven Raum zwischen Eltern und Therapeuten platziert wird – in Anwesenheit des Kindes, das Zeuge von spezifischen regulatorischen und reflexiven Prozessen wird – vor allem durch das Miterleben der nonverbalen Kommunikation. Selbst kleine Kinder sind scharfe Beobachter von relationalem Verhalten. Die nonverbale Kommunikation ist ein zentraler Aspekt zwischenmenschlicher Einfühlung und somit auch der therapeutischen Veränderung. Es sind die Körpersprache, Prosodie und Stimme, Gestik und Bewegung, die der therapeutischen narrativen Arbeit und Mentalisierung zugrunde liegen. Bisher unausgesprochene Erfahrungen und unbewusste Informationen werden nachvollziehbar und können die inneren Spannungszustände von Kind und Eltern mildern. Der Behandler sollte die nonverbalen Eltern-Kind-Interaktionen aufmerksam verfolgen, weil spontane Interaktionen und Körpersprache oft die eindringlichsten Einblicke in die emotionale Qualität der Beziehung eröffnen. Der Kliniker kann beobachten, wie das Kind Unterstützung sucht und sie nutzt und wie die Eltern-Kind-Beziehung unter verschiedenen Umständen funktioniert; sichtbar wird das Ausmaß des

Wohlbefindens und der Zuneigung zwischen Eltern und Kind; beobachtbar ist ihre Fähigkeit, zu kooperieren und Streitigkeiten zu bewältigen; ebenso, ob die Eltern in der Lage sind, Grenzen zu setzen und wie gut das Kind mit den Ansagen der Eltern zurechtkommt. Sobald die Therapiesitzung begonnen hat, dient die Beobachtung nicht nur der Einschätzung des Kindes, sondern auch der der Eltern, und es gilt, eine tragbare Beziehung zu ihnen aufzubauen. Der Therapeut erfährt viel über die Persönlichkeit der Eltern, über ihre regulatorischen und empathischen Fähigkeiten und die Aussichten auf eine erfolgreiche Zusammenarbeit. Während dieser Evaluierung gewinnt der Therapeut aber auch den Eindruck von der Fähigkeit der Eltern, das Kind als abgegrenzte Person wahrzunehmen. Nur unter dieser Voraussetzung können sie echtes Mitgefühl mit der Not des Kindes entwickeln, ganz im Gegensatz zu aggressiver Verzweiflung, verletzter Eitelkeit und intrusiver Kontrolle (Novick & Novick 2009 [2005], S. 24).

5.6 Die Therapie als eine fortlaufende Diagnose

Manchmal dauert die Evaluierungsphase lange, und der Übertragungsprozess mit dem Kind sollte erst dann intensiviert werden, wenn sich die Bezugspersonen mit dem Kind als leidendes Individuum identifizieren können (Novick & Novick 2009 [2005]). In dieser Phase der Therapie findet das Kind *scheinbar* wenig Beachtung, weil der Therapeut meist mit den Eltern spricht und sich kaum explizit und ausdrücklich in einem Spiel mit dem Kind beschäftigt – tatsächlich steht es dennoch im Fokus, weil der Therapeut und die Eltern versuchen, seine Erfahrungen und die Hindernisse zu verstehen, die die gesunde Entwicklung behindern. Die therapeutische Erfahrung zeigt, dass die besten und stabilsten psychischen oder strukturellen Verbesserungen (nicht nur ein besseres Verhalten oder weniger Symptome) erreicht werden können, wenn die Eltern ihre maladaptiven Verhaltensmuster zu modifizieren vermögen, wenn sie über ihre projektiven Erwartungen und Externalisierungen nachdenken können und ihre eigenen unbewussten pathogenen Überzeugungen, die aus ihrer eigenen Lebensgeschichte stammen, realisieren. Sind die Eltern in der Lage, ihre eigenen Gefühle und Erfahrungen von ihrem Kind zu differenzieren, entlasten sie ihr Kind von einer generationenübergreifenden Belastung und eröffnen ihm einen Raum für die eigene psychische Entwicklung. Die Erwachsenen bekommen einen sinnvollen Zugang zu ihrer eigenen Lebensgeschichte, sie fühlen sich ernst genommen in ihrer Rolle als Eltern und erleben den Therapeuten nicht als Rivalen oder einen »besseren« Elternteil. Sie sind aktiv am Heilungsprozess des Kindes beteiligt, was ihr geschwächtes Selbstbewusstsein als Eltern unterstützt und ihr Erwachsenen-Selbst stabilisiert. Wenn – nach dieser wichtigen Evaluierungsphase – das Kind in eine therapeutische Beziehung eingebunden wird und in diesem sicheren Raum seine vielleicht unentwickelte innere Welt erforscht, muss der Therapeut den Eltern helfen, die auftauchenden Phänomene zu lesen und zu übersetzen. Diese Phase kann mit der Ouvertüre einer Oper verglichen werden, da darin alle Elemente der Empathie oder deren Mangel, die Regulierungskompetenzen sowie ihr Fehlen, die Stressbewältigungsstrategien oder die Defizite, das Zusammenpassen oder die Nicht-Übereinstimmung – vielleicht auch nur flüchtig – offensichtlich werden.

Diese Art der therapeutischen Arbeit bedeutet keine explizite Therapie der Eltern oder eines der Elternteile, da der Prozess oder die notwendigen Veränderungen, die bei den Eltern entstehen sollten, aus der Perspektive des Kindes erwachsen. Das therapeutische Ziel richtet sich auf die Veränderungen in den elterlichen Kompetenzen – d. h. darauf, wie Regulation und Abgestimmtheit in der Beziehung zum Kind herbeigeführt werden können. Wegen problematischer Eltern-Kind-Interaktion bekommen Eltern oft den Rat zu einer individuellen Therapie – was sinnvoll sein kann –, aber in einer Erwachsenenpsychotherapie liegen die Schwerpunkte meist außerhalb der Beziehung zum Kind, und der Einfluss der elterlichen Pathologie auf das Kind steht am Anfang meist nicht im Mittelpunkt der Behandlung. Der Schwerpunkt der Erwachsenenarbeit ist die gesamte Persönlichkeit des erwachsenen Patienten, wobei Elternschaft nur einen Aspekt darstellt. Aber der kindliche Patient kann seine Entwicklung nicht aufschieben, bis die psychische Persönlichkeit und Struktur von Vater und/oder Mutter sich in einem langen individuellen Prozess verändert haben. Die in diesem Abschnitt des vorliegenden Buches dargestellte Elternarbeit konzentriert sich auf die Eltern-Kind-Beziehung. Weitere Themen im Leben der Eltern werden nur insoweit erfasst, als sie Relevanz für die Beziehung zum Kind haben (Novick & Novick 2009 [2005], S. 22).

Deshalb muss die Behandlung des Kindes als kindzentrierte Familienbehandlung konzipiert werden – vergleichbar mit einer Kleinkind-Eltern-Therapie –, mit dem Fokus auf der Interaktion zwischen Eltern und Kind. Der Kindertherapeut wird Zeuge des relationalen Hin und Her der Bindungssignale, der regulatorischen Strategien und der inter- und intrapersonellen Interaktionen – Therapeuten für Erwachsene bekommen diese unmittelbaren Einsichten häufig nicht in den unmittelbaren Blick.

5.7 Behandlungsziele

Ein therapeutisches Ziel besteht darin, dass die Eltern die schwere Last der Schuld (die oft unterdrückt werden muss) in entwicklungsfördernde Sorge, Externalisierung und Projektion in empathisches Mitgefühl, Hilflosigkeit in Kompetenz und Vertrauen, Verzweiflung in Hoffnung und ungesunde Idealisierung oder Abwertung und Entwertung in primäre elterliche Liebe umwandeln können (Novick & Novick 2009 [2005], S. 23/27). Die primäre Beziehung des Kindes bleibt die zu den Eltern und nicht zum Therapeuten, da erstere lange nach dem Ende der Behandlung der einflussreichste Bereich im Leben des Kindes bleiben wird (Lieberman & Van Horn 2008, S. 323). Eltern und Kind sollen mittels dieser Behandlungsform eine »emotionale Muskulatur« entwickeln (Novick & Novick 2009 [2005], S. 143), was eine Toleranz für den normalen Stress und die Belastungen des Alltags eröffnet. Anzustreben ist, Eltern und Kinder mit emotionalen und regulatorischen Fähigkeiten auszurüsten, damit diese den Pfad der gesunden Entwicklung verfolgen können; auch sollte die Fähigkeit des Kindes und seiner primären Bezugsperson(en) dahingehend gestärkt werden, dass eine wachstumsfördernde Verbundenheit – auch im Rahmen anderer Beziehungen – hergestellt wird, nun aber befreit von Belastungen, Hindernissen und Sackgassen. Oft brauchen die Eltern eine entwicklungsausgerichtete Führung, was ihnen hilft, die Perspektive des Kindes auf die Welt wahr- und anzunehmen, was es ihnen wiederum ermöglicht, das Leben mit dessen Augen zu sehen. Selbst wohlmeinende und vermeintlich gut informierte Eltern haben oft eine falsche Vorstellung von allgemeinen Entwicklungsthemen. Oft kommt Überraschung in Bezug auf Entwicklungsrealitäten und die damit einhergehenden kindlichen Begrenztheiten auf – dies gilt ganz besonders für Eltern, deren Erziehung von Stress, Schmerzen, Unberechenbarkeit und verfrühter erzwungener Selbständigkeit geprägt ist. Dergestalt zu arbeiten, ermöglicht es den Eltern, neue Bedeutungen in ihren eigenen Kindheitserinnerungen zu finden, und sie lernen, wie ihre Kinder die Welt interpretieren. In einem derartigen Prozess können sie auch ein reicheres und mitfühlenderes Verständnis für sich selbst und ihre eigenen Eltern erlangen. Entwicklungsausgerichtete Führung ist nicht nur auf Informationen zur normalen Entwicklung beschränkt. In der Zeit nach anstrengenden oder traumatischen Ereignissen kann die Bereitstellung von Psychoedukation über zu erwartende Reaktionen sehr hilfreich und entlastend sein.

5.8 Das klinische Setting

Der erörterte therapeutische Ansatz ist multi-theoretisch und fachübergreifend ausgerichtet (vgl. Fürstenau 2001). Die hier dargestellten Leitideen sind abgeleitet von der Bindungs- und Affektregulationstheorie sowie dem Konzept der analytischen Selbstpsychologie. Zusätzlich ergeben sich zuweilen Interventionen aus kognitiv-behavioralen, systemischen oder sozialen Lernkonzepten.

Es liegt an der Familie, wer das Kind zum ersten Termin begleitet: Mutter, Vater, beide Eltern, Stiefeltern, Pflegeeltern, Geschwister. Im Vorfeld wurden Informationen zu Familiendaten, Berichte anderer Fachkräfte, Untersuchungsbefunde etc. gesammelt. Zuweilen war es

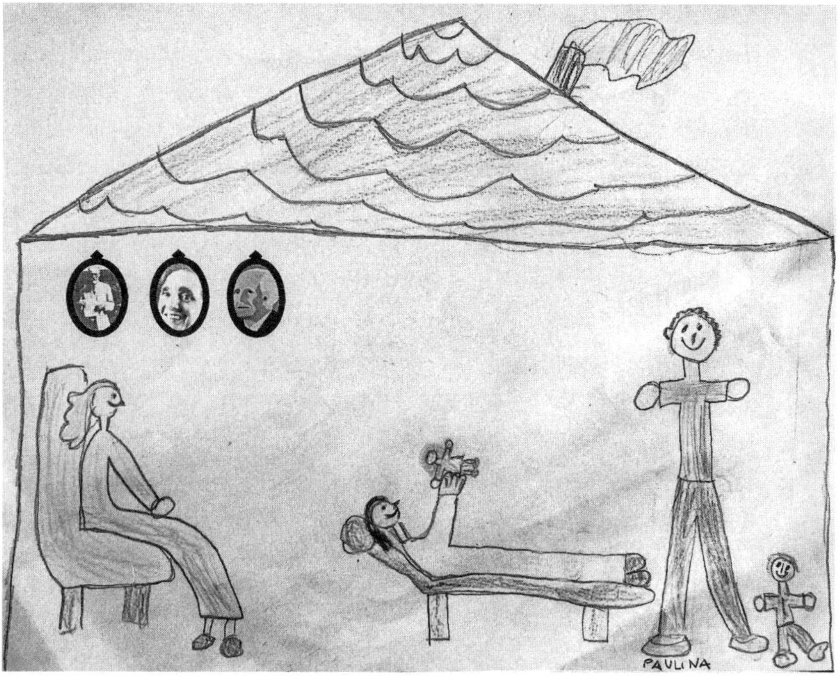

notwendig, das Kind zu testen, um seine Möglichkeiten in der sensorischen Integration zu erfassen, da insbesondere bei diesbezüglichen Defiziten häufig daraus resultierende Lebensprobleme als primär »psychologisch« verursacht erachtet werden.

Bei der Begrüßung der Familie ist sorgfältig das individuelle und wechselseitige Verhalten zu beobachten: Welchen Platz hat das belastete Kind in diesem stressvollen Augenblick? Wie ist die Körperhaltung, wie die Prosodie der Stimmen, wie die Blicke bei näherer und subtiler Betrachtung, wer hat einen leitenden oder unterstützenden Part, wer hilft dem unreifen Kind? Unter Stress – auch unter geringfügigem Stress – können die vorhandenen Bewältigungsstrategien beobachtet werden, sodass eine Ahnung aufkommt, wie es unter realen heftigen Bedingungen zu funktionieren vermag. Dies ist ein höchst bedeutsames Element der Diagnostik. Wer beginnt zu sprechen, wer fühlt sich schuldig und wer übernimmt den Part anzuklagen oder zu erklären? Wer sucht nach Entlastung, wer hat die Fähigkeit zur Selbstreflexion? Wer ist aktiv bei der Kindererziehung, ist der Vater ein passiver Zuschauer? Wo sitzt das Kind – zwischen den Eltern, allein, auf einem Knie, spielt es mit dem angebotenen Spielzeug – und wann? Ist es auf der Suche nach Bindung, Abstimmung und Regulierung, ist es beschämt über den Grund des Kommens, wird der Therapeut Zeuge einer Ein- oder Zwei-Personen-Psychologie? In dieser Art des Settings wird das Gespräch mit der Frage an die Eltern eröffnet, was der Grund dafür ist, dass sie Hilfe suchen – wer braucht Hilfe? Die Reaktionen können sehr unterschiedlich sein! Wenn die erste Flut an Spannung, an Sorgen und an Gefühlen von Schuld und Scham herausgelassen ist, schließt sich die Frage nach den Gedanken der Familie über die möglichen Ursachen der Symptome, nach den Versuchen, die gemacht wurden, um die Probleme zu ändern oder zu verbessern, an. Die Antworten variieren stark. Der Therapeut wird Zeuge von Abstimmung oder Nicht-Abstimmung, von Synchronizität oder Asynchronizität und des Aufbaus (oder des Mangels) von gemeinsamen Rhythmen (Lieberman & Van Horn 2008, S. 11). Jeder kurze Augenblick einer gelungenen Übereinstimmung – egal wie kurz – muss eingefangen und die positiven Eigenschaften und Stärken müssen betont werden, die die Eltern mitbringen. Dies hilft beim Aufbau einer empathischen Brücke.

Bei dieser Abklärung sammelt der Therapeut Informationen aus einer Vielzahl von Quellen: aus der Beobachtung des Kindes in der Interaktion mit den Eltern oder anderen Bezugspersonen; eventuellen kognitiven und sensomotorischen Einschätzungen, Elternberichten zur Entwicklungsgeschichte des Kindes und aus Erziehungspraktiken sowie dem sozialen Hintergrund und kulturellen Nischen. Der Prozess hat bis jetzt – egal wie unangenehm die Kommunikation möglicherweise für die beteiligten Personen war – zu einem gewissen Grad durch die empathische Atmosphäre Erleichterung gebracht und öffnet eine kleine Tür für ein Umdenken. Der Therapeut hat die Gefühle der Unzufriedenheit, Resignation, Wut und Frustration in sich aufgenommen – er stellte sich als Container zur Verfügung. Er hat die negativen Gefühle erst einmal in sich aufgenommen, was

Entlastung ermöglicht und die schwierige Situation erträglicher macht. Dies eröffnet die Chance, die Ebene und die Perspektive zu ändern. Psychoedukativ werden wichtige Elemente der psychischen Entwicklung – an die kognitive Kompetenz der Eltern angepasst – eingeführt. Von großer Bedeutung ist dabei die Vermittlung des Sachverhaltes, dass zukünftige Regulierungs- und Bindungsverhaltensweisen des Kindes von *außen* erfahren werden müssen, um entsprechende innere Kompetenzen entwickeln zu können. Wichtig sind ebenfalls Informationen zur jeweiligen Entwicklungsphase mit ihren Entwicklungsaufgaben, um mit den Eltern gemeinsam jene Elemente herauszufinden, wo die kindliche Entwicklung zum Stillstand gekommen ist – mit einem gemeinsamen Verstehen, warum dieser gerade zu einem bestimmten Zeitpunkt in einem bestimmten Lebensabschnitt passierte. Sehr oft trägt eine derartige Entwicklungsanleitung dazu bei, scheinbar pathologische Phänomene zu entschärfen. Durch diese neue Sicht wird symptomatisches Verhalten besser verständlich, und ein Perspektivenwechsel kann erreicht werden. Häufig ist in dieser Evaluierungsphase dies der Moment, in dem die Kinder sich aus der körperlichen Nähe zu den Eltern lösen und konzentriert mit dem angebotenen Spielmaterial zu spielen beginnen – zuweilen zum ersten Mal in ihrem Leben. Es ist, als ob sie erspürten, dass es nun bei den Eltern liegt, ihren psychischen Zustand zu verstehen. Dieser Teil des therapeutischen Gesprächs wird von den Eltern meist als Entlastung erfahren: Sie bekommen einen gewissen Abstand von den Problemen, und der Blick wird nach vorne in Richtung Entwicklung geöffnet. Dies verringert Scham und Schuld, weil »nicht zu wissen« nicht so unerträglich ist wie »etwas falsch zu machen« aufgrund psychischer Defizite. Die Eltern erkennen, wie wichtig sie sind, um den familiären oder persönlichen Hintergrund des täglichen Lebens zu erhellen, und nur durch diese Zusammenarbeit kann der Therapeut versuchen, notwendige *neue* Elemente in das therapeutische Milieu einzuführen, was dem belasteten Kind dazu verhelfen soll, dem Entwicklungsstillstand zu entkommen. Dieses ähnelt dem Prinzip von »Unterbrechung und Wiederherstellung« (Beebe & Lachmann 2004 [1994]). Mit diesem Ansatz kann auch der psychische Hintergrund der Eltern einfacher untersucht werden. Schuld und Scham können in die Vergangenheit oder in das gegenwärtige Leben externalisiert werden, was freier für reifere Sorgen und daher Einfühlungsvermögen und die Bereitschaft zur Regulation macht, die so oft nicht aufgebracht werden kann, wenn die Eltern wütend sind und sich verletzt ihrem »bösen« Kind verweigern. Sie fangen an, ihre Übertragung auf das Kind von seiner Realität zu trennen, und können seinen eigenen Schmerz sehen (Novick & Novick 2009 [2005], S. 41). Ein Vater äußerte sich in diesem Zusammenhang dahingehend: »Wenn ich meinen Jungen in solchen Momenten als überfordert wahrnehme, muss ich ihm doch auf eine andere Weise helfen, als wenn ich denke, dass er ein böser Junge ist, der mich provozierend nur wütend machen will.«

Dies eröffnet die Möglichkeit, mit den Eltern über ihre eigenen Nöte in Bezug auf ihr Kind zu sprechen, über ihre Lebensumstände, ihre eigene Lebensgeschichte als Kind. Zur gleichen Zeit spielen die meisten Kinder vertieft und konzentriert in ihrer eigenen Welt – wie oben erwähnt – und setzen damit zumeist ihre eigene Verarbeitung der Probleme symbolhaft ins Bild. Gleichzeitig realisieren sie diesen interpersonellen Ansatz und zudem die Einstellung und das Verhalten des Therapeuten. Sie erkennen, wie die Eltern in ihrer Gegenwart in ihren eigenen Bedürfnissen reguliert werden, und in dieser Atmosphäre von Einfühlungsvermögen und Wohlwollen können alle entspannen; sie bekommen eine gesunde Distanz zu einander, was ihnen hilft, sich wirklich näher zu kommen. Das sind Momente von Wohlfühlen und Sicherheit, in denen Angst schwindet und Ruhe einkehrt. Das Kind lernt und profitiert von der unmittelbaren Beobachtung der fürsorglichen Art, mit der der Therapeut die Eltern respektvoll behandelt (Lieberman & Van Horn 2008, S. 90). Der Therapeut versucht, die Eltern zu stützen und verhilft ihnen, das schwierige Verhalten des Kindes als Ausdruck intensiver und unkontrollierbarer Emotionen zu verstehen. Der Therapeut hat den Eltern zu vermitteln, dass er ihre Gefühlserregung erspürt. *Affekt-Sharing als Beziehungserfahrung tritt nur auf, wenn der Patient/die Eltern dies bewusst erleben.* Dies kann durch eine unmittelbare spontane, von Herzen kommende Erklärung, durch eine spezifische Art zu sprechen oder sogar durch eine subtil veränderte Körperhaltung ausgedrückt werden. Dies führt zu einer empathischen Verbundenheit, die Eltern und Kind ermutigt, den Kontakt zu vertiefen. Dieses therapeutische Bestreben trägt auch dazu bei, die beschädigten emotionalen Wahrnehmungen und Interaktionen neu zu betrachten; eine verbesserte Affektregulation sowie entwicklungsgerechtere Interaktionen werden möglich. Das langfristige Ziel besteht darin, die Eltern und das Kind mit jenen psychischen Ressourcen auszustatten, um eine Beziehung aufrechtzuerhalten, in der nach der Beendigung der Behandlung die Eltern als effektive Beschützer und Führer in der Entwicklung ihrer Kinder fungieren (Lieberman & Van Horn 2008, S. 64).

Die therapeutische Gegenübertragung ist wie ein großer Receiver, um die Signale, Zeichen und nonverbale Elemente der bewussten und unbewussten Kommunikation einzufangen. In besonderen Fällen ist es notwendig, die Sitzung per Video aufzunehmen, um mehr Details dieser Protokonversation zu erfassen – allein oder mit den Eltern. Meistens haben die Eltern aber genug damit zu tun, die neuen Erkenntnisse, die ihnen bewusst werden, zu verarbeiten. Ein Blick wurde in die Zukunft geworfen, und gemeinsam wird ein Weg zu finden versucht. Dabei wird die Vergangenheit, die zweifellos wichtig ist, nicht aus dem Sinn verloren. Ressourcen und mögliche Lösungen werden auf ihre Verwendbarkeit überprüft, und der Therapeut dient als Führer einer »Seilschaft« in einem manchmal sehr rauen Gebirge. Es ist seine Aufgabe, einen Raum für Sicherheit zu schaffen – für den Patienten und seine Eltern. Er weiß, dass jede Phase ihre Entwicklungsaufgaben hat und von vorherigen Phasen beeinflusst wird. Der Therapeut arbeitet an der Wiederherstellung der Eltern-Kind-Beziehung als eine lebenslange positive Ressource für beide Parteien (Novick & Novick 2009 [2005], S. 17).

5.9 Abschließende Bemerkungen

Als Anna Ornstein im Jahr 1976 die kindzentrierte Familienbehandlung konzeptualisierte, stand sie auf den Schultern des Giganten Winnicott und dem Konzept der analytischen Selbstpsychologie Kohuts. Die Säuglings-/Bindungs- und Affektregulationsforschung war noch in den Babyschuhen, und dennoch entwickelte sie einen therapeutischen Ansatz, der ohne Reibungsverlust die Fortschritte dieser wachsenden wissenschaftlichen Forschung integrieren konnte. Die Analytische Selbstpsychologie, die Bindungs- und Affektregulationstheorie tragen im innersten Kern das Konzept der Regulation innerer Spannungszustände – vom frühen Beginn des Lebens an über die ganze Lebensspanne. Dieser therapeutische Ansatz erweist sich daher nicht nur bei Babys, sondern auch bei Kindern, Jugendlichen und ihren Eltern als die Lebens- und Entwicklungsqualität höchst effektiv beeinflussend.

Seit mehr als 25 Jahren arbeite ich mit diesem Konzept. Etwa ein Drittel der Patienten fühlt sich nach der ersten Sitzung entlastet und kommt weiter alleine zurecht. Ein zweites Drittel braucht zwei bis fünf Sitzungen, und das letzte Drittel benötigt eine psychodynamische/psychoanalytische Therapie mit einem auf ihre Problemlage abgestimmten Konzept. Mit beginnender Adoleszenz brauchen die Heranwachsenden sehr oft einen von den Eltern abgegrenzten Raum, doch gilt es auch hier immer wieder, dass die gemeinsam entwickelten Einsichten und die damit einhergehenden Veränderungen in ihrer Lebenswelt den Eltern übersetzt werden müssen, da das wesentliche emotionale Geschehen noch lange in die Entwicklungsjahre hinein im familiären Raum liegt.

Auf diese Art zu arbeiten – mit den Eltern als Co-Therapeuten (wie Winnicott es vorgeschlagen hat) –, ermöglicht es, vielen Patienten helfen zu können: angepasst an die Entwicklungsbedürfnisse der Hilfesuchenden; manchmal mit einer Sitzung im Monat, manchmal in noch größeren Abständen. Einige Patienten – alleine oder mit einem Familienmitglied – benötigen Sitzungen ein- oder zweimal pro Woche. Dieses Konzept eröffnet die Möglichkeit, sich den vom Patienten ausgehenden Entwicklungsbedürfnissen anzupassen. Da nicht jeder sich meldende Hilfesuchende ein »Dauerpatient« wird, da vielmehr Ressourcen und entwicklungsorientierte Entwicklungsstagnationen gelockert werden können, erlaubt dieser therapeutische Alltag, eine »Versorgungspsychoanalyse« anzubieten – eine derzeit immer lauter geäußerte Notwendigkeit zur Bereitstellung zügiger psychodynamisch-therapeutischer Versorgung.

Literatur

Ainsworth, M.: (1969): Object Relation, Dependency and Attachment. A Theoretical Review of the Infant-Mother Relationship. In: Child Development 40, S. 969–1025.

Beebe, B. & Lachmann, F. (2004 [1994]): Representation and Internalisation in Infancy. Three Principles of Salience. In: Psychoanalytic Psychology 11, S. 127–165. Dt.: Repräsentation und Verinnerlichung im Säuglingsalter. Drei herausgehobene Prinzipien. In: Beebe, B. & Lachmann, F.: Säuglingsforschung und die Psychotherapie Erwachsener. Stuttgart (Klett-Cotta) 2004, S. 163–206.

Bowlby, J. (1969): Attachment and Loss. Bd. 1: Attachment. New York (Basic Books). Dt.: Bindung. Übers. von G. Mander. München (Kindler) 1975/ Basel (Reinhardt) 2006.

Bowlby, J. (1976 [1973]): Attachment and Loss. Bd. 2: Separation, Anxiety and Anger. New York (Basic Books). Dt.: Trennung. Psychische Schäden als Folgen der Trennung von Mutter und Kind. Übers. von E. Nosbüsch. München (Kindler) 1976.

Bowlby, J. (2006): Bindung. München (Ernst Reinhardt).

Bowlby, R. (2012): Einleitung. In: Rass, E. (Hrsg.): Allan Schore. Schaltstellen der Entwicklung. Stuttgart (Klett-Cotta), S. 11–16.

Cohen, Chezzi (2014): Die zweite Geburt. DVD. Ärztliche Akademie für Psychotherapie von Kindern und Jugendlichen e. V. München; Bilderfest GmbH. In: Das traumatisierte Kind. Frankfurt a. M. (Brandes & Apsel).

Eisenberg, L. (1995): The Social Construction of the Human Brain. In: American Journal of Psychiatry 152, S. 1563–1575.

Fraiberg, S., Adelson, E. & Shapiro, V. (2003 [1980]): Ghosts in the Nursery. A Psychoanalytic Approach to the Problems of Impaired Infant-Mother Relationships. In: Fraiberg, S. (Hrsg.): Clinical Studies in Infant Mental Health. New York (Basic Books), S. 164–196. Dt.: Gespenster im Kinderzimmer. Probleme gestörter Mutter-Säugling-Beziehungen aus psychoanalytischer Sicht. In: Analtische Kinder- und Jugendlichen-Psychotherapie, Jg. 4, Bd. 34, Heft 120, 2003, S. 465–569.

Freud, A. (1971 [1965]): Normality and Pathology in Childhood. New York (International Universities Press). Dt.: Wege und Irrwege in der Kinderentwicklung. Stuttgart (Klett-Cotta) 1971.

Fürstenau, P. (2001): Psychoanalytisch verstehen. Systemisch denken. Suggestiv intervenieren. Stuttgart (Klett-Cotta).

Knappe, S., Müller, N., Härtling, S. (2013): Der Einbezug von Eltern in die ambulante Kinder- und Jugendlichenpsychotherapie. Status quo, Nutzen und Barrieren aus Sicht niedergelassener Psychotherapeuten in Sachsen. In: Psychotherapeutenjournal 3, S. 246–252.

Kohut, H. (1973 [1971]): The Analysis of the Self. New York (Internat. Univ. Press). Dt.: Narzißmus. Eine Theorie der psychoanalytischen Behandlung narzißtischer Persönlichkeitsstörungen. Frankfurt a. M. (Suhrkamp) 1973.

Lieberman, A. & Van Horn, P. (2008): Psychotherapy with Infants and Young Children. New York (The Guilford Press). Dt.: Psychotherapie mit Babys und Kleinkindern. Übers. von M. Moll, Frankfurt a. M. (Brandes & Apsel) 2016.

Novick, K.; Novick, J. (2009 [2005]): Working with Parents Makes Therapy Work. Oxford (Rowman & Littlefiel). Dt.: Elternarbeit in der Kinderpsychoanalyse. Frankfurt a. M. (Brandes & Apsel) 2009.

Ornstein, A. (1981 [1976]): Making Contact with the Inner World of Child. Towards a Theory of Psychoanalytic Psychotherapy with Children. In: Comprehensive Psychiatry 17, S. 3–30. Dt.: Die Herstellung des Kontaktes mit der inneren Welt des Kindes. In: Familiendynamik 2, Heft 4 (1977), S. 282–315 (Wiederabdruck: In: Biermann, G. (Hrsg.): Handbuch der Kinderpsychotherapie, Bd. 4. München (Ernst Reinhardt) 1981, S. 13–41).

Ornstein, A. & Ornstein, P. (1994 [1985]): Parenting as a Function of the Adult Self. A Psychoanalytic Developmental Perspective. In: Anthony, J. & Pollock, G. (Hrsg.): Parental Influences in Health and Disease. Boston (Little Brown and Co.). Dt.: Elternschaft als Funktion des Erwachsenenselbst. Eine psychoanalytische Betrachtung der Entwicklung. In: Kinderanalyse 2, Heft 3, 1994, S. 351–376.

Ornstein, A. & Rass , E. (2014): Kindzentrierte psychodynamische Familientherapie. Gießen (Psychosozial).

Parkes, C., Stevenson-Hinde, J. & Marris, P. (2006): Attachment Across the Life Cycle. London/New York (Routledge).

Rass, E. (Hrsg.) (2012): Allan Schore. Schaltstellen der Entwicklung. Stuttgart (Klett-Cotta).

Rass, E. (2016): Die Bedeutung der affektregulatorisch- und bindungsgeleiteten Elternarbeit in einer kindzentrierten psychodynamischen Familientherapie. In: Bründl, P., Endres, M. & Hauser, S. (Hrsg.): Elternschaft. Klinische und entwicklungspsychologische Perspektiven (Jahrbuch der Kinder- und Jugendlichen-Psychoanalyse 5). Frankfurt a. M. (Brandes & Apsel), S. 146–164.

Schore, A. N. (1991): Early Superego Development. The Emergence of Shame and Narcissistic Affect Regulation in the Practicing Period. In: Psychoanalysis and Contemporary Thought 14, S. 178–250. Dt.: Die frühe Überich-Entwicklung. Das Auftauchen von Scham und die narzisstische Affektregulierung in der Übungsphase. In: Rass, E. (Hrsg.): Allan Schore. Schaltstellen der Entwicklung. Stuttgart (Klett-Cotta) 2012, S. 37–86.

Schore, A. N. (1994): Affect Regulation and the Origin of the Self. Hillsdale, New Jersey (Lawrence Erlbaum Associates).

Schore, A. N. (2007 [2003]): Affect Regulation and the Repair of the Self. New York/London (W. W. Norton & Company). Dt.: Affektregulation und die Reorganisation des Selbst. Übers. von E. Rass. Stuttgart (Klett-Cotta) 2007.

Schore, A. N. (2012): The Science of the Art of Psychotherapy. New York/London (W. W. Norton & Company).

Slade. A. & Cohen, L. J. (2002 [1996]): The Process of Parenting and the Remembrance of Things Past. In: Infant Mental Health Journal 17, S. 217-238. Dt.: Elternschaft als Prozess und die Erinnerung an Vergangenes. In: Selbstpsychologie 7, S. 83–111, 2002.

Tsiantis, J. (Hrsg.) (2000): Work with Parents. Psychoanalytic Psychotherapy with Children and Adolescents. London (Karnac).

Winnicott, D. (1973 [1971a]): Therapeutic Consultations in Child Psychiatry. London (Karnac). Dt.: Die therapeutische Arbeit mit Kindern. München (Kindler) 1973.

Winnicott, D. (1973 [1971b]): Playing and Reality. London (Tavistock). Dt.: Vom Spiel zur Kreativität. Übers. von M. Ermann. Stuttgart (Ernst Klett) 1973.

Winnicott, D. (2002 [1965]): Maturational Processes and the Facilitating Environment. London (Hogarth Press). Dt.: Reifungsprozesse und fördernde Umwelt. Übers. von G. Theusner-Stampa. Gießen (Psychosozial) 2002.

Wolf, E. (1996 [1988]): Treating the Self. Elements of Clinical Psychology. New York/London (Guilford Press). Dt.: Theorie und Praxis der psychoanalytischen Selbstpsychologie. Übers. von W. Milch & I. Hilke. Frankfurt a. M. (Suhrkamp) 1996.

KAPITEL 6

Jungen im Abseits – Mädchen im Erfolg? Geschlechterspezifische Herausforderungen im familiären und außerfamiliären Kontext

Statements wie »Mehr Chancen für die Jungen!« (so Beuster 2006), oder »Ein Tag für die Kerle!« (ein Gespräch mit der Familienministerin Schröder, April 2010) oder »Die neuen Prügelknaben« (Etzold 2002) lenken die Aufmerksamkeit der Öffentlichkeit auf ein Problemfeld, das sowohl die familiäre als auch die institutionalisierte Erziehung mit Anforderungen und Fragen konfrontiert, auf die es in absehbarer Zeit Lösungen und Antworten geben muss, da nach der Förderung und Emanzipation der Mädchen und Frauen nun beim männlichen Geschlecht ganz spezifische Eigentümlichkeiten in einem neuen Licht sichtbar werden. Buchtitel, wie z. B. »Heldendämmerung« (Scheu 2010), verweisen auf problematische Aspekte, die die Gleichberechtigung mit sich gebracht hat und nun in wichtigen Lebensbereichen in eine neue Ungleichheit – dieses Mal ist das männliche Geschlecht betroffen – zu münden drohen. Da die Bedingungen des Aufwachsens immer von den Erwachsenen geprägt und gestaltet werden, gilt es, das vorhandene Wissen sowohl in das private als auch in das institutionalisierte pädagogische Handlungsfeld einzubringen. Damit besteht für die Erwachsenenpädagogik ein nicht mehr zu umgehendes Aufgabenfeld.

6.1 Bestandsaufnahme

Jungen sind in den vergangenen Jahren verstärkt ins Blickfeld der psychologischen und pädagogischen Aufmerksamkeit gerückt. Sie scheinen zum Problem geworden zu sein. Schon im Kindergartenalter wirken sie mal rüde, mal überempfindlich; sie verhalten sich, wie frühere Kindergenerationen dies erst in der Pubertät taten. Sie sind wild, scheinbar hyperaktiv und ungesteuert. Das Thema »Jungen« ist sowohl in den Medien als auch in der Wissenschaft immer präsenter, und mehr und mehr Bücher und Aufsätze erscheinen dazu im wissenschaftlichen und populären Schrifttum (z. B. Tast & Romberg 2003; Beuster 2006; Sax 2007; Pinker 2008; Sauter 2008; Schröder & Spiewak 2010; Brinck 2010). Von einer »Krise der Jungen« (Dammasch 2008) oder sogar »Jungenkatastrophe« (Beuster 2006) ist dabei die Rede.

Hinter diesem Phänomen verbirgt sich bei näherer Betrachtung eine andere Krise. Das Männliche per se ist in die Diskussion und Kritik gerückt, und dabei spielt sich eine historisch bislang beispielslose kritische Auseinandersetzung bis hin zu einer starken Abwertung ab (vgl. Matzner & Tischner 2008, S. 9). In dieser zweifelsohne notwendigen Diskussion zum Thema »Männlichkeit«, aus dem sich die Thematisierung von Mann, Vater, Väterlichkeit, männliches Kind und männlicher Jugendlicher herauskristallisiert, ist es nicht einfach, die Spreu vom Weizen zu trennen.

Während die Thematik »Frau« und »Mutter« in den vergangenen 50 Jahren auf eine breit gefächerte Beachtung zurückblickt, finden die Themen »Mann«, »Vater«, »Väterlichkeit« sowie das Thema »Jungen« erst seit dem vergangenen Jahrzehnt eine größere Beachtung. Insbesondere der Neurobiologie gelang es, geschlechtsspezifische Unterschiede aufzuzeigen. Zudem konnte die sich anders entwickelnde psychische Disposition der Geschlechter sorgfältig entlang der Evolution bearbeitet werden (vgl. Bischof-Köhler 2002; Bischof-Köhler 2008).

Die starke Aufmerksamkeit, die männliche Heranwachsende seit geraumer Zeit in der Forschung und Bildungspolitik finden, ist vor allem durch die internationalen Schulleistungsstudien angeregt worden. Viele Berichte (z.B. PISA) verweisen dezidiert darauf, dass die Mädchen die Jungen in vielen Bildungsbereichen inzwischen überflügelt haben (Schultheis 2008, S.366). NC-relevante Fächer werden verstärkt von jungen Frauen studiert, da ihre Abiturabschlussnoten den diesbezüglichen Notenerfordernissen eher entsprechen. Generell fallen schulische Leistungen und Schulabschlüsse zu Ungunsten der Jungen aus. Doch lässt das aktuelle Interesse an den Leistungsdefiziten der Jungen vergessen, dass es sich hier um kein neues Problem handelt. Historisch gesehen zeigen Jungen seit jeher schwächere schulische Leistungen, was aber früher nie als Jungenproblem behandelt worden war. Bis in die 1970er ist zurückverfolgbar, dass Jungen in Sonderschulen überrepräsentiert, im Primär- und Sekundarstufenbereich stärker von Klassenwiederholungen betroffen und insgesamt die schlechteren Schüler sind (Schultheis 2008, S.367). Die Tendenz der Jungen, Schule als Zeitverschwendung zu erachten, wird bereits in der Einstellung von »Tom Sawyer« liebevoll dargestellt. Auch Astrid Lindgren beschreibt in »Michel aus Lönneberga« sensibel nachempfunden die Psyche eines Jungen voller intuitiver Einfälle, die in den Augen der Erwachsenen im Wesentlichen Unfug bedeuten (Singer 2008, S.95). Es scheint der nun sichtbar werdende »Erfolg« der Frauen und Mädchen zu sein, der das schon seit vielen Jahren in der Bildungsforschung vorhandene Wissen, dass Jungen leistungs- und bildungsschwächer hinter den Mädchen liegen, für alle sichtbar macht. Durch länderübergreifende Schuluntersuchungen wird deutlich, dass Jungen scheinbar sozialisatorisch für die Erfordernisse der Moderne – egal, ob es um Bildung, um Beziehungsgestaltung oder um Beruf geht – schlechter ausgestattet sind. Schon seit Jahrzehnten ist bekannt, dass Jungen psychotherapeutische und psychiatrische Ambulanzen und Erziehungsberatungen wegen ihrer störenden externalisierten Verhaltensauffälligkeiten weitaus zahlreicher füllen als Mädchen (vgl. Schultheis 2008; Pinker 2008) und dass junge Männer mehr Autounfälle verursachen und häufiger in kriminelle Delikte verwickelt sind (Klawitter et al. 2008, S.62). Dieses nun deutlicher ins Bewusstsein der Verantwortlichen geratene Wissen führt zwangsläufig und konsequenterweise zu der Erforschung der dahinterliegenden Gründe.

6.2 Multidisziplinäre Erkenntnisfortschritte zu den Geschlechterunterschieden

Die Frage, ob geschlechtsspezifische Verhaltensunterschiede in erster Linie genetisch programmiert oder durch Erziehung sozial erworben sind, führt immer noch zu Grabenkämpfen, obwohl die inzwischen vorhandenen multidisziplinären Erkenntnisfortschritte zu diesem Thema neue begehbare Wege eröffnen (vgl. Baron-Cohen 2004 [2003]; Jones 2003 [2002]; Strüber 2008; Hüther 2008; Hüther 2009). Man sollte sich demnach hüten, traditionelle Rollenvorstellungen als unreflektiert übernommene Stereotype zu verdammen, denn es gibt sowohl lebensbejahende Rollenvorstellungen – z. B. dass der Vater mit seiner Körperkraft die Familie schützt – als auch solche, die schädlich und entwicklungshemmend sind – z. B. die Frau als Heimchen am Herd. In der Folge der vorherrschenden Besetzung dieses Themas durch die Sozialwissenschaften galten lange Zeit Sozialisationseinflüsse als allein verantwortlich für die Entstehung geschlechtstypischen Verhaltens. Obwohl derartige Effekte zweifelsohne eine Rolle spielen, kann die Bedeutung evolutionär erworbener geschlechtsspezifischer Verhaltensdispositionen nicht länger geleugnet werden. Es ist davon auszugehen, dass den Geschlechtsunterschieden im Verhalten immer eine Wechselwirkung zwischen Anlage- und Umweltfaktoren zugrunde liegt. In der dominierenden Gendertheorie wird das Geschlecht als biologische Tatsache durch einen simplen Trick aus dem Verkehr gezogen. Es wird durch das vermeintlich ausschließlich erlernte »soziale Geschlecht« ausgetauscht, während das biologische Geschlecht fortan nicht mehr relevant ist (vgl. Matzner & Tischner 2008, S. 12; Bischof-Köhler 2008; Strüber 2008). Das biologische Geschlecht wird somit zur »sozialen Konstruktion« erklärt. Doch erlaubt die von (vor allem feministischen) Erziehungs- und Sozialwissenschaftlern wenig geschätzte Evolutionstheorie einen Blick auf die gattungsgeschichtlichen Wurzeln geschlechtstypischen Verhaltens, die viele Tausende von Generationen zurückreichen, was in seiner Bedeutung die relativ kurze Kultur- und Zivilisationsgeschichte des Menschen weit überwiegt (Matzner & Tischner 2008, S. 12). »Die genetischen Unterschiede zwischen Männern und Frauen stellen alle anderen Unterschiede im menschlichen Genom in den Schatten« (Page zitiert nach: Brinck 2005, S. 33). Eine Betrachtung der Geschlechterdifferenz kann heute nicht mehr von einer Wissenschaftsdisziplin alleine geleistet werden. Vor dem Hintergrund neuer biowissenschaftlicher Erkenntnisse muss ein interdisziplinärer Zugang erfolgen.

6.3 Geschlechtstypische Verhaltensweisen

Szene 1

Frühlingsszene im Park: Eine Mutter schlendert mit ihrem etwa eineinhalb Jahre alten zweigeschlechtlichen Zwillingspärchen über eine Wiese. Während das kleine Mädchen ein Gänseblümchen entdeckt hat und sich niederbeugt, um es zu pflücken, vertreibt ihr kleiner Bruder schreiend und jagend eine grasende Ente.

Szene 2

Kinder in einem spanischen Hotel: Eine Großmutter steht mit einem etwa zwei Jahre alten zweigeschlechtlichen Zwillingspärchen vor einem Fahrstuhl, dessen Knopf sie gedrückt hat. Der Fahrstuhl kommt, die Tür geht auf und ein Wäscheboy des Hotels schiebt auf einem großen rollenden Gestell einen Berg von Handtüchern aus dem Fahrstuhl heraus. Der Wagen rattert lärmend über den Betonboden. Die Großmutter mit den beiden Enkelkindern an der Hand will in den Fahrstuhl einsteigen. Doch der kleine Junge reißt sich los, um fasziniert und freudig erregt hinter dem Wäscheboy mit seinem lärmenden Rollgestell herzurennen – das Geschimpfe seiner Großmutter nicht beachtend –, während die Schwester immer noch brav an deren Hand ist.

Bestimmte geschlechtstypische Verhaltensweisen sind bereits von Geburt an nachweisbar: Jungen sind sogar schon im Mutterleib aktiver, vom ersten Lebenstag an impulsiver, störbarer, schlechter zu beruhigen, emotional rascher aufgedreht und schnell auch einmal überdreht. Gleichzeitig sind sie mit sechs Monaten durchsetzungsorientierter, nehmen anderen Kindern schneller ein Spielzeug weg, während gleichaltrige Mädchen das weniger tun. Jungen sind schon in dieser frühen Zeit explorativer, nähern sich eher einem neuen Spielzeug und lassen sich von Unbekanntem nicht so leicht ängstigen. Die Vorliebe für alles Technische und für alles, was irgendwie (mehrdimensional) funktioniert, zeigt sich bereits bei Zehn- bis Zwölfmonatigen. Schon früh lassen sich die Vorliebe für spielerisches Raufen und eine Tendenz zu riskanten Verhaltensweisen erkennen. Impulsiv müssen sie ausprobieren, ohne dass die damit verbundenen Gefahren gesehen werden (no risk – no fun!) (Bischof-Köhler 2008, S. 19; Singer 2008, S. 87). Kleine Jungen entwickeln schon von klein auf im motorisch und körperlich agierten Spannungsfeld von Begrenzung und Grenzüberschreitung ihre Identität, was nicht nur ihre Interaktion mit anderen Kindern, sondern auch mit Erwachsenen prägt.

Mädchen sind von Geburt an emotional ausgeglichener, leichter zu beruhigen, zeigen häufiger und längeren Blickkontakt und bevorzugen schon in den ersten Lebenstagen ein menschliches Gesicht, während Jungen eher vom Anblick sich bewegender Gegenstände angezogen werden (Bischof-Köhler 2008, S. 19). Untersuchungen belegen, dass schon Neugeborene, deren Geschlecht dem Wissenschaftler unbekannt war, unterschiedlich reagierten: Den Babys wurde ein lächelndes Gesicht und ein anderes Mal ein Mobile gezeigt. Deutlich war, dass die Jungen Mobiles und die Mädchen hingegen Gesichter bevorzugten (Baron-Cohen 2004 [2003]). Weiter ist zu beobachten, dass neugeborene Mädchen auf das Schreien anderer Babys häufiger als Jungen mit Gefühlsansteckung reagieren, was auf ihre spätere Neigung hindeuten könnte, in stärkerem Ausmaß sich mitfühlend zu verhalten. Schon als Einjährige spielen sie am liebsten mit Stofftieren und Puppen und überhaupt mit Objekten, die eine pflegerische Aktivität ermöglichen. Diese Vorliebe der Mädchen ist kulturübergreifend und tritt auch in Kulturen auf, in denen Kinder keine vorgefertigten Spielsachen erhalten, sondern sich diese selbst zurecht machen (Bischof-Köhler 2008, S. 19). Dahingegen zeigen zwölf Monate alte Buben kaum Interesse an Puppen, selbst wenn sie ihnen vom Vater angeboten werden (Bischof-Köhler 2008, S. 12). Offensichtlich wird damit, dass selbst sehr junge Kinder an geschlechtsbezogenen Ausrichtungen festhalten.

Der unmittelbare motorische Erkundungsdrang und das weniger mittelbare Nachvollziehen bleiben auch weiter im Kindesalter bestehen; und so schießen die Jungen lieber mit Pistolen und Fußbällen, als in Ruhe zu malen oder zu lesen. Ihre Rivalitäten tragen sie lieber konkret und körperlich und weniger sprachorientiert aus. Sie attribuieren Erfolge vorzugsweise auf das eigene Können, Misserfolge eher auf äußere Umstände oder (scheinbar) mangelnde Anstrengung. Wenn sie erfolgreich sind, liegt es natürlich am eigenen Können, wenn es nicht klappt, sind andere schuld. Später sehen sie lieber Horrorfilme, als dass sie Pferdebücher lesen. Wenn Erstklässler auf den Schulhof strömen, neigen die Mädchen selbst nach 30 Jahren bemühter geschlechtergerechter Erziehung zu eher gesitteten Spielen, halten Händchen, schnattern viel und geben sich wichtig. Derweil rotten sich die Jungen zu Bolzgemeinschaften zusammen, brüllen, rennen und rempeln (vgl. Brinck 2005). Das bubenhaft-männliche Herangehen nimmt Zerstörung gelegentlich in Kauf. (»Müssen denn Buben immer alles kaputt machen?«) Bei dieser impulsiven Jungennatur spielen auch moralische Überlegungen keine Rolle: Dass bei einer derben »Schandtat« wie der Zerstörung eines Briefkastens nebenbei auch wichtige Post vernichtet werden könnte, wird erst im Nachhinein realisiert. (»Es war getan eh es gedacht [...]«, so Goethe zuvor in anderem Zusammenhang).

Es kann heute als gesichert gelten, dass Geschlechtsunterschiede im Verhalten auch mit entsprechenden Unterschieden in der Struktur und/oder der Funktionsweise des männlichen und weiblichen Gehirns einhergehen. Da das Gehirn unser Fühlen, Denken und Handeln steuert, hält die Hirnforschung immer stärker Einzug in die Untersuchung geschlechtsspezifischer Unterschiede. Mittlerweile existiert eine Fülle von Erkenntnissen über strukturelle, chemische und funktionelle Unterschiede zwischen dem weiblichen und dem männlichen Gehirn. Das zunehmende Interesse an diesen Ungleichheiten liegt darin begründet, dass sich Geschlechtsunterschiede im

Hirn keineswegs nur auf jene Regionen beschränken, die mit dem Fortpflanzungsverhalten zu tun haben. Vielmehr sind auch Strukturen betroffen, die mit verschiedenen Aspekten des Denkens, Fühlens und Handels befasst sind, sodass die Befunde für zahlreiche Anwendungsbereiche und insbesondere im pädagogischen Kontext von großer Bedeutung sind.

Die Tatsache, dass Geschlechtsunterschiede im Verhalten eine hirnbiologische Grundlage haben, wird fälschlicherweise oft mit Unveränderlichkeit gleichgesetzt. Männliche und weibliche Gehirne unterscheiden sich zwar in vielen Aspekten, aber die Lernfähigkeit ist davon nicht betroffen. Diese Lernfähigkeit ist jedoch die Voraussetzung dafür, bestehende Unterschiede in den unterschiedlichen Fähigkeiten ausgleichen zu können. Um von einer prinzipiellen Lernfähigkeit Gebrauch machen zu können, muss man aber auch lernen wollen. In Anbetracht der seit mehreren Jahren im Vergleich zu den Mädchen stetig abfallenden Schulleistungen der Jungen scheint somit besonders das männliche Geschlecht vor Motivationsproblemen zu stehen.

Kleine Jungen kommen im Durchschnitt bereits empfindlicher und verletzbarer auf die Welt als Mädchen; sie geraten dadurch zwangsläufig in Gefahr, durch die Probleme, mit denen sie nach der Geburt konfrontiert werden, stärker als die Mädchen verunsichert und verängstigt zu werden. Dies bedeutet, dass sie von Anfang an größere Schwierigkeiten bei der Aneignung und neuronalen Verankerung komplexer Denk-, Gefühls- und Verhaltensmuster haben. Was unter diesen Umständen in ihrem Gehirn mit größerer Wahrscheinlichkeit aktiviert werden kann, sind einfachere, zum Teil schon vorgeburtlich angelegte, stärker durch die Wirkung genetischer Programme herausgeformte Verschaltungsmuster. Im Lebensalltag heißt das, dass schon kleine Jungen angesichts einer neuen, von ihnen zu bewältigenden Herausforderung mit einer größeren Wahrscheinlichkeit als kleine Mädchen auf präformierte Muster, z. B. auf die Aktivierung einfacher motorischer Leistungen, zurückgreifen bzw. zurückfallen (Hüther 2008, S. 35). Sie sind in Situationen, die Spannung jedweder Art hervorrufen – d. h. z. B. freudige Aufregung, Unmut, Langeweile, Ärger, Angst –, lange Zeit auf die erregungsregulierende Hilfe ihrer Fürsorgepersonen angewiesen, um auf die Dauer die Fremdregulation in eine Selbstregulation überführen zu können. Diverse Studien zeigen zudem, dass der zeitliche Ablauf der Gehirnentwicklung bei Jungen und Mädchen unterschiedlich ist. Die verschiedenen Gehirnfunktionen bei Jungen und Mädchen entwickeln sich in unterschiedlicher Reihenfolge und Geschwindigkeit (Hanlon et al. 1999), was z. B. zur Folge hat, dass die meisten fünfjährigen Mädchen der zunehmenden Verschulung im Kindergartenalter eher als die gleichaltrigen Buben gewachsen sind: Sie können länger ruhig zuhören, springen nicht auf und rufen nicht dazwischen; stattdessen bringen sie feinmotorisch geschickt, sauber und geduldig Gemaltes oder Geschriebenes zu Papier (Sax 2007, S. 42).[31]

6.4 Der Vater als zweite Bindungsperson

Elternschaft – ob bei Jungen oder Mädchen – heißt, stützende Bezogenheit dem Kind gegenüber auszuüben und als Erwachsener auf die phasenabhängigen verschiedenen Beziehungs- und Entwicklungsbedürfnisse empathisch reagieren zu können. Die Erwachsenen benötigen die Fähigkeit, die Signale, die Bedürfnisse und die Entwicklungsaufgaben des Kindes wahrzunehmen und zu entschlüsseln, die beim Jungen anders gelagert sein können. Die Fähigkeit des Erwachsenen, empathisch zu sein, hängt von seiner Fähigkeit ab, sich weitgehend als abgegrenzte Person zu erleben und die eigenen Bedürfnisse nicht mit denen des Kindes zu vermischen oder zu verwechseln. Da der Heranwachsende verschiedene Stufen der Entwicklung durchläuft, sind die Eltern auch immer wieder auf diesen verschiedenen Entwicklungsstufen gefordert (Ornstein & Ornstein 1994 [1985]). Elternkompetenz umfasst viel mehr als Erziehungskompetenz, da es dabei um eine optimale Passung zwischen den

31 Nach dem Kindergartenbesuch beschwerte sich in einer Therapiestunde ein Vorschuljunge: »Immer müssen wir etwas lernen, ausmalen oder besprechen. Wann endlich arbeiten wir etwas Richtiges?!«

altersgemäßen Bedürfnissen des Kindes und der Gestaltung der kindlichen Umwelt durch die Eltern geht. Während es in der ersten Lebenszeit vor allem auf eine bindungsförderliche Eltern-Kind-Beziehung ankommt, die sich vornehmlich an den regulatorischen Bedürfnissen orientiert und somit dem Kind neben der Befriedigung zentraler psychischer Bedürfnisse ein Fundament von Urvertrauen im Sinne emotionalen und sozialen Aufgehoben-Seins vermittelt, gewinnt mit zunehmendem Alter zusätzlich der Aspekt eines aktiven und kompetenten Umgangs im Sinne von Erziehung und Bildung an Bedeutung. Zu den elterlichen Kompetenzen für diesen Prozess zählen Empathiefähigkeit, Affektregulation, Respekt, Unterstützungsbereitschaft sowie das Zugestehen individueller Eigenständigkeiten. Es gilt somit, Kindern einerseits positive Entwicklungsumwelten zu schaffen und andererseits schädliche Einflüsse fernzuhalten und potenzielle Gefahrenmomente zu entschärfen (vgl. Rass 2009).

Die Bindungsforschung zeigt, dass schon sehr kleine Kinder Beziehungen aktiv gestalten und frühzeitig zu mehreren Personen Bindungen mit differenzierten und spezifischen Qualitäten entwickeln können. Der Vater ist als zweites Bindungsobjekt eine alternative Bezugs- und Bindungsperson für das Kind und unterstützt es bei der Herstellung einer sicheren Bindung zur Mutter. Zudem ermöglicht er dem Kind ergänzend zu der Mutter-Kind-Zweisamkeit eine Konstruktion eines weiteren psychischen Systems in Form der Vater-Mutter-Kind-Dreisamkeit, womit er gleichzeitig die Individuation des Kindes fördert (Matzner 2008). Dabei sind die unterscheidenden Charakteristika des Vaters immer mehr in den Fokus der Forschung gerückt. Er geht mit dem Kind anders als die Mutter um; er unterscheidet im Umgang zwischen den kleinen Töchtern und Söhnen, während diese bei der Mutter zunächst einfach »Kinder« sind (Seiffge-Krenke 2001, S. 54). Die väterliche Betonung der spielerischen Aktivität spricht die Motorik des Kindes an; Väter stimulieren ihre Babys visuell und akustisch stärker und haben mit ihnen einen eher vehementen, zupackenden und aufregenden Körperkontakt, während die Mütter vor allem fürsorglich interagieren und auf Nähe bedacht sind. Mit Söhnen sind Väter im Spiel tendenziell wilder und direktiver und mit ihren kleinen Töchtern eher weicher, vorsichtiger und unterstützender, womit sie offensichtlich feinfühlig auf die unterschiedlichen kindlichen Bedürfnisse reagieren. Generell sind sie herausfordernder, konfrontieren eher mit Risiken und Gefahren und belassen größere Freiräume, was dem Selbständigkeitsstreben entgegenkommt (Matzner 2008, S. 317). Diese unterschiedlichen Verhaltensmerkmale von Vätern und Müttern sind partiell (wie schon zuvor beschrieben) vom biologischen Geschlecht bestimmt und – entgegen anders lautender Behauptungen – mit Blick auf eine optimale Förderung von Jungen und Mädchen nicht einfach austauschbar. Somit erhält Vater-Sein eine Bedeutung durch einen zweifachen Unterschied: Der Vater unterscheidet sich von der Mutter und er bekennt sich zur Ungleichheit der Geschlechter (Seiffge-Krenke 2004, S. 208 f.).

Väter neigen demnach zu größerer Heftigkeit und zu harmonieunterbrechenden, erregungssteigernden und waghalsigen Spielen mit ihren Säuglingen und Kleinkindern, während die Mütter eher das Gleichgewicht und die Kontinuität zu sichern suchen. Bedeutsam ist die Differenzierung, um die Fähigkeit zum Wechsel von einer engen Zweierbeziehung zu einer komplexeren Dreierbeziehung zu erwerben. Entsprechend wird dem Vater bereits für die Entwicklung der Dreisamkeit eine wichtige Funktion zugeschrieben, da er durch seinen Interaktionsstil das Kind immer wieder aus der intensiven Nähe der Mutter-Kind-Zweisamkeit entwicklungsförderlich herausholt (King 2002, S. 526).

Die Entwicklung der männlichen Identität – das Thema dieses Abschnittes – geschieht sowohl über eine Abgrenzung zur Weiblichkeit in bestimmten Situationen und Phasen als auch über die Orientierung am Vater, an anderen Männern und anderen männlichen Kindern. Der Junge versucht, die positiven und negativen Gefühle seines Vaters sowie seine Zärtlichkeit und Unterstützung zu erspüren: Wie reagiert er bei Konflikten und Problemen und wie geht er mit anderen Menschen um? Welche Fragen hat er an das Leben und wie übernimmt er Verantwortung für Beruf, Familie und Freizeit? (Vgl. Matzner 2008, S. 320).

Eine große Bedeutung wird dem Vater entwicklungspsychologisch bei den wichtigen Schritten im Individuationsprozess im zweiten Lebensjahr zugesprochen. Das Kind wird sich zunehmend der Getrenntheit von der Mutter bewusst; von ihr will man sich lösen, gleichzeitig wird die Ablösung gefürchtet; das kleine Kind sucht den Abstand, da die neu erfassbare Außenwelt zur Expansion lockt, um sich dann durch das Gewahrwerden der Getrenntheit wieder anzunähern (Mahler 1985 [1979]). In diesem schwierigen und von Ambivalenz durchzogenen Prozess spielt der Vater für beide Geschlechter eine herausragende Rolle. Von großer Wichtigkeit ist dabei die Beziehung des Paares; vor allem auch wie der jeweilige Partner das Bild des anderen in sich trägt. So ist die Beziehung von Mutter und Sohn durch das innere Bild vom Vater in der Mutter zu einer Triade erweitert, und der liebevolle Bezug zum Mann und seiner Männlichkeit fließt auch in die Liebe zum Sohn und zu seiner Männlichkeit ein. Die Mutter muss den Vater ihres Sohnes schätzen und ihn im Zusammensein mit ihrem Sohn als den willkommenen Dritten im Bunde in sich tragen. So ist der Vater auch dann anwesend, selbst wenn er körperlich nicht präsent ist. Diese zugeneigte Bejahung des Männlichen ist deshalb so wichtig, weil der Sohn eben fremdgeschlechtlich ist und die Mutter nicht einfach – wie bei der Tochter – die eigenen psychobiologischen Erfahrungsmuster als Grundlage des fantasierten und realen Zusammenseins nehmen kann (vgl. Dammasch 2008, S. 23 ff.). Da die Betreuung des Kleinstkindes im Wesentlichen durch die Mutter geschieht, wird in der Beziehung zum kleinen Sohn das positiv gefärbte Innenbild des Vaters umso wichtiger. Die Identifizierungsmöglichkeit der Mutter mit ihrem kleinen Sohn kann durch dessen Andersgeschlechtlichkeit nicht vollkommen gelingen. Daher gibt es schon sehr früh Differenzerfahrungen, die auf die Notwendigkeit des männlichen Dritten verweisen. Dringlich bedarf es daher des basalen Gemeinsamkeitsgefühls mit dem Vater, das die sich entwickelnde Männlichkeit des kleinen Sohnes schützt.

Vielen Männern ist nicht klar, welche Extremsituation Schwangerschaft und Geburt für die Frau darstellen. Indem sie ein Bewusstsein für die Bedürfnisse des Säuglings entwickeln, entlasten sie die erschöpfte Mutter und schenken ihr Zeit und Raum zur Erholung.

Erlebt die Partnerin ihren Mann als sensibel für ihre Ängste und Nöte und spürt sie, dass er sie stützt und schützt, dann ist es ihr wiederum möglich, auch seine Bedürfnisse zu verstehen. Nicht zuletzt gewinnt dadurch auch der Mann, wenn er seine fürsorgende Vaterrolle annimmt und ausfüllt. Die innige Bindung und der intensive Hautkontakt zu seinem Baby regt auch in ihm den Brutpflegetrieb an, was dazu führt, dass in ihm Hormone (vor allem Vasopressin) ausgeschüttet werden, die diesen Instinkt verstärken. Dadurch wird die väterliche Verhaltensweise aktiviert. Der gemeinsame Blick auf das Kind geht einher mit einer sehr befriedigenden Nähe als Elternpaar, wo das sexuelle Bedürfnis nicht im Vordergrund steht (Schore 2008; Salzman 2010). Der emotionale Zusammenhalt zwischen den Partnern wird intensiver und stabilisiert die Dreisamkeit. Der Vater ist dadurch in der Lage, für Mutter und Kind ein Umfeld mit optimalen Rahmenbedingungen zu schaffen. Dazu gehört auch ein guter Stillstart, wo er durch Ruhe und Zuversicht für die Mutter eine wichtige Stütze sein kann (vgl. Heindel 2009).

Diese frühe Beziehungs- und Bindungserweiterung mit Hilfe eines männlichen Dritten ist für die Ausbildung der männlichen Identität des kleinen Sohnes grundlegend und stellt eine Basis für die Entwicklung späterer flexibler Anpassungsfähigkeiten an wechselnde soziale und kognitive Anforderungen der außerfamiliären sozialen Realität dar. Möglicherweise ist diese positiv besetzte Beziehungserfahrung im Mutter-Vater-Sohn-Dreieck auch gestaltgebend für die subjektive Erfahrung von Mentalisierungs- und Reflexionsfähigkeiten überhaupt (Dammasch 2008, S. 25). Die frühe Erfahrung des Getrennt-Seins des männlichen Kindes innerhalb der Beziehung zur Mutter führt bei fehlendem Gemeinsamkeitsgefühl mit dem Vater zu partiell verarmten Beziehungserfahrungen, die die Entwicklung einer reifen männlichen Identität erschweren. Es bedarf aber der Integration männlich-väterlicher und mütterlich-weiblicher Bausteine in der Selbstrepräsentanz. Erst die gute Erfahrung ermöglicht es, die Perspektive des jeweils anderen Geschlechts probeweise einnehmen zu können. Wie frühe Interaktionsbeobachtungen zeigen, scheint die Triangulierungskompetenz beim Jungen stärker als beim Mädchen von einer flexiblen, triangulierenden Beziehungsmatrix seiner Eltern abhängig zu sein[32] (Dammasch 2008, S. 26).

6.5 Verantwortungsvolle Väterlichkeit

Nach dem Meistern der frühen Entwicklungsaufgaben, die bei beiden Geschlechtern die gleichen sind – d.h. die Entwicklung einer Bindung an die kontinuierlichen Fürsorgepersonen und die Verinnerlichung von deren Möglichkeit, den Säugling zu vitalisieren und zu beruhigen[33] –, schreitet die Entwicklung fort, und beim kleinen Jungen zeichnet sich immer deutlicher Männlich-Bubenhaftes ab, was ebenfalls die Anwesenheit einer kontinuierlichen männlichen Fürsorgeperson notwendig macht. Ein physisch »anwesender« Vater muss nicht per se ein verantwortungsbewusster männlicher Elternteil sein. Insofern gilt es, »Väterlichkeit« davon abzugrenzen. Väterlichkeit bedeutet die verantwortungsvolle eigenständige Übernahme einer Funktion innerhalb der Elternschaft, in die neben der allgemeinen Elternschaft ganz spezifisch männlich-väterliche Aspekte, z.B. bei kindlicher Erregungsüberflutung, miteinfließen. Nur auf dieser Basis kann es die Mutter zulassen, dass der Vater mit seinem anders gearteten Erleben auf das Kleinkind zugeht – sich z.B. von dessen affektiver Übererregung nicht »anstecken« lässt, daher gelassener und ruhiger reagiert und so dem Kind ein affektives »Herunterfahren« ermöglichen kann –, ohne ihn und diesen Vorgang zu entwerten: »Der macht es sich immer leicht!« Sein Anteil an der

32 Unter Triangulierungskompetenz versteht die entwicklungsorientierte Psychoanalyse die Fähigkeit, mehr als eine affektiv bedeutsame Beziehung aufrechterhalten zu können. Es besteht die Fähigkeit, zwischen mindestens zwei Beziehungen hin- und herpendeln zu können und auch zu ertragen, zeitweilig aus der gegenseitigen Beziehung der beiden anderen beteiligten Liebesobjekte ausgeschlossen zu sein, ohne gleich das Gefühl des Verlustes zu erleben. Erst dadurch eröffnet sich für den Menschen – und insbesondere für das Kind – die autonome Selbstbeschäftigung als attraktive Alternative zur Zweisamkeit.

33 Sowohl die Beruhigung hoher stressvoller Spannungszustände als auch die Anhebung und Vitalisierung der Stimmung werden als »Affektregulation« beschrieben (vgl. Rass 2007).

Bindungssicherheit des Kindes ist somit nicht nur der körperlich-erregende und vitalisierende, sondern auch der der häufig unkomplizierteren und dadurch beruhigenderen Responsivität bei kindlicher Erregung. Da der männliche Säugling in Bezug auf Erregung empfindlicher und vulnerabler ist, wird hier schon sehr früh die Bedeutung dieser Vater-Sohn-Interaktion ersichtlich.

Verantwortungsvoll männlich-väterliches Verhalten sollte sich aber nicht alleine auf den biologischen oder sozialen Vater erstrecken. Dieses Erfordernis gilt auch für alle anderen erwachsenen Männer, die das Kind in seiner Entwicklung bindungs-, affektiv- und pädagogisch orientiert begleiten, was insbesondere für das männliche Kind höchst bedeutsam ist. Deshalb sollten sich neben den primären männlichen Fürsorgepersonen auch die sekundären Erzieher in der institutionellen Erziehung dieser Bedeutsamkeit umfassend bewusst sein. Immer lauter wird daher auch der Ruf nach Männern im Bereich der Frühpädagogik, um dem tendenziell einseitigen Angebot an weiblichem Fürsorgeverhalten ein männliches Identifikationsangebot zur Seite zu stellen. Von hundert Pädagogen sind 86 weiblich, und das mit steigender Tendenz (Rubner 2010). Das entwicklungspsychologisch notwendige spielerische Grenzüberschreiten und Erproben wird in den feminisierten Erziehungs- und Bildungsinstitutionen – auch beobachtbar in den Betreuungseinrichtungen für die sehr kleinen Kinder – selten positiv beurteilt, da sich die pädagogische Ausrichtung – gelegentlich etwas fantasielos erscheinend – an weiblichen Kompetenzen orientiert.[34] Das männliche Kind bedarf dringend der Wertschätzung seines ureigensten Seins bei gleichzeitiger Begrenzung und damit »Kanalisierung« seiner gelegentlich unkontrollierten Ungestümheit.

Kinder orientieren sich auf der Suche nach Entwicklungsmöglich-

34 Während eines Elterngespräches zu einer laufenden Kindertherapie äußerte seufzend eine Mutter: »Immer muss mein Sohn malen, was er gar nicht gerne tut. Viel lieber würde er an einer Werkbank arbeiten«. Weiter schilderte sie, wie das Kind (gerade sechs Jahre alt) beim Beobachten eines Crossrad-Wettbewerbs über eine Stunde lang fasziniert mucksmäuschenstill, fast bewegungslos und hoch konzentriert dem Geschehen folgte, während seine Erzieherin bei ihm ADHS »diagnostiziert«.

keiten und bei der Bewältigung ihrer Entwicklungsaufgaben zunächst an den Erwachsenen in ihrer Umgebung. Mädchen beobachten Frauen, die sie kennen, sowie die Bilder, die sich ihnen in den Medien präsentieren. In gleicher Weise sind Jungen dem Einfluss der Männer in ihrem unmittelbaren Leben, aber auch dem der Medien ausgesetzt. Zum Mann wird man auch durch Nachahmung; um aber ein verantwortungsbewusster Mann zu werden, muss man einen verantwortungsbewussten Mann erlebt und gesehen haben und man muss bei ihm auch klare Strukturen und Regeln erfahren haben. Zu den Schlüsselwerten eines Mannes gehören neben dem beschriebenen Verantwortungsbewusstsein auch Handlungsfreude, Toleranz, Fairness und ein gewisses Maß an Selbstdisziplin. Doch selbst wenn ein Sohn von einem starken Vater oder einer starken Vaterfigur in seinem Leben begleitet wird, bedarf er des Gewahrwerdens anderer Männer, die ihm unterschiedliche positive Modelle von Männlichkeit und Väterlichkeit im erweiterten Sinn vermitteln können. Wenn Jungen während ihres Entwicklungsweges keine geeigneten realen und lebendigen Rollenvorbilder zur Verfügung gestellt bekommen, dann schaffen sie sich ihre eigenen. Sie suchen sie in den Medienhelden und in der Peergroup, und das dabei Gefundene muss nicht immer menschlich wertvoll sein.

Gilmore betont, dass Männlichkeit nicht alleine durch physische Eigenschaften bestimmt wird und nicht automatische Folge eines biologischen Reifungsprozesses ist, sondern vom Jungen mit Hilfe von Vorbildern – gelegentlich gegen die eigene impulsive Vehemenz – mühsam errungen werden muss (Gilmore 1990). Männlichkeit in ihrer wertvollen Form stellt sich nicht alleine kraft Natur automatisch ein. Ein Junge bedarf der sinnvollen Führung, um sich zum Mann zu entwickeln. Schon früh haben die meisten kleinen Männer Spaß an Konkurrenzsituationen. Sie suchen sie förmlich und fangen an, andere Jungen herauszufordern. Sie provozieren aber nicht nur andere Jungen, sondern natürlich auch ihre Bezugspersonen, Erzieher und Betreuer. Sie loten aus, wie weit sie gehen können und warten dabei auf schützende Rahmenbedingungen. Eine »Kuschelpädagogik« ist hier entschieden kontraproduktiv, und gerade deswegen sind männliche Bezugspersonen notwendig, um neben der Bedeutung als spezifische Spielpartner auch eine effiziente Disziplinierungsinstanz darzustellen. Je weniger ein Junge zunächst bei seinem Vater, vielleicht erweitert durch einen Großvater und andere bedeutsame kontinuierliche männliche Bezugspersonen, bei diesen Aktivitäten Halt und Schutz findet, desto mehr tendiert er zu überschießender Externalisierung und einer meist damit einhergehenden Hyperaktivität durch Defizite in der Impulskontrolle. Die Vorbilder sollten über stabilisierende Metakompetenzen verfügen, um das Imitationslernen zu fördern (Hüther 2009).

In früheren Generationen konnten Jungen schon von früh an ihre Väter bei der Bewältigung wichtiger Lebensaufgaben beobachten und sie imitierend und lernend begleiten. Gemeinsames Jagen, Fischen und handwerkliches Tun in seinen unterschiedlichen Formen waren sehr gut dazu geeignet, Beharrlichkeit und Geduld zu fördern. Der Junge lernte dabei, seine Sinne – alle Sinne – zu gebrauchen, was für alle wichtigen körperlichen Arbeiten in Wald, Feld und Haus galt. Die gemeinsam verrichtete Arbeit ermöglichte wechselseitigen Stolz, und das Erleben des Erfahrungsvorsprunges des Vaters konnte als Entwicklungs- und Identifikationsmotor dienen. Noch vor wenigen Jahrzehnten, als körperlich betonte Berufsausübung positive Bedeutungsbeimessung erfuhr, war es daher für einen jungen Mann keine Schande, einen handwerklichen Beruf zu ergreifen. Diese typisch männlichen Tätigkeiten – oft eine Übernahme, Fortführung oder Erweiterung väterlicher Vorstellungen – erlaubte das notwendige Erleben von Selbstwirksamkeit, da diese anspruchsvollen Arbeiten zu bald sichtbaren Ergebnissen führen. Die herausragende Bedeutung der Körperlichkeit und des Körpererlebens des Mannes bleibt im heutigen Denken weitgehend außen vor.[35]

Es gibt Hinweise, dass Jungen und Männer sowohl sozialisatorisch als auch neurobiologisch schlechter als Mädchen und Frauen für

35 Mit Beginn der 1980er Jahre entwickelte sich in der westlichen Welt ein allgemeiner Anspruch, dass alle jungen Menschen, so auch die jungen Männer, einen höheren Schulabschluss oder Hochschulabschluss anstreben sollten, und die körperlich betonten Berufsausbildungen verloren ihr Prestige.

die Notwendigkeit der Anpassung an diese veränderten derzeitigen gesellschaftlichen Anforderungen ausgerüstet zu sein scheinen (Bischof-Köhler 2008; Hüther 2009). Die Fähigkeit zur persönlichen Integration des psychosozialen Wechselspiels von Veränderung und Konstanz, von Abhängigkeitstoleranz und Separation, von Auflösung und Integration, von Individualität und Gemeinsamkeit, die eine reife Persönlichkeitsstruktur in einer modernen Gesellschaft mit starkem sozialen Wandel kennzeichnet, scheint (manchmal zu) hohe Anforderungen an die großen und kleinen Männer zu stellen (Bischof-Köhler 2008), was wiederum – nicht nur bei den Heranwachsenden – ihren Rückzug in die virtuelle Welt erklärt, da sie hier das vermeintliche Gefühl von Macht und Kontrolle, nach dem sie sich sehnen, erleben (Hüther & Pfeiffer 2009; Pfeiffer et al. 2007). Die Krise der heutigen männlichen Heranwachsenden basiert auch auf einer Krise ihrer Väter, die häufig mit der Integration flexibler Rollenanforderungen in einer sich schnell wandelnden Kultur nur schwer identitätserweiternd umgehen können und eine inhaltsgebende Vorbildfunktion nur bedingt bereitzustellen vermögen.

Es scheint eine Neigung des kleinen und großen männlichen Menschen zu geben, sich gerade in Grenzerfahrungen – auch wenn sie bedrohlich erscheinen – besonders authentisch und mit sich stimmig zu erleben.[36] Im heutigen Lebensvollzug findet der »Normalmann« in seinem Beruf und in seiner Wohnung nur noch bedingt die so notwendigen Erlebensfelder, und so müssen das Fitnessstudio und riskante Sportarten aufgesucht werden, um diesem Bedürfnis gerecht zu werden: um dadurch zu erleben, wie der Körper sich anfühlt und riecht, wenn er »ins Schwitzen kommt«, wie stark er ist und wie er pulsiert, wenn man eine Anstrengung hinter sich gebracht

36 Krieger waren meistens Männer; so auch Seeleute, Welteroberer und Forscher, die sich in bis dahin unbekannte Erdgegenden wagten; auch Komponisten, die mit ihrer Musik, und Dichter, die mit ihren Worten den Himmel zu stürmen versuchen, sind meistens Männer – ebenso die Raumfahrer und Nobelpreisträger. Aber auch die aggressive Seite der Grenzüberschreitung wird gleichermaßen von Männern besetzt: 2007 waren 89 % der Straffälligen in Deutschland Männer; die Mehrzahl der Verkehrsunfälle wird von ihnen verursacht; das Gleiche gilt für die Unfallquote bei Risikosportarten (Klawitter et al. 2008).

hat und er todmüde ist. Diese notwendigen Körpererfahrungen finden in unserer durchtechnisierten und durchzivilisierten Welt kaum noch Raum und muten heute eher als ein freizeitpädagogisches Abenteuer an, das »eigentlich« viel mehr Platz und Raum auch im Alltag eines heranwachsenden Jungen einnehmen sollte.[37] Buben, die viel sitzen und nur noch den Zeigefinger oder den Daumen bewegen, leben somit in einem desaströsen Zustand; und ein Vater, der diese Zustände zulässt, verhindert die Entwicklung wertvoller Persönlichkeitsanteile in seinem Sohn. Die aktive Übernahme dieser unmittelbaren Verantwortung im Beziehungs- und Erziehungsprozess ist unvergleichlich schwerer, als sich vom Facharzt mitteilen zu lassen, dass der unruhige, unsoziale und scheinbar pädagogisch unerreichbare Sohn an einer biologisch bedingten Verhaltensstörung leidet, die man medikamentös behandeln sollte (Sax 2007, S. 110).

6.6 Schlussfolgerungen

Väterlichkeit und Mütterlichkeit erweisen sich aus den beschriebenen Perspektiven als eine spezifische Verbindung von Anerkennung, Engagement, von schützenden Rahmenbedingungen und von Identifizierungs- und Trennungsfähigkeit. Beide Aspekte von Elternschaft sind wiederum im vollständigen Sinne nur im Rahmen einer ausreichend erfüllten, von gegenseitiger Anerkennung geprägten Paar- und Elternbeziehung vorstellbar.

Wichtig ist in diesem Zusammenhang, dass der kleine Mensch biologisch gesehen eine extrauterine Frühgeburt ist und noch ein Jahr außerhalb des Mutterleibes – im extrauterinen Frühjahr – auf uterine Pflege und Schutz angewiesen ist (Portmann 1951). Aus die-

37 Im Praxisalltag, der in einer ländlichen Gegend stattfindet, ist immer wieder zu beobachten, mit welchem »Feuereifer« die kleinen Buben mit auf dem Bulldog (im angeschweißten Kindersitz) sitzen oder als kleine »Schaffer« dem Vater bei anderen Arbeiten im Haus oder Wald voller stolzem Tatendrang beiwohnen. Dabei bedarf es viel väterlicher Geduld, da die Buben gelegentlich den Arbeitsvorgang, der zügig ablaufen sollte, »stören«, doch wird das väterliche Durchhalten durch ein tragendes Zusammengehörigkeitsgefühl belohnt.

ser Perspektive scheint die intensive Mutter-Säugling-Dyade in ihrer unmittelbaren Körpernähe durch das Stillen eine psychobiologische Selbstverständlichkeit zu sein. Gerade in dieser frühen Zeit der existenziellen Abhängigkeit des kleinen Kindes bedarf die Mutter-Kind-Dyade eines väterlichen Schutzes und – wie schon beschrieben – der väterlichen Mithilfe, um die Mutter in diesem ungemein verantwortungsvollen und sie extrem fordernden Geschehen zu ergänzen, zu stützen und zu schützen, was (wie ebenfalls schon erwähnt) insbesondere für die Identifikation mit dem männlichen Säugling dringlich notwendig ist. Als gesuchter »Dritte im Bunde« ist der Vater auch dann anwesend, wenn er notwendigerweise durch seine außerhäusliche Arbeit und dem damit verdienten Geld seiner Familie Lebensqualität eröffnet. In seiner tatsächlichen Anwesenheit ist aber die Verkörperung von Väterlichkeit angesagt, die aus all dem besteht, was bisher formuliert wurde.

Die Erkenntnisse zu den Aufwuchsbedingungen machen somit deutlich, dass Jungen eine andere Erziehung als Mädchen benötigen und dass sie ganz besondere intensive führende Fürsorge brauchen, wenn sie unter den bestehenden zivilisatorischen Bedingungen zu lebenstüchtigen Männern heranwachsen sollen (vgl. Meier 2007). Insbesondere der dem Säuglingsalter entwachsene kleine Junge braucht einen männlich-väterlichen Begleiter, der ihm »vormacht«, wie man impulsives Handeln und Neigungen zu Grenzüberschreitungen sinnstiftend in den Griff bekommt. Eine Orientierung an Gleichaltrigen mündet allzu oft in Chaos und Zerstörungen, sodass die in den Institutionen angestrebte Selbstorganisation der Heranwachsenden unter diesen Gesichtspunkten nicht immer entwicklungsförderlich ist. Kinder und Jugendliche können sich nicht gegenseitig erziehen – dazu bedarf es authentischer Erwachsener. Jungenspezifische Interaktionsmuster erleben jedoch in den familiären und sekundären Sozialisationsinstanzen häufig keine positive Resonanz und keine positiv gespiegelten Verhaltensmuster, sondern sie erfahren allzu oft eine Entwertung. Das natürliche Bedürfnis der Jungen zu körperlichem und kräftemessendem Rivalisieren wird allzu oft mit gefährlicher Aggressivität gleichgesetzt und somit die Umwandlung in sinnstiftende und lustvolle Lebenskraft verunmöglicht.

Die heutigen Anforderungen der Wissens-, Informations- und Kommunikationsgesellschaft verlangen weniger nach physischen und praktischen Fähigkeiten als nach sozialer und emotionaler Intelligenz und den Softskills wie Teamgeist, Einfühlungsvermögen und Kommunikationsfähigkeiten – die für viele Jungen nur schwer zugänglich sind. Sie werden jedoch absolut unerreichbar, wenn das Männliche per se diskriminiert wird. Selbst der größte pädagogische Druck macht aus einem Jungen kein zu größerer Anpassungsfähigkeit neigendes Wesen. Die beiden Geschlechter sollten daher nicht immer gleich behandelt werden. Die Inhalte und Lernstrukturen in der Schule haben sich im Zuge der westlichen Bildungsreformen und der Feminisierung der Bildung vom Kindergarten bis weit in die Schulzeit hinein vor allem an Bedürfnissen und Kompetenzen der Mädchen orientiert. Gruppen- und Netzwerkarbeiten, Förderung von sozialer Kompetenz und Selbstorganisation – allesamt weibliche Stärken – vernachlässigen jedoch das Anders-Seins des Jungen: den Bedarf an größerer Bewegungsfreiheit, an einem Mehr an Strukturierung des Lernstoffes, an klaren Rahmenbedingungen, Strukturen und Zielen, da sie körperlich wie seelisch mehr nach außen leben. Schulpädagogische Strafen – von Vor-der-Klassentür-Stehen, Abschreibstrafarbeiten bis hin zum Schulausschluss (wo man sich noch mehr dem Medienkonsum überlassen kann) – sind somit genau das Gegenteil dessen, was der seinem unkontrollierten Verhalten ausgelieferte junge männliche Mensch tatsächlich braucht. Seine motorisch-kämpferischen Grenzüberschreitungsimpulse werden nicht interaktiv im pädagogischen Bezug geformt, sondern tendenziell zu randständigen Störfaktoren idealisierter Gruppenarbeit gemacht, bei der Integrationskompetenz verlangt wird. Von Fachleuten wird inzwischen gelegentlich diskutiert, ob es nicht sinnvoller sei, Jungen und Mädchen in bestimmten Fächern wieder getrennt zu unterrichten, um somit den jeweiligen Entwicklungsständen und Interessen gerechter zu werden. So könnten beide Geschlechter ihre Stärken und Schwächen ungehemmter entfalten, und der Lehrer könnte unterschiedliche Materialien und Unterrichtsformen einsetzen, um die Geschlechter besser zu motivieren. Die geschlechtergemischte Erziehung bliebe erhalten, denn der Umgang mit dem anderen Geschlecht will gelernt sein. Natürlich käme ein Mehr an Männern im professionellen Erziehungsgeschehen nicht nur den Jungen, sondern durch die Bereicherung an Beziehungsmodellen auch den Mädchen zugute, doch wird sich der Trend der weiblichen Überzahl nicht (zumindest nicht so schnell) zurückdrängen lassen. Im professionellen Rahmen muss daher verstärkt auf eine Genderkompetenz der Pädagogen geachtet und eine Geschlechtersensibilität erreicht werden, damit sich die Jungen wieder positiv positionieren können. Im familiären Rahmen sollte den Vätern, Großvätern, Onkeln und Paten ihre Bedeutung an einer aktiven Partnerschaft im Beziehungs- und Erziehungsprozess der Heranwachsenden vermittelt werden, und sie sind zu einem Verhaltensrepertoire zu ermutigen, das den vernachlässigten Entwicklungsbedürfnissen des männlichen Kindes nachkommt. Dergestalt wären sie als Weggefährten für die Kinder identitätsstiftend, was insbesondere für das männliche Kind eine unabdingbare Notwendigkeit darstellt.

Literatur

Baron-Cohen, S. (2004 [2003]): The Essential Difference. New York (Basic Books). Dt.: Vom ersten Tag an anders. Das männliche und das weibliche Gehirn. Düsseldorf (Walter) 2004.

Beuster, F. (2006): Die Jungenkatastrophe. Reinbek bei Hamburg (Rowohlt).

Bischof-Köhler, D. (2002): Von Natur aus anders. Die Psychologie der Geschlechterunterschiede. Stuttgart (Kohlhammer).

Bischof-Köhler, D. (2008): Geschlechtstypisches Verhalten von Jungen aus evolutionstheoretischer und entwicklungspsychologischer Perspektive. In: Matzner, M. & Tischner, W. (Hrsg.): Handbuch der Jungen-Pädagogik. Weinheim/Basel (Beltz), S. 18–33.

Brinck, C. (2005): Anders von Anfang an. In: DIE ZEIT/WISSEN, 3.3.2005, S. 33.

Brinck, C. (2010): Sind eben Buben. In: FAZ, 11.04.2010, ANSICHTEN, S. 11.

Dammasch, F. (2008): Die Krise der Jungen. Statistische, sozialpsychologische und psychoanalytische Aspekte. In: Dammasch, F. (Hrsg.): Jungen in der Krise. Frankfurt a. M. (Brandes & Apsel), S. 9–28.

Etzold, S. (2002): Die neuen Prügelknaben. In: DIE ZEIT/WISSEN, 25.7.2002, S. 23.

Gilmore, D. (1990): Manhood in the Making. Cultural Concepts of Masculinity. New Haven (University Press).

Hanlon, H., Thatcher, R. W. & Cline, M. (1999): Gender Differences in the Development of EEG Coherence in Normal Children. In: Developmental Neuropsychology, Bd. 16, S. 479–506.

Heindel, K. (2009): Der Vater als Teil der Familien-Triade. In: Frühe Kindheit: Die Rolle des Vaters in der frühen Kindheit, Heft 1, S. 26–29.

Hüther, G. (2008): Das schwache Geschlecht und sein Gehirn. In: Dammasch, F. (Hrsg.): Jungen in der Krise. Frankfurt a. M. (Brandes & Apsel), S. 29–38.

Hüther, G. (2009): Männer. Das schwache Geschlecht und sein Gehirn. Göttingen (Vandenhoeck & Ruprecht).

Hüther, G. & Pfeiffer, C. (2009): Die Macht der virtuellen Bilder. Mühlheim (Auditorium Netzwerk).

Jones, S. (2003 [2002]): Y. The Descent of *Men*. London (Little, Brown). Dt.: Der Mann. Ein Irrtum der Natur? Reinbek bei Hamburg (Rowohlt) 2003.

King, V. (2002): Töchtervater. Dynamik und Veränderungen einer Beziehungsfigur. In: Walter, H. (Hrsg.): Männer als Vater. Gießen (Psychosozial), S. 519–554.

Klawitter, N., Lakotta, B., Shafy, S. & Thimm, K. (2008): Die Natur der Macht. In: DER SPIEGEL 39.

Mahler, M. (1985 [1979]): Selected Papers. 2 Bde. Northvale (Aronson). Dt. (Teilausgabe): Studien über die drei ersten Lebensjahre. Stuttgart (Klett-Cotta) 1985.

Matzner, M. (2008): Jungen brauchen Väter. In: Matzner, M. & Tischner, W. (Hrsg.): Handbuch der Jungen-Pädagogik. Weinheim/Basel (Beltz), S. 316–330.

Matzner, M. & Tischner, W. (2008): Einleitung: In: Matzner, M. & Tischner, W.: Handbuch der Jungen-Pädagogik. Weinheim/Basel (Beltz), S. 9–17.

Meier, U. (2007): Jungen und Gewalt. Folge einer vaterlosen Erziehung? In: Neider, A. (Hrsg.): Brauchen Jungen eine andere Erziehung als Mädchen? Stuttgart (Verl. Freies Geistesleben), S. 121–150.

Ornstein, A. & Ornstein, P. (1994 [1985]): Parenting as a Function of the Adult Self. A Psychoanalytic Developmental Perspective. In: Anthony, J. & Pollock, G. (Hrsg.): Parental Influences in Health and Disease. Boston (Little Brown and Co.). Dt.: Elternschaft als Funktion des Erwachsenenselbst. Eine psychoanalytische Betrachtung der Entwicklung. In: Kinderanalyse 2, Heft 3, 1994, S. 351–376.

Pfeiffer, C., Mößle, T., Kleimann, M. & Rehbein, F. (2007): Die PISA-Verlierer. Opfer ihres Medienkonsums. Hannover (KfN).

Pinker, S. (2008): Das Geschlechterparadox. Über begabte Mädchen, schwierige Jungs und den wahren Unterschied zwischen Männern und Frauen. München (DVA).

Portmann, A. (1951): Biologische Fragmente zu einer Lehre vom Menschen. Basel (Schwabe & Co).

Rass, E. (2007): Affektregulation auf den Spuren Freuds. Neuere Entwicklungen der Psychoanalyse in ihrer Bedeutung für die Psychotherapie von Kindern und Jugendlichen. In: Springer, A., Münch, K. & Munz, D. (Hrsg.): Psychoanalyse Heute?! Gießen (Psychosozial), S. 399–420.

Rass, E. (2009): Gipfelstürmer brauchen ein sicherheitsgebendes Basislager – oder: Elternschaft als Funktion des Erwachsenenselbst. (Unveröffentl. Vortrag an der Ärztlichen Akademie für Psychotherapie von Kindern und Jugendlichen e. V. München).

Rass, E. (2011): Erziehung heute. Jungen im Abseits – Mädchen im Erfolg. Anmerkungen zu einer weiblich ausgerichteten Erziehung und zur Notwendigkeit an sicherheits- und orientierungsgebenden Vätern und weiteren väterlichen Bezugspersonen. In: Carlsburg, G.-B. von (Hrsg.): Enkulturation durch sozialen Kompetenzerwerb (Baltische Studien zur Erziehungs- und Sozialwissenschaft 22), Frankfurt a. M. (Peter Lang), S. 173–191.

Rubner, J. (2010): Das Prinzip Mann. In: Süddeutsche Zeitung, 15./16. 5. 2010, S. V2/3.

Salzman, C. (2010): The Neurobiology of Attachment. (Vortrag am 09. 04. 2010 am Harvard Medical School Department of Psychiatry: The Therapeutic Action of Psychodynamic Psychotherapy: Current Concepts of Cure).

Sauter, E. (2008): Das vergessene Geschlecht. In: GEO compact, Nr. 17, S. 115–127.

Sax, L. (2007): Boys Adrift. New York (Basic Books). Dt.: Jungs im Abseits. München (Kösel-Verlag) 2009.

Scheu, U. (2010): Heldendämmerung. München (Pantheon).

Schore, A. (2008): The Science of the Art of Psychotherapy. (Workshop am Kris-Och-Traumacentrum, Stockholm, 12.–13. Sept. 2008).

Schröder, K. & Spiewak, M. (2010): Ein Tag für die Kerle. In: DIE ZEIT/ WISSEN, Nr. 17, S. 37.

Schultheis, K. (2008): Jungenforschung. In: Matzner, M. & Tischner, W. (Hrsg.): Handbuch der Jungen-Pädagogik. Weinheim/Basel (Beltz), S. 366–380.

Seiffge-Krenke, I. (2001): Väter und Söhne, Väter und Töchter. In: Forum der Psychoanalyse, Bd. 17, Heft 1, S. 51–63.

Seiffge-Krenke, I. (2004): Väter. Notwendig, überflüssig oder sogar schädlich für die Entwicklung der Kinder? In: Seiffge-Krenke, I.: Psychotherapie und Entwicklungspsychologie. Berlin/Heidelberg (Springer), S. 195–224.

Singer, P. (2008): Störenfriede im Unterricht. Warum Jungen so oft geschimpft werden. In: Neider, A. (Hrsg.): Brauchen Jungen eine andere Erziehung als Mädchen? Stuttgart (Verl. Freies Geistesleben), S. 80–120.

Strüber, D. (2008): Geschlechtsunterschiede im Verhalten und ihre hirnbiologischen Grundlagen. In: Matzner, M. & Tischner, W. (Hrsg.): Handbuch der Jungen-Pädagogik. Weinheim/Basel (Beltz), S. 34–48.

Tast, I. & Romberg, J. (2003): Jungs – Werden sie die Sorgenkinder der Gesellschaft? In: GEO, Nr. 3, März.

Exkurs: Allan Schore: Es geht um unsere Söhne: Eine entwicklungsgeleitete Neurobiologie und Neuroendokrinologie der gefährdeten Jungen

Stark verkürzte Wiedergabe von A. Schores (2017): All Our Sons. The Developmental Neurobiology and Neuroendocrinology of Boys at Risk. In: Infant Mental Health Journal 38 (1), 5–52.

Warum sind die Jungen in ihrer Entwicklung verletzbarer und daher mehr gefährdet? Diese Frage versucht Schore, aus der Perspektive der maßgeblich von ihm geprägten Affektregulationstheorie zu beantworten. Mit diesem Konzept stellt er die psychoneurobiologischen Abläufe dar, die der Vulnerabilität des sich entwickelnden männlichen Kindes zugrunde liegen. Eine zentrale These ist dabei, dass in den frühen Entwicklungsstadien signifikante geschlechtsspezifische Unterschiede sowohl bei den sozialen als auch emotionalen Funktionen zu beobachten sind. Verdeutlicht wird, dass diese nicht nur bei den Geschlechtshormonen und sozialen Erfahrungen, sondern auch durch die unterschiedliche Geschwindigkeit bei der Reifung des männlichen und weiblichen Gehirns – insbesondere bei der sich früh entwickelnden rechten Gehirnhälfte – zu finden sind. Schore verweist dabei auf interdisziplinäre Untersuchungen, die belegen können, dass die stressregulierenden neuronalen Schaltkreise des männlichen Gehirns in den pränatalen, perinatalen und postnatalen bedeutsamen Phasen langsamer reifen als beim weiblichen Gehirn und dass sich diese unterschiedliche Strukturreifung auch in den im rechten Gehirn verankerten Bindungsfunktionen widerspiegelt. Schon im Mutterleib ist der männliche Fötus gefährdeter. Klinische und experimentelle Forschungen zeigen, dass bei schlechter Ernährung der männliche Fötus verletzbarer (Pedersen 1980) als der weibliche und dass der männliche Fötus bei mütterlichem Stress stärker durch Frühgeburt bedroht ist (Brettell et al. 2008; Challis et al. 2013). D. h., dass sich männliche und weibliche Föten schon im Mutterleib durch eine unterschiedliche Gehirnreifung und Muster der Stressaktivität unterscheiden. Der sich entwickelnde männliche und weibliche Embryo/Fötus unterliegt vielen Entwicklungswechseln und ist während pränatal sensitiver Perioden durch Umgebungseinflüsse besonders verletzbar.

Dieser neurobiologische Mechanismus der langsameren funktionalen Reifung des sich entwickelnden männlichen Gehirns, im Gegensatz zum weiblichen, tritt schon sofort nach der Geburt zu Tage. Männliche Neugeborene regieren weniger auf auditive und soziale Stimuli, halten weniger Blickkontakt als weibliche Neugeborene und erleben größere Probleme in der affektiven Regulation, als dies bei weiblichen Neugeborenen der Fall ist (Weinberg et al. 1999). Männliche Babys zeigen im Vergleich zu weiblichen einen schnelleren Erregungsanstieg und können sich schwerer selbst beruhigen, um aufkommende Anspannungen und Erregungen zu regulieren. Aufgrund dieser Reifungsverzögerung ist das sich entwickelnde männliche Kind bei andauernden Stressoren aus dem sozialen Umfeld (eventuell Bindungstrauma) und durch Toxine in der physischen Umgebung (endokrine Störungen), die die Gehirnentwicklung negativ beeinflussen, besonders verwundbar. Durch ihre größere emotionale Reaktivität und die damit einhergehende schwierigere Regulation von affektiven erregenden Zuständen benötigen Jungen mehr mütterliche Regulation als die Mädchen, die für Stress weniger anfällig zu sein scheinen.

Das neurobiologische System, mit Hilfe dessen die vom Gesicht eines Gegenübers ausgehende Stimulierung verarbeitet wird, ist bei der Geburt noch nicht ausgereift und entwickelt sich erst in den sechs postnatalen Monaten. Die Gehirnregionen, die auf Gesichter reagieren, entwickeln sich bei weiblichen Kindern schneller und früher als bei männlichen. All dies spielt sich in der rechten Hemisphäre ab. Forschungen konnten belegen, dass männliche und weibliche Babys unterschiedlich auf milden Stress reagieren (Davis & Emory 1995). Während Mädchen bei mildem Stress keinen Anstieg zeigten, reagierten die Jungen mit erhöhtem Kortisolspiegel. Das sich entwickelnde fötale und neonatale männliche Gehirn ist in Bezug auf sein emotionsverarbeitendes limbisches System (d. h. jene Kreisläufe, die die HPA-Achse regulieren) langsamer als das weibliche limbische System. Diese verlängerte Periode der entwicklungsbedingten neurobiologischen Unreife drückt sich in einer Übersensibilität und defizitären Regulation bei interpersonellem Stress aus. Die langsamere Reifung setzt das sich entwickelnde männliche Gehirn stressvoll erhöhten Niveaus von Testosteron und Korticosteroiden während wichtiger kritischer Phasen in der rechtshemisphärischen Entwicklung aus. So verhindern Bindungstraumata wie Vernachlässigung, Gewalt oder Missbrauch eine optimale interaktive Stressregulation; wenn sich derartige Traumata während wichtiger rechtshemisphärischer Entwicklungsphasen ereignen, verursachen sie epigenetisch andauernde Reifungsfehler im limbischen System und in der HPA-Achse. Der kontinuierliche Einfluss der frühen mütterlichen Fürsorge und die Bedeutung der epigenetischen Modulation auf das Gen während wichtiger Perioden in der frühen kindlichen Entwicklung haben mit ihren großen Auswirkungen auf unser Gehirn größte Relevanz für die Entwicklung der späteren Gesundheit oder Krankheit – vielleicht eine der wichtigsten Entdeckungen in der gesamten Wissenschaft. Viele psychische Störungen sind in diesem Zusammenhang über die Kulturen hinweg und über Zeiträume sichtbar: Frauen werden eher internalisierend depressiv, während Männer mehr durch asoziales Verhalten auffallen und verstärkt unter Alkoholikern, Drogenabhängigen und Gewalttätigen zu finden sind. Mehr Voraussagekraft für diese Störungen als das Geschlechtsmerkmal ist nicht zu finden. Schon in der Kleinkindzeit und im Vorschulalter kommt es zu schwerwiegenden externalisierenden Problemen, und problematische Geschlechtsunterschiede sind schon in dieser Zeit sichtbar, z. B. sind die verzögerte physische und mentale Reifung und die Sprachentwicklung zusammen mit der Emotionsregulation für die Jungen eine viel größere Herausforderung als für die Mädchen. Diese in Bezug auf Umgebungsfaktoren höhere Empfindlichkeit in der postnatalen Periode von Jungen spielt auch bei der Entwicklung des Immunsystems eine Rolle. Testosteron unterdrückt die Immunität und erhöht die Empfänglichkeit für bakterielle und virale Infektionen, während Östrogene die Immunität erhöhen. Und so zeigen männliche und weibliche Babys schon fundamentale unterschiedliche Reaktionen auf die neonatale Aktivität des Immunsystems. Was den Stand der bisherigen Forschung betrifft, kann davon ausgegangen werden, dass die Reifung des Immunsystems in der prä- und perinatalen Periode individuelle Wege für spätere Gesundheit und Empfänglichkeit für Krankheiten über die gesamte Lebensspanne eröffnet (Miodovnik et al. 2011).

Umfangreiche Studien untermauern den Verdacht, dass es einen Zusammenhang zwischen Umweltgiften und dem deutlichen Ansteigen von zahlreichen männlich dominierten psychiatrischen Erkrankungen (z. B. Autismus, ADHS, Regulationsstörungen) zu geben scheint (Grandjean & Landrigan 2014). Auch diesbezüglich ist der männliche Fötus gefährdeter als der weibliche. Das diesen Giften Ausgesetzt-Sein in der frühen Zeit macht sich erst im späteren (Erwachsenen-)Alter bemerkbar.

Schore wird nicht müde, Beweise anzuführen, dass die Gehirnentwicklung des männlichen Fötus und Säuglings langsamer als beim Mädchen abläuft und daher viele Gefahren in sich trägt. Die Entwicklungskurve des frontalen Kortex, des kaudalen und Temporallappens verläuft bei Mädchen beachtlich schneller als bei Jungen, und im Alter zwischen sieben und zwölf Jahren liegen die Jungen fast zwei Jahre in ihrer Entwicklung der sozialen Reife hinter den Mädchen (Zahn-Waxler et al. 2008; Baron-Cohen et al. 1999).

Das langsam reifende männliche Gehirn ist durch eine dysregulierte Bindung besonders verletzbar, was sich später in schweren Defiziten in sozialen und emotionalen Funktionen äußert. Studien können belegen, dass die Rechtshirn-zu-Rechtshirn-Kommunikation mit der Mutter sowohl in positiven als auch in negativen stressvollen Zuständen die emotionale und affektive Überflutung des Kindes und dabei die Reifung der rechts lateralisierten HPA-Achse beeinflusst. Sowohl in einem sicheren als auch in einem unsicheren Bindungsszenario braucht das rechte Gehirn des männlichen Kindes eine längere Reifungszeit und ist bedeutsam weniger als beim weiblichen Säugling in der Lage, Stress zu regulieren. Männliche Neugeborene sind daher bei sozialem Stress gefährdeter, besonders für Stress bei einer Trennung von der Mutter, z. B. durch frühe Fremdbetreuung. Besonders bei schlechter Qualität leidet das sich entwickelnde Bubengehirn deutlicher als das eines Mädchens. Insbesondere sehr frühe Trennungen führen bei männlichen Neugeborenen zu extremem Stress mit einem hohen Anstieg von Kortisol und können daher als gefährlicher Stress erachtet werden. Die damit einhergehende verzögerte Reifung der Emotionsverarbeitung und des regulierenden Kortisolsystems des männlichen Kindes zeigt sich zunächst in der Kleinkindzeit und Kindheit, hat jedoch auch Auswirkungen bis hinein in die Adoleszenz. Untersuchungen weisen für die USA nach, dass Fremdplatzierungen in den frühen Jahren in der Zeit zwischen 1988 und 2001 den sicheren Bindungsstil von 49 % auf 42 % haben zurückgehen lassen (Konrath et al. 2014).

Auch in der Adoleszenz liegt die Entwicklung des männlichen Gehirns hinter der der Mädchen zurück. Studien belegen, dass durch die langsamere Reifung Männer erst im jungen Erwachsenenalter in Interaktion und Kommunikation reife Verhaltensweisen zeigen und in der Lage sind, persönliche Ansichten mit anderen zu teilen, Gefühle und Meinungen anderer zu verstehen, um mit ihnen zu kooperieren und Konflikte zu lösen (De Pisapia et al. 2014). Erst diese erweiterte rechtshemisphärische soziale und emotionale Kompetenz erlaubt es im günstigen Fall dem erwachsenen Mann, in eine vertrauensvolle emotionale Beziehung zu einer Frau zu treten. Die Forschung beschreibt wichtige hormonelle Veränderungen in Männern, die mit Heirat und Vaterschaft einhergehen. Beide involvieren die Aktivierung von rechtshemisphärischen Bindungsmechanismen. Der Testosteronspiegel ist bei verheirateten Männern niedriger als bei alleinlebenden. Interessanterweise fallen die Testosteronwerte in der Schwangerschaft und in der frühen Zeit nach der Geburt. Männer, die mehr elterliche Fürsorge investieren, haben niedrigere Testosteronspiegel als Väter, die weniger in Kinder investieren (Booth & Dabbs 1993; Gray et al. 2006; Perini et al. 2012; Gettler et al. 2011), oder Männer ohne Kinder. Niedrigere Testosteronwerte bei Vätern stehen in Verbindung mit dem Zuwachs an väterlicher Fürsorge und zunehmender Empathie bei gleichzeitiger Unterdrückung von Aggression gegen Kinder. Forscher weisen darauf hin, dass die Reduktion von Testosteron in einer Liebesbeziehung in Zusammenhang mit einer sicheren Bindungsbeziehung steht und dass zugeneigte und bindungsgeleitete Interaktionen mit einem Partner den Testosteronspiegel senken. Schore vermutet, dass diese hormonelle Veränderung das unmittelbare Ergebnis einer impliziten reziproken rechtshemisphärischen affektiven Bindungskommunikation zwischen der Mutter und dem Vater ist und dass das Baby auf den Vater und der Vater auf ein männliches Kind positive Auswirkungen hat.

Zusammengefasst ist festzuhalten, dass bedeutsame Ergebnisse der Neurowissenschaften zeigen, dass sowohl psychische Gesundheit als auch die meisten mentalen Krankheiten ihren Entwicklungsverlauf weitaus früher im Leben nehmen, als man früher meinte (Leckman & March 2011). Diese Realität wird trotz vorhandener Forschungsergebnisse und Schrifttum ignoriert. Die mentale Gesundheit eines Säuglings steht im unmittelbaren Zusammenhang mit der mentalen Gesundheit des Erwachsenen. Männliche Kinder stellen in Bezug auf Regulation und Bindungsfürsorge höhere Ansprüche an ihre sozialen Partner, haben zeitlich größere Probleme, affektive Zustände zu regulieren und brauchen dabei die Unterstützung ihrer Fürsorgepersonen sehr, insbesondere der Mütter. Sie fordern von der Mutter mehr Ressourcen ein, was durch ihre Verletzbarkeit evolutionär Sinn macht. Selbst die Säuglingsmilch ist höherwertig. Dieses Phänomen zeigt sich auch bei anderen Säugetieren. Dieses »Doping fürs Leben« (Braconnier 2006) ist von größter Bedeutung und darf daher nicht mit Verhätschelung verwechselt werden.

Literatur

Baron-Cohen, S., O'Riordan, M., Jones, R., Stone, V. & Plaisted, K. (1999): A New Test of Social Sensitivity. Detection of faux pas in Normal Children and Children with Asperger Syndrome. In: Journal of Autism and Developmental Disorders 29, S. 407–418.

Booth, A. & Dabbs, J. M. (1993): Testosterone and Men's Marriages. In: Social Forces 72, S. 463–477.

Braconnier, A. (2006): Mutterliebe. Warum Söhne starke Mütter brauchen. München (DVA).

Brettell, R., Yeh, P. S. & Impey, L. W. (2008): Examination of the Association Between Male Gender and Preterm Delivery. In: European Journal of Obstetrics & Gynecology and Reproductive Biology 141, S. 123–126.

Challis, J., Newnham, J., Petraglia, F., Yeganegi, M. & Bocking, A. (2013): Fetal Sex and Preterm Birth. In: Placenta 34, S. 95–99.

Davis, M. & Emory, E. (1995): Sex Differences in Neonatal Stress Reactivity. In: Child Development 66, S. 14–27.

De Pisapia, N., Serra, M., Rigo, P., Jager, J., Papinutto, N., Esposito, G. et al. (2014): Interpersonal Competence in Young Adulthood and Right Laterality in White Matter. In: Journal of Cognitive Neuroscience 26, S. 1257–1265.

Gettler, L. T., McDade, T. W., Feranil, A. B. & Kuzawaa, C. W. (2011): Longitudinal Evidence that Fatherhood Decreases Testosterone in Human Males. In: Proceedings of the National Academy of Sciences, USA 108, S. 16194–16199.

Grandjean, P. & Landrigan, P. J. (2014): Neurobehavioral Effects of Developmental Toxicity. In: Lancet Neurology 13, S. 330–338.

Gray, P. B., Yang, C.-F. J., & Pope, H. G. Jr. (2006): Fathers Have Lower Salivary Testosterone Levels than Unmarried Men and Married Non-Fathers in Beijing, China. In: Proceedings in Biological Science 273, S. 333–339.

Konrath, S. H., Chopik, W. J., Hsing, C. K. & O'Brien, E. (2014): Changes in Adult Attachment Styles in American College Students over Time. A Metaanalysis. In: Personality and Social Psychology Review 18, S. 326– 348.

Leckman, J. F. & March, J. S. (2011): Developmental Neuroscience Comes of Age (Editorial). In: Journal of Child Psychology and Psychiatry 52, S. 333–338.

Miodovnik, A., Engel, S. M., Zhu, C., Ye, C., Soorya, L. V., Silva, M. J. et al. (2011): Endocrine Disruptors and Childhood Social Impairment. In: Neurotoxicology 32, S. 261–267.

Pedersen, J. F. (1980): Ultrasound Evidence of Sexual Differences in Fetal Size in First Trimester. In: British Medical Journal 281, S. 1253.

Perini, T., Ditzen, B., Hengartner, M. & Ehlert, U. (2012): Sensation Seeking in Fathers. The Impact on Testosterone and Paternal Investment. In: Hormones and Behavior 61, S. 191–195.

Weinberg, M., Tronick, E., Cohn, J. & Olson, K. (1999): Gender Differences in Emotional Expressivity and Self-Regulation during Early Infancy. In: Developmental Psychology 35, S. 175–188.

Zahn-Waxler, C., Shirtcliff, E. A. & Marceau, K. (2008): Disorders of Childhood and Adolescence. Gender and Psychopathology. In: Annual Review of Clinical Psychology 4, S. 275–303.

KAPITEL 7

Die Wahrnehmungswelt des Kindes: Unerkannte Schwächen seiner Wahrnehmungsorganisation und die Auswirkungen auf seine psychische Entwicklung

Sowohl der Prozess des Heranwachsens als auch das Leben des Erwachsenen sind in ein vielschichtiges psychosoziales Geschehen eingebettet. In diesen Ausführungen soll die Wichtigkeit unerkannter neurologischer Defizite, die psychologische Probleme in der Interaktion mit der Umwelt verursachen, herausgearbeitet werden. Diskutiert werden die wechselseitige Beeinflussung von kindlicher Disposition und Umwelt und die daraus resultierenden Konsequenzen für die emotionale Entwicklung und das psychische Erleben (Brazelton & Cramer 1994; Greenspan & Wieder 1998; Kaufmann-Hayoz & van Leeuwen 2003; Rass 2002; Rass 2003; Rass 2008; Rass 2014a).

Die sensorische Verarbeitung ist *das* Schlüsselloch, durch das die von außen eintreffenden Reize hindurch müssen, und die *Passung* zwischen innen und außen bestimmt wesentlich das *danach* erst mögliche Verhalten. Dieser Sachverhalt ist nichts Neues. Schon 1633 formulierte der große Pädagoge Comenius: »Es gelangt nichts in den Verstand, was nicht zuvor in den Sinnen war.« Die Vergangenheit unterscheidet sich jedoch von unserer Gegenwart durch eine unvergleichbar geringere Reizüberflutung, durch eine größere Bedächtigkeit im Vergleich zur heutigen Schnelllebigkeit und vor allem durch eine geringere Anforderung an die prompte Flexibilität. Im mentalen System kann jedoch nur *das* zur Verarbeitung gelangen, was diese Schwelle zwischen außen und innen mit der im jeweiligen Menschen bestehenden Verarbeitungsgeschwindigkeit zu passieren vermag. Nur mit der Erforschung dieser Ausrüstung, mit der der Mensch das Leben in sich aufnimmt, holt man ihn gewissermaßen dort ab, wo er steht (Ratey 2001, S. 14). Der Mensch versucht, die Welt mit seinem Körper und seinen darin eingebetteten Sinnesorganen zu erfassen – mit dem Gleichgewichtssinn, mit dem Muskelsinn, mit dem Tastsinn, mit dem Seh- und Hörsinn usw. Je genauer, je differenzierter, je geschmeidiger und je zeitangemessener diese Verarbeitung ist, desto schneller und angemessener kann er die von außen eintreffenden Stimuli beantworten – d. h. sich darauf einstellen, um mitzuschwingen. Die zuvor geschilderte Weisheit des großen Comenius zeichnet sich auch in der Sprache nach, wo mit dem anfänglichen Handlungswort »begreifen« sich ganz allmählich mit der Reifung der mentale »Begriff« bis hin zum »Wort« entwickelt. Wenn im primären Be-Greifen – z. B. der Kontakt der Hand des krabbelnden Säuglings mit dem Berühren der Gegenstände – das Erfasste in seinem Zustand nur wenig erspürt wird, wird nachvollziehbar, dass die lineare Entwicklung anders verläuft als bei einem Krabbelkind, das mit feinstem taktilen Erspüren sich eine Vorstellung von der Welt erarbeitet. Ist diese primäre Sinnesverarbeitung – auch über die anderen Sinne – von Unzulänglichkeiten geprägt, spricht man von einer primären Wahrnehmungsschwäche (vgl. Warnke 2000, S. 199). Und diese konstitutionelle Schwäche darf nicht mit einer Wahrnehmungsschwierigkeit, die aus einer durch eine Veränderung des Gemütszustandes beeinflussten Wahrnehmung, aus Empathieverzerrungen oder aus psychologischer Dissoziation herrührt, verwechselt werden.

Erwachsene, Kinder und Jugendliche mit neurologisch verursachten sensorischen Verarbeitungsschwächen bedeuten eine Herausforderung für die nahen Bezugspersonen, d. h. insbesondere für Eltern und professionelle Erzieher und später für Lebenspartner und Arbeitskollegen. Diesen Defiziten und den daraus resultierenden

Konsequenzen für die Entwicklung wurde bislang zu wenig Beachtung geschenkt. Im Bereich der Kinder- und Jugendlichenpsychologie tauchen jedoch in der Fachliteratur auch immer wieder Hinweise auf, dass Wahrnehmungsstörungen auch zu seelischen Fehlentwicklungen führen können. Schon 1985 weist Daniel Stern in seinem zukunftsweisenden Buch »The Interpersonal World of the Infant« (dt.: Die Lebenserfahrung des Säuglings, 1992) differenziert auf konstitutionelle Unterschiede hin: »Die Fähigkeiten, die es dem Säugling ermöglichen, seine vielfältigen sozialen Erfahrungen miteinander zu verbinden, sind zu einem sehr großen Teil konstitutionell – und das heißt genetisch – determiniert. Entweder sind sie von Anfang an vorhanden, oder sie entfalten sich unter der Voraussetzung, dass das Zentralnervensystem ebenso wie die Umwelt intakt ist, nach einem angeborenen Zeitplan. Für die nahe Zukunft könnte sich die Untersuchung der individuellen Unterschiede dieser Fähigkeiten im Hinblick auf *psychopathologische* (Hervorhebung E.R.) Entwicklungen sehr kleiner Kinder als das *fruchtbarste* (Hervorhebung E.R.) klinische Forschungsfeld erweisen. […] Man hofft, dass die frühesten Abweichungen in den sozialen und intellektuellen Funktionen sich auf Anomalitäten dieser Fähigkeiten zurückführen lassen. […] Sehen wir uns kurz die klinischen Konsequenzen an, die Defizite dieser Fähigkeiten zur Folge haben können. Die Fähigkeit, Informationen aus einer Sinnesmodalität in eine andere zu übertragen, ist für die Integration des Wahrnehmungserlebens von so zentraler Bedeutung, dass die Probleme, die aus einem Defizit dieser Fähigkeit erwachsen können, fast unbegrenzt sind. Lernschwierigkeiten sind eines der ersten Probleme, an die man sogleich denkt, da das Lernen zu einem so großen Teil auf die Informationsübertragung von einem Sinnesmodus in einen anderen, vor allem auf Übertragung zwischen Gesichtssinn und Gehör, angewiesen ist. […] Auch in sozialer und emotionaler Hinsicht *könnten* (Hervorhebung E.R.) Kinder durch solche Defizite beeinträchtigt werden; ein reibungsloser intermodaler Informationsfluss trägt in hohem Maße dazu bei, das Sozialverhalten anderer Menschen sowie die integrierten Handlungen, Empfindungen, Affekte usw. des eigenen Selbst *richtig zu erfassen* (Hervorhebung E.R.). Diese Ergebnisse sind einstweilen noch zu neu, als dass man sich von den Grenzen ihrer psychopathologischen Relevanz schon eine Vorstellung machen könnte.« (Stern 1992 [1985], S. 265 f.).

Meist erfahren nur deutlich behinderte Menschen einen adäquaten Umgang. Dieser scheint vom Grad der Sichtbarkeit und/oder von der Aufmerksamkeit der Umgebung abzuhängen. Dahingehend erleben Heranwachsende mit scheinbar leichten Wahrnehmungsstörungen, deren neurologisch bedingte Defizite nur schwer zu entdecken sind und daher meist nicht diagnostiziert werden, diesbezüglich wenig empathischen Umgang, da sie als völlig intakt erachtet werden. Intakte sensorische Verarbeitung ist jedoch keine Angelegenheit von Entweder-oder. Man hat nicht eine optimale Wahrnehmungsorganisation oder gar keine. Die Übergänge zum Normalen sind fließend. Nach statistischer Wahrscheinlichkeit muss angenommen werden, dass die sensorischen Reaktionsmöglichkeiten bei einer großen Zahl von Menschen zwischen guter und manifest schlechter sensorischer Integration streuen. Eltern und später die Partner, die von diesen Verarbeitungsstörungen nichts wissen, können sich nur unzureichend auf die Bedürfnisse ihres diesbezüglich beeinträchtigten Mitmenschen einstellen. Und gerade für Kinder als Menschen in Entwicklung wäre eine sicherheitsgebende Anbindung von größter Wichtigkeit, da deren Entwicklung besonders gefährdet ist. Empathisches Elternverhalten, insbesondere bei der Affektregulierung, ist jedoch Voraussetzung für die Entwicklung eines stabilen und gesunden Selbst (Ornstein 1981 [1976]; Kohut 1979 [1977]). Vor allem die letzten Kindergarten- sowie die darauf folgenden Grundschuljahre, in denen Eltern große Hoffnungen bezüglich eines Besuches einer höheren Schule hegen, können für davon betroffene Kinder eine Zeit hoher Irritation und Überforderung darstellen.

Die Folgen derartiger Schwächen werden oft in einem überschaubaren, kleineren menschlichen Interaktionsrahmen kaum spürbar, da sich in der Zweier- oder Dreiersituation die Menschen leichter aufeinander abstimmen können und das Gesamt der interaktionellen Stimuli überschaubar und beantwortbar ist. Daher fallen z. B. auch im Zweierkontakt der Lehrer-Schüler-Interaktion, in der Interaktion mit den Eltern und im therapeutischen Einzelsetting diese

Probleme häufig gar nicht auf. In einem komplexeren menschlichen Geschehen kommt es aber zu schnellen, zu rivalisierenden und vielschichtigen Interaktionen, deren Bewältigung für schwächer ausgestattete Menschen sehr schwierig ist. Dass das daraus resultierende Erleben in der *Folge* zu psychischen Beeinträchtigungen führen kann, ergibt sich von selbst, doch darf dieses Outcome nicht als das Primäre erachtet werden. »Setzt die Therapie bei seinem (des Menschen, Anm. E.R.) Unglücklichsein an, führt das zu nichts. Unsere heutige Welt ist voll von Menschen mit […] Wahrnehmungsstörungen, die sich fragen, warum all die Antidepressiva und Analysen nichts gefruchtet haben.« (Ratey 2001, S.14; vgl. Sonnenmoser 2006). Ich selbst wurde auf diese Probleme erst mit der Zulassung (1985) zur Gruppenpsychotherapie mit Kindern und Jugendlichen aufmerksam, als ich mit Vorschulkindern bis hin zu jungen Erwachsenen mit dieser Therapieform zu arbeiten begann. In der rivalisierenden Gruppe der Gleichaltrigen konnten problematische Verhaltensweisen beobachtet werden, die nicht aus einer primären psychischen Gestimmtheit resultierten. Diese Verhaltensweisen hatten eine andere Qualität als die aufgrund von psychischen Verhaltensstörungen oder anderen neurotischen Erkrankungen. Zu diesem Zeitpunkt gab es nur wenige Studien zum Einfluss neuropsychologischer Störungen auf die Entwicklung des Kindes (z.B. Lempp 1970; Milz 1980). Doch konnten die Forschungsergebnisse von z.B. Esser und Spekman et al. belegen, dass psychische Fehlentwicklungen bei Kindern nicht ausschließlich durch primär emotionales Beziehungsgeschehen entstehen, und zugrunde liegende neurologische Defizite wurden herausgearbeitet (Esser 1991; Spekman et al. 1992).

Derartige Unzulänglichkeiten sind nicht selten: Die Häufigkeit in der Normalpopulation schwankt je nach Untersuchungsperspektive. Im Deutschen Ärzteblatt vom Juni 2001 wurde eine Studie des Gesundheitsministeriums Baden-Württemberg veröffentlicht. 6000 unausgelesene Kinder wurden bei der Einschulungsuntersuchung auf Wahrnehmungsstörungen untersucht (um eventuelle spätere Lernstörungen, z.B. LRS, zu erfassen), und die Ergebnisse zeigten, dass 23 % der Kinder unter optisch-graphomotorischen, akustisch-phonematischen und kinästhetisch-artikulatorischen Verarbeitungs- und Wahrnehmungsstörungen litten. In der Untersuchung ging es dabei ausschließlich um die Erfassung schulischer Lernstörungen, und man war erstaunt (persönliche Mitteilung), dass Schwächen in der Wahrnehmungsorganisation auch Auswirkungen im außerschulischen Leben der Kinder haben können. Damit war aber einmal mehr nachvollziehbar, dass Erscheinungsformen des Lebens interdisziplinär in den Blick zu nehmen sind und dass Forschungsergebnisse anderer Disziplinen integriert werden sollten, um zu ganzheitlichen Konzepten zu gelangen. Dies ist auch Voraussetzung für eine präzise Diagnostik, die das daraus resultierende Behandlungskonzept bestimmen sollte. Daher sollen im weiteren Verlauf die Unzulänglichkeiten in der taktil-kinästhetischen, auditiven, visuellen und rhythmischen Wahrnehmungsverarbeitung skizziert werden.

7.1 Die Alltagserfahrung eines Kindes mit Wahrnehmungsproblemen

Anhand eines Beispiels soll verdeutlicht werden, was sich intra- und interpersonell unter »Wahrnehmungsorganisation« vorgestellt werden muss: Man denke an ein mit Vehemenz durchgeführtes Völkerballspiel: Der Ball wird schnell unter den Mitgliedern hin- und hergeworfen, um letztendlich mit großer Wucht einen Spieler »abzuschlagen«. Das Mitschwingen, d. h. Mitspielen im Spielverlauf, erfordert ein schnelles visuelles Differenzieren der Spielzüge, der jeweilige Körper muss sich in Raum und Zeit auf dieses fortwährende interpersonelle Geschehen einstimmen, d. h., Visuelles muss mit Motorik intrapersonell synchronisiert werden, um zur richtigen Zeit am richtigen Ort zu sein. Der Bewegungsfluss der anderen muss »gelesen« werden, zumal auch Tricks und Täuschungsmanöver zum Spiel gehören. Der mit Macht und Kraft geworfene Ball muss auf einen Körper treffen, der über ein gutes Gleichgewichtssystem verfügt, um nicht aus der Balance zu geraten. Die Arme müssen den anfliegenden Ball im richtigen Moment erhaschen, und der Händegriff muss fest genug sein, damit der Ball nicht zu Boden fällt. Bei dem Gesamt der Abläufe braucht nur ein *einziger* Aspekt nicht zu klappen, und schon gelingt die ganze Handlung nicht. Bereits 1982 sprach Reinhard Lempp, ein herausragender Kinderpsychiater, in einem Aufsatz von einer »Kette«, die so stabil ist wie ihr schwächstes Glied (Lempp 1982). Diese an einem Spiel gezeigte Dynamik ereignet sich jedoch auch fortwährend im Leben, da das menschliche Miteinander diesen »Spielzügen« in wesentlichen Aspekten gleicht, und auch in diesen ganz normalen »Alltagsvollzügen« werden die im Spiel aufgezeigte Flexibilität und Verarbeitungsgeschwindigkeit gefordert. Damit wird aber auch nachvollziehbar, wie beschwerlich das Leben eines Heranwachsenden ist, wenn er von Lebensbeginn an unter einem dieser Schwachpunkte leidet und wie allzu oft ein Kinderalltag bei solchen Vorgängen vom Scheitern begleitet ist. Die *psychologischen* Belastungen sind die Folge des *sensorischen* interpersonellen Scheiterns und führen im Alltag zu einer Kumulation von mehr oder weniger gravierenden Misserfolgen, die gelegentlich potenziell traumatisierenden Charakter haben können.

7.2 Taktil-kinästhetische Wahrnehmungsprobleme

Von Geburt an (durch die Bewegungen und die Sinneseindrücke der Mutter, aber auch schon in der Schwangerschaft) spielt die taktil-kinästhetische Wahrnehmung eine herausragende Rolle (Ayres 1979); alle weiteren Verarbeitungsschemata sind davon beeinflusst. Meist versucht eine Mutter, ihr Kind durch Wiegen auf dem Arm, durch Streicheln und zärtliche Berührung zu beruhigen. Mit dieser körperlichen Nähe versucht sie, dem Baby zu zeigen, dass es nicht alleine ist. Vielleicht werden jedoch diese mütterlichen Bemühungen, dem Kind das Gefühl von Sicherheit und Bindung zu geben, von einem diesbezüglich konstitutionell anders erlebenden Kind abgewehrt, da es nicht in der Lage ist, in der wiegenden rhythmischen Bewegung der Mutter und ihrem Streicheln Ruhe und Regulierung seiner Spannung zu erleben. Vielleicht erlebt es die Bewegung als ängstigend und die zärtliche Berührung als unbehaglich und reagiert aversiv, weil es die Berührung als übererregend und ungenau empfindet. Vielleicht bräuchte ein derartiges Baby eine Fürsorgeperson, die es körperlich *fest* umfasst, herzhaft handfest handhabt, um dadurch ein sicheres körperliches erlebbares Körpergefühl und dadurch Sicherheit zu erfahren. Ein derartiges Baby, das ganz andere Forderungen an die Mutter stellt, irritiert diese möglicherweise, und sie verliert ihrerseits beim Andauern dieses missverständlichen fremdartigen Verhaltens das Vertrauen in ihre mütterlichen Bemühungen und Kompetenz. Diese Interaktion zwischen Mutter und Kind prägt den affektiven Zustand beider und damit auch die künftige Entwicklung der Beziehung. Der Berührungssinn ist eine starke und intime Form der Kommunikation. Er beeinflusst die Entwicklung und die Ausdehnung des Gehirns und spielt in wesentlichen Aspekten des Lebens eine wichtige Rolle. Das Berührt-Werden und das beruhigende Sich-selbst-Berühren, der so wichtige Self-Touch, ermöglichen zunächst ein Nachlassen von Spannung und zudem ein Gespür für die Dinge – eben jenes vorher beschriebene »Begreifen« –, um dann zu einer konkreteren Vorstellung (Begriff) und später zu einem Wort zu werden, sodass nachvollziehbar ist, wie stark dieser Sinn auch die gesamte Sprachentwicklung beeinflusst.

Kognitive Schemata können nur durch sichere körperliche Aktivitäten entwickelt werden; das von Beeinträchtigung betroffene Kind erlebt die Welt quasi »wie mit Boxhandschuhen« an den Händen, d.h. vage, undeutlich und damit weniger lebendig und freudvoll. Es hat wenig »Gespür« – später vielleicht auch im mentalen Bereich. Dieses Kind kann Ereignisse auch nicht so sicher erfassen wie andere, es spürt Feinheiten nicht, ohne dass es sich selbst dieses Mangels bewusst werden kann. Die Koordination seiner Bewegungen und sein sicherheitsgebendes Gleichgewichtssystem, mit denen es den Raum um sich herum erfährt, sind ebenfalls herabgesetzt. Wenn »Raum« nicht mit körperlicher Sicherheit erlebt wird, was nur mit einer sicheren Körperwahrnehmung gelingt, die aus einem stabilen Gleichgewichtssystem und einer geschmeidigen fein- und großmotorischen Koordination besteht, leiden darunter alle spontanen und freudvollen Bewegungen: z.B. Krabbeln, Schaukeln, Klettern, In-die-Arme-der-Eltern-Springen, kindliches Schubsen und Stoßen, Wegrennen, Die-Treppe-Heruntertoben, Herumtollen auf dem Spielplatz, Fahrradfahren, Schwimmen, Inlinern oder Ballspielen.

Spielerischer Kontakt unter Kindern ist meist körperlich; wenn ein Kind nicht in der Lage ist, dieses Rivalisieren und den Wettbewerb mit Freude zu erleben, reagiert es verstört. Diese Verstörung beeinträchtigt in der Folge sein Streben nach Unabhängigkeit. Wenn ein Kind unter Kindern mit derartigen Beeinträchtigungen zu kämpfen hat, nützt ihm in diesem Augenblick auch die beste Beziehung zu den Eltern nichts. Es wird vorsichtig und skeptisch und versucht, diese gesunde Rivalität zu vermeiden. Dies wiederum bedeutet eine schwere Verletzung seines kindlichen Selbstwerterlebens. Da diese Verletzung durch den eigenen Körper verursacht ist, verliert das Kind Freude und Vertrauen in ihn, und der Aufbau von Selbstvertrauen ist schwierig. Ein nächster fataler Schritt in dieser unseligen Entwicklung ist das Auftauchen von Scham. Zuweilen wird ein Kind als ängstlich oder schüchtern beschrieben, was nur den psychischen Aspekt erfasst, während die körperlichen Unsicherheiten, die zu diesen Reaktionen führen, meist unbemerkt bleiben. Allzu oft nehmen Eltern, Ärzte, Lehrer und Therapeuten das Ausmaß der Unzulänglichkeit nicht wahr.

Zu Lebensbeginn tauchen diese Schwierigkeiten in der Familie und in der vertrauten Umgebung zunächst nicht auf (zumindest wenn noch kein kompetenteres Geschwisterkind vorhanden ist). Die Eltern sind daran gewöhnt und versuchen intuitiv – was richtig ist – zu helfen (Palombo 2006; Palombo 2011). Diese Kinder ziehen es vor, mit Erwachsenen oder deutlich jüngeren oder älteren Kindern zusammen zu sein, Jungen spielen lieber mit Mädchen, da körperliches Rivalisieren dabei keine so wichtige Rolle spielt. Hat ein derart belastetes Kind Geschwister, werden auch zu Hause die Probleme schneller offensichtlich. Begegnungen außerhalb des vertrauten Rahmens mit ihren unbekannten Interaktionen verursachen große Probleme, da Vorhersagbarkeit und flexibles Reagieren, die in unvertrauter Umgebung so wichtig sind, nicht länger verfügbar sind. Die Schwellensituation des Kindergartenübergangs kann daher zu einer Krise werden: Gruppenspiele, feinmotorische Anforderungen und vorschulisches Lernen bereiten keine Freude. Später in der Schule verlangen Denkprozesse, Rechnen und Aufsätze schreiben die Vorstellung eines sicheren mentalen Raumes, der sich nur entwickeln konnte, wenn der Körper des Kindes in der Lage war, den tatsächlichen Raum, in dem es lebt, mit adäquater Sicherheit zu erobern. »Rückwärtsrechnen«, z. B. Subtraktion und Division, ist nur möglich, wenn man sich sicher rückwärts bewegen kann. Jemand, der seine Körperbewegung nicht koordinieren kann, hat Schwierigkeiten, komplexe Handlungen zu planen, wie z. B. Zimmeraufräumen, Sich-morgens-im-Bad-fertig-Machen. Das mangelnde Feingespür macht das Schreiben zu einem Problem, Sportunterricht durch die Ungeschicklichkeit zu einem Spießrutenlaufen u. v. m. Selbstorganisation – ein machtvolles Wort unseres Zeitgeistes – ist schwer, wenn es einem aus der Sensomotorik heraus nicht gelingt, etwas alleine »auf die Reihe zu bekommen«. Der rote Faden einer sinnvollen Handlung taucht nicht auf, der sereale Ablauf wird nicht erkannt und das Kind »zäumt das Pferd vom Schwanze auf«. Statt Hilfe erfolgen meist eher Ermahnung und Kritik. Dieses Trödeln, die scheinbare Verweigerung und die penetrante Langsamkeit machen Lehrer – und durch den frühen Übergang in außerfamiliäre Einrichtungen die professionellen Erzieher – meist ungeduldig, kritisierend und wütend und sind eines der herausragenden Symptome beim Vorliegen eines solchen Schwachpunktes. Das Gesamt des Lernerfolges ist dabei bedroht.

7.3 Auditive Wahrnehmungsprobleme

Ein Kind, das nicht schnell genug decodieren kann, was andere sprachlich von sich geben, hat häufig Probleme in der auditiv-phonematischen Wahrnehmungsorganisation (Affolter 1987; Milz 1996; Rosenkötter 2003). Seine Verarbeitung des Gehörten ist langsamer als die von außen eintreffenden Geräusch- und Sprachrhythmen. Akustische Informationen werden großteils – und in weit stärkerem Maß als bei anderen Sinnesorganen –, lange bevor wir uns ihrer bewusst werden, verarbeitet. Auf der Zwischenstation entlang der Hörbahn vom Ohr bis zu der Stelle, an der sie ins Bewusstsein vordringen, werden die Lautsignale differenziert und fein abgestimmt (Ratey 2001, S. 112). Im Hirnstamm werden die Geräusche in ihrer

Tonqualität unterschieden und entsprechend ihren Klangeigenschaften in Einheiten zerlegt. Damit wird nachvollziehbar, dass schon die kleinste Verzögerung im akustischen Kontakt mit einem Gegenüber, das schneller Signale vermittelt, erhebliche Probleme bereiten kann. Schnelle Konsonantenabfolgen, wie z. B. »dr«, »gr«, »schn«, »str«, »kn« oder »pr«, können nur schwer identifiziert werden. Man führe sich einen deutschen Text vor Augen, um zu sehen, wie oft diese schnellen Buchstabenkonstellationen vorkommen und wie schwierig die akustische Dechiffrierung eines solchen Textes wird, d. h., wie »verwaschen« die Sprache ankommen kann, wenn immer bei dieser Buchstabengruppierung ein inneres Straucheln auftaucht, und wie mühsam die Erfassung dadurch ist. Die Kinder reagieren darauf mit Unruhe, werden unsicher, fragen nach, schauen irritiert in die Runde, finden ihren Platz in der Gruppe der Gleichaltrigen schwer, sind somit frustriert und werden entweder aggressiv oder ziehen sich zurück und spielen häufig allein. Fernseher und Computer können zum Zufluchtspunkt werden. Der unwissende Erwachsene kommentiert häufig: »das Kind hört einfach nicht zu«, »es ist, als wenn man an eine Wand redet« oder »das Kind scheint taub zu sein«. Die professionellen Erzieher sprechen in diesem Zusammenhang meist von »Konzentrationsschwierigkeiten« oder – verstärkt in den vergangenen Jahren – von »ADHS«, wenn ein derartiges Kind mit Spannung oder Unruhe auf diese fortwährende Frustration reagiert. Auditive Wahrnehmungsprobleme sind recht häufig. Sie verursachen Probleme im Sprachverstehen und können auch ihren Ausdruck in einer Lese-Rechtschreib-Schwäche finden. Es erübrigt sich zu betonen, wie wichtig der auditive Kanal für die menschliche Kommunikation ist. Häufig fragen davon betroffene Kinder nach, »was?«, »hää?«. Doch allzu oft ist die Reaktion: »Warum hörst du nicht einfach gleich richtig zu?« oder »Wie oft soll ich es denn noch sagen?« Wenn mehrere Geräusche gleichzeitig auftreten – ähnlich und vergleichbar mit einem Hörgerät, das ohne Differenzierung verstärkt –, erscheint dies dem Kind als ein lauter, umfassender und irritierender Geräuschbrei, dessen Einzelheiten und wichtige Aspekte es nicht herausfiltern und erkennen kann. Mit einer einzelnen Person in einer ruhigen und überschaubaren Situation tauchen diese Probleme oft nicht auf – weswegen diese Probleme auch im Zweierkontakt weniger wahrgenommen werden. Wenn aber mehrere Geräusche gleichzeitig auftreten, wie z. B. in einer größeren Menschenmenge – in der Schule, im Kindergarten, im Hallenschwimmbad, in der Sporthalle oder auf dem Spielplatz –, wird das Gesamt der Geräusche zu einem Einheitsbrei, auf den nicht adäquat und zeitnah reagiert werden kann und der dadurch bedrohlich wird. Sehr viele zwischenmenschliche Missverständnisse, die häufig psychologisch interpretiert werden, finden hier ihre sensorische Erklärung, wiederum ganz zu schweigen von den damit verbundenen häufig gravierenden Schulproblemen. Oft konsultieren die Eltern einen HNO-Arzt, weil sie befürchten, dass ihr Kind nicht deutlich und gut hört; wenn aber die Diagnose lautet: »Gehör in Ordnung« – was es meist ist –, nimmt die Kritik dem Kind gegenüber eher zu und sein sprachliches Nicht-Mitschwingen wird häufig als eine bewusste Vermeidungsreaktion und als ein Provozieren der Erwachsenen verstanden. Ältere Menschen, die auf Zeiten einer guten Sprachverarbeitung zurückblicken und nun im höheren Erwachsenenalter ein Hörgerät tragen (selbst in Hightech-Form), können am besten nachempfinden, wie schwierig und kompliziert die Geräuschverarbeitung ist und dass selbst der beste Kleincomputer die Feinstarbeit der hirnorganischen akustischen Verarbeitung nicht zu leisten vermag.

7.4 Visuelle Wahrnehmungsprobleme

Ein Mensch, noch viel mehr ein junges Kind mit einer visuellen Wahrnehmungsstörung erlebt alle neuen und unvertrauten Situationen wie einen Film, der zu schnell vor seinen Augen abläuft: Das Kind kann nicht schnell und exakt genug visuell differenzieren. Es möchte gerne mit anderen zusammen sein, doch kann es den Interaktionen nicht schnell genug folgen, zumal wenn sich die Gruppenkonstellation ständig ändert. Da die anderen nicht warten, bis das betroffene Kind die jeweils wichtigen Details zeitnah differenziert und realisiert hat, ist die subjektive Erfahrung meist folgende: »Keiner mag mich, keiner will mich dabeihaben«, doch weiß das Kind nicht warum. Alle neuen, unvertrauten und sich schnell verändernden Situationen sind daher bedrohlich. Vermeidungsstrategien werden entwickelt, um das Gefühl von Beschämung, das derartige Schwierigkeiten mit sich bringt, zu vermeiden. Das »Durchschauen« des visuell Ablaufenden gelingt nicht zeitangemessen, und der äußere Lebensfilm läuft zu schnell ab. Neues, nicht Vertrautes und Komplexes ist daher vermeintlich gefährlich, da man den Reaktionsschnelleren ausgeliefert ist. Jede Gruppe, so auch die Gruppenarbeit in der Schule, jedes Team, jeder Mannschaftssport, wo es fortwährend gilt, den Ablauf schnell zu strukturieren, um sich rhythmisch und zeitnah mit den anderen zu koordinieren und zu synchronisieren, bedeutet Schwerstarbeit. In einer Zeit, in der Teamarbeit heroisiert wird – in der Schule und inzwischen auch schon vor Schulbeginn –, haben es die Umsetzungslangsameren schwer, weil sie beim sozialen »Greifen der Zahnräder« das Getriebe »stören« – ohne dass dieser Störfaktor einen psychisch-emotionalen Hintergrund hat. Auch hier wird fälschlicherweise immer wieder von einem »Vermeiden«, einem absichtlichen »Aufmerksamkeit-auf-sich-Ziehen« usw. gesprochen. In der Schule ist insbesondere der Lese-Recht-schreib-Prozess davon betroffen, da es fortwährend gilt, das Geschriebene zu differenzieren. Aber auch im kognitiven Bereich – in dem des Transfers – spielt »Durchschauen« eine große Rolle, da sich keine Textaufgabe, kein lateinischer Satz und keine logische Denkaufgabe ohne diese Fähigkeit bewältigen lassen. Visuelle Wahrnehmungsprobleme beeinträchtigen somit viele Lebenssituationen, denn »Durchschauen« ist in jeder menschlichen Gruppierung beim Bewältigen komplexer Situationen notwendig. Das Gefühl der Überforderung im Erwachsenenalter, das sich inzwischen in vielen Berufsfeldern breitmacht, muss zweifelsohne auch in diesem Zusammenhang gesehen werden, da ein nicht unerheblicher Prozentsatz der Menschen unter einer nicht exakten und/oder langsameren Wahrnehmungsorganisation leidet und somit dem Druck der Flexibilität und des fortwährenden Sich-Einpassens und Selbstorganisierens nicht gewachsen ist. Selbst Vorstellungsgespräche laufen häufig im Team, und bis ein Mensch mit einer schwierigen auditiven Verarbeitung erfasst hat, welcher Sachverhalt gemeinsam geklärt werden soll (für den er eventuell über sehr gute Ressourcen verfügen würde, aber überhaupt nicht zum Zuge kommt), ist dieser »Zug« schon abgefahren, da der sensorische Verarbeitungsapparat zu langsam läuft. Bedächtigkeit, was in früheren Zeiten einen positiven Beigeschmack hatte, wird unter der bestehenden Maxime zu einem eher häufig leidvollen Problem.

7.5 Rhythmuserkennung, Beziehungserfahrungen und neuronale Vernetzung

Wie schon zuvor beschrieben, belegen Erkenntnisfortschritte im Bereich der Neurobiologie, dass Umweltfaktoren die Wachstums- und Vernetzungsprozesse im neuronalen System beeinflussen und dass Beziehungserfahrungen die Stoffwechselaktivität des Gehirns verändern können (Hüther 2001; Braun 2001). Es wurde beschrieben, wie zwischenmenschliche Erfahrungen von unserem Gehirn in biologische Signale umgewandelt werden und dass frühe sozioemotionale Erfahrungen in die biologische Struktur des neuronalen Netzes eingeprägt werden und langfristige Effekte aufweisen. Daraus ist zu folgern, dass Unzulänglichkeiten in der sensorischen Verarbeitung von Lebensbeginn an die Interaktion zwischen Fürsorgeperson und Kind mit beeinflussen. Schwächen in der Wahrnehmungsorganisation, wie schon bei Stern angedeutet, stellen somit eine Risikobelastung dar. Die Bedeutung der Verfügbarkeit von Schutzfaktoren, wobei der Qualität der Mutter-Kind-Interaktion eine Schlüsselrolle zukommt, muss herausgehoben werden, da sich hier entscheidet, in welchem Maße eine Entwicklungsstörung ihre Wirksamkeit entfalten kann (Papousek & Wollwerth de Chuquisengo 2003, S. 136 f.). Die Fähigkeit der Rhythmuserkennung (Jäncke 2008, S. 144; Sacks 2008 [2007]) scheint eine Grundlagenkompetenz darzustellen, und die meisten Abläufe im Leben stehen damit in Zusammenhang. Einen Rhythmus zu erkennen, ermöglicht, ihn biomechanisch und neurophysiologisch nachzuempfinden, was notwendig ist, um sich mit von außen eintreffenden Reizen zu synchronisieren. Jedes menschliche Zusammensein erfordert dieses Mitschwingen, sei es in der Bewegung, in der Sprache, im Miteinander-Handeln. Sprachliche geschmeidige Kommunikation ist nur möglich, wenn sich der Sprachrhythmus der Partner zeitnah begegnet, gemeinsames motorisches Miteinander verlangt auf der sensomotorischen Ebene einen ähnlichen Synchronisationsprozess, und so ist es nicht verwunderlich, das in allen Kulturen wichtige Ereignisse von Musik und Ritualen begleitet sind. Es handelt sich um eine elementare Kommunikationsebene, die Einfluss auf Emotion, Motorik und kognitive Funktionen nimmt. Rhythmischer Gleichschritt ermöglicht ein Wir-Gefühl, das es wiederum erlaubt, aus der Einsamkeit auszusteigen. Synchrones Handeln ist die Voraussetzung für prosoziales Verhalten, was das Gefühl von Zusammengehörigkeit unterstützt. Neben dieser für das Überleben wichtigen Komponente verweist dieser Aspekt auch auf eine Gefahr, da über synchrones Handeln der Mensch »zum Herdentier« gemacht werden und er Verführungen erliegen kann. Bedeutsam ist in diesem Zusammenhang die Untersuchung von Condon aus dem Jahr 1975, in der 14 gesunde Neugeborene zu unterschiedlichen Zeitpunkten in den ersten zwei Wochen ihres Lebens beobachtet wurden und ihnen ohne Blickkontakt Tonbandkassetten mit amerikanischer und chinesischer Sprache, vereinzelte Vokale, Schlaggeräusche und lebendiges Sprechen angeboten wurde (Condon 1975). Die Babys bewegten sich völlig synchron (Augen, Kopf, Schultern, Augenbrauen, Ellbogen, Füße) mit der vom Erwachsenen vorgegebenen Sprachstruktur. Sie waren somit von Anfang an intensive Teilnehmer an diesem Prozess und bewegten sich im Rhythmus der Sprache. Ein einziges Baby – ein Risikokind – bewegte sich nicht synchron, was damals als Einzelfall klinisch aber noch keine Bewertung erfuhr (Rass 2002, S. 60; Rass 2003; Rass 2008). Das Verständnis, wie stark Rhythmik die Entwicklung beeinflusst und auch fördert, scheint in allen Kulturen im Umgang mit Säuglingen und Kleinkindern implizit vorhanden zu sein: Das Kind wird zur Beruhigung auf den Armen oder in der Wiege geschaukelt, die ihm vorgesungenen Lieder bestehen aus einfachen sich wiederholenden Rhythmen und Reimen, rhythmische Gebärden werden benutzt (»Hoppe Hoppe Reiter …«), was je nach Einsatz und Ausdruck belebt, beruhigt und vereint. Wenn diese Abstimmung nicht gelingt, kann dies im Menschen und insbesondere im sehr kleinen Kind Erregung hervorrufen, was – wenn keine Milderung erreicht werden kann – zu verstärkter Unruhe, Irritation bis hin zu Angst führen kann. Da Expansion und Lernen fortwährend unter solchen Bedingungen stattfinden, wird nachvollziehbar, dass Menschen mit einer primären diesbezüglichen Unzulänglichkeit unter Dauerstress mit all seinen Folgeerscheinungen stehen. Das kleine Kind ist mit seinen Reaktionen für die Betreuungspersonen ebenfalls irritierend und schwer verständlich, und die kindliche Synchronisationsfähigkeit und Responsivität können soweit eingeschränkt sein, dass die elterlichen Bemühungen um einen abgestimmten Austausch schweren Belastungen unterliegen und bei Andauern dieses Zustandes eventuell erlöschen. Insbesondere wenn derartige Entwicklungsstörungen nicht erkannt werden – was häufig der Fall ist –, fällt es den Eltern unglaublich schwer, sich in die so anders geartete Verarbeitung einzufühlen. Gerade das vulnerable Baby, das besonders auf diese Synchronisation und Resonanz angewiesen ist, erlebt in der Dyade häufig Brüche; und der Pflegeperson gelingt aufgrund mangelnden Wissens und mangelnder Einfühlung die interaktive Wiederherstellung des affektiv hoch angespannten Zustandes nicht.

Da diese Verarbeitungsstörungen sich in der Regel nicht auswachsen, erschweren sie den gesamten Prozess des Heranwachsens, und die Entwicklung kann in ein davon sehr belastetes Erwachsenen-Selbst münden. Der gesamte dyadische Prozess, das Hineinwachsen in außerfamiliäre Einrichtungen, der Leistungsbereich der Schule und der Ablösungs- und Individuationsprozess in der Pubertät laufen im beschriebenen Fall unter anderen Vorzeichen ab. Der Vergleich mit den anderen, der schon im beginnenden Kindergartenalter möglich ist, führt zu Gefühlen des Anders-Seins und häufig zu einem geringeren Selbstwertgefühl, was auf die Dauer zu depressivem Rückzug, narzisstischer Wut und/oder psychosomatischen Beschwerden führen kann (vgl. Rass 2002; Rass 2003; Rass 2008; Rass 2014a).

Die Motivationsforschung zeigt, dass sich ein Kind schon ab dem dritten Lebensjahr mit den anderen vergleichen kann (Heckhausen 1971; Rheinberg 1997; Oerter 1995). Das Scheitern, das keinen Namen hat, beeinflusst aufgrund der Unzulänglichkeiten die sich entwickelnde Persönlichkeit und die Leistungserwartung, sodass die Selbsteinschätzung in Bezug auf »erfolgreich« oder »nicht erfolgreich« schon stark das kindliche Selbstwerterleben prägt – also lange bevor die Schule beginnt. Wie zuvor beschrieben, ist der Prozentsatz der Kinder, die nicht zeitnah und rhythmisch mitschwingen können, nicht gering, und die Vorverlegung des Eintritts in die institutionelle Erziehung bedeutet gerade für diese Kinder eine noch problematischere Schwellensituation.

Das Wissen über psychische Störungen, die durch interaktionelle Faktoren verursacht werden, führt häufig dazu, dass Beziehungsschwierigkeiten »psychologisiert« werden, dass der taktil-rhythmisch-sensorische Hintergrund dabei zu wenig Beachtung erfährt und dass die tragische Konsequenz – vielleicht eine Verhaltensstörung – als die primäre Störung angesehen wird. Eine Schwäche in der rhythmischen Wahrnehmungsorganisation wirkt häufig auf verschiedene Verarbeitungsbereiche (z. B. auditive und motorische Wahrnehmungsorganisation), und ein echter Ausgleich durch andere Kompetenzen gelingt meist nicht. Durch den Mangel an Wissen können Eltern und professionelle Erzieher den Bedürfnissen des sich entwickelnden Kindes, für das Stützung und Verstehen besonders wichtig wären, um eine sicherheitsgebende Bindung zu entwickeln, nicht gerecht werden. Durch die primäre rhythmische Problematik und die daraus resultierenden Defizite in den verschiedenen Wahrnehmungsbereichen werden die Eltern und die gesamte Umgebung in einer anderen Art und Weise – d. h. mit großer Verunsicherung – erlebt. Entsprechend anders sind die Reaktionen, die ihrerseits von der sozioemotionalen Umgebung nicht verstanden werden. Da dieses prozesshafte Geschehen den gesamten Alltag begleitet, muss an eine Akkumulation von fortwährenden Belastungsfaktoren bis hin zu Minimaltraumata gedacht werden. Der unverstandene Heranwachsende kann seine Fürsorgepersonen nicht ausreichend als empathische Bezugspersonen benutzen, was zu einer unzureichenden Idealisierung dieser so wichtigen Menschen führt, was seinerseits wiederum Auswirkungen auf das Selbstwerterleben des Kindes hat.

Da ein solch unverstandenes Kind immer unglücklicher sein wird als ein intaktes, da es die Fähigkeit seiner »Good-enough«-Eltern nicht nutzen kann, kann es diese auch in ihren Bemühungen als Eltern nicht ausreichend bestätigen. Der Beziehungsdialog wird durch die fortwährenden Missverständnisse und das leise Scheitern immer schwieriger, und ungünstige Regelkreise prägen sich tief in das Erleben des Kindes ein. Der Zeitgeist mit der Maxime von Schnelllebigkeit und Flexibilität verführt die Umgebung, verstärkt mit Kritik und noch größerer Anforderung zu reagieren. Wenn sensitive Eltern das verborgene Defizit instinktiv erspüren, gelingt ihnen im familiären Rahmen immer wieder Kompensation, Akzeptanz und damit Beruhigung, was natürlich dringlich notwendig ist, doch steht diese so wichtige Abgestimmtheit oftmals in völliger Diskrepanz zum außerfamiliären Umfeld, das häufig Schwierigkeiten hat, die auf das Kind empathisch abgestimmten Reaktionen zu verstehen und nicht als »Verwöhnung« und »Verzärtelung« zu bewerten (vgl. Palombo 2006; Palombo 2011). Diese Reaktionen erschweren für das Kind und seine Familie die Akzeptanz und somit Integration dieser Realität in die Persönlichkeitsstruktur, was dringlich notwendig ist, um stabile Bewältigungsstrukturen aufzubauen. »Good-enough«-Eltern reichen unter diesen Umständen kaum und schon gar nicht Eltern, die ihr eigenes Leben unter die Maxime von Erfolg und Flexibilität stellen. Da das Leben eines solchen Kindes häufig unter intensivster Anspannung verläuft, da sein neuronales System durch Irritation und spezifische Erregungen verstärkt in Unruhe gerät, ist im Praxisalltag immer wieder zu beobachten, dass dieses Phänomen mit der Diagnose ADHS belegt wird. Andererseits macht diese Betrachtung aber auch deutlich, wie widerstandkräftig davon nicht betroffene Menschen häufig sind, da sie schnell und flexibel auf von außen eintreffende Stimuli reagieren können und sie »in ihrer Einschätzung *nicht* daneben liegen«, sie *nicht* »wie der Ochs vor dem Berg stehen«, sie »*schnell genug* durchschauen« und sich somit in vielen Situationen schneller anpassen und sich mit den eintreffenden Stimuli abzustimmen vermögen. Die Resilienzforschung sollte daher diesen Aspekt in ihr Konzept miteinbeziehen, was teilweise geschieht, schließlich zeigen Forschungsergebnisse, dass eine gute Intelligenz, d.h. das Gesamt der sensorischen Verarbeitung, eine wichtige Rolle dabei spielt. Aber auch im Bereich der Psychotherapie gewinnt dieses Konzept – im Widerspruch zu Daniel Sterns Anmerkung – noch zu wenig Aufmerksamkeit, und insbesondere bei den »Angststörungen« im Erwachsenenalter wird außerordentlich selten diese Problematik mit in Augenschein genommen, sodass manche Angststörung eventuell gar keine primäre »psychische Störung«, sondern eine reale Synchronisationsschwäche darstellt, die in wichtigen Momenten verstehbarerweise Angst auslöst.

7.6 Zur Bedeutung des Schamerlebens als Folge sensorischer Unzulänglichkeit

Die Bindungs- und Affektregulationsforschung belegt, dass das sich entwickelnde Selbst des Säuglings von Anfang an sozial bezogen ist und dass die Erfahrung des auftauchenden Selbst nur im Umgang mit anderen möglich ist (vgl. Bowlby 1975; Schore 2007 [2003]; Rass 2011). Somit spielen Affekte im Austausch mit sich selbst und den Anderen eine soziale Rolle. Schwierigkeiten bei der Abstimmung von Affekten und im mangelhaften Zusammenspiel mit den wichtigsten Fürsorgeperson rufen beim Kind erhebliche Irritationen hervor: »Ist etwas falsch mit mir?«, scheint es sich zu fragen, wenn seine Aktionen nicht angemessen begleitet werden. Da sich bis zum zweiten Lebensjahr das Selbstkonzept zu entwickeln begonnen hat, gibt es somit auch schon ein Schamerleben, das durch schmerzliche Erkenntnisse des – vermeintlich – eigenen Versagens ausgelöst wird.

Scham entsteht entweder in erträglichem Maß oder traumatisierend, wenn sich das Kind während seiner Autonomieentwicklung allmählich vom bedeutsamen Anderen trennt und abgrenzt, eigene Fähigkeiten entwickelt und mit einem wachsenden Gefühl für eigene Fähigkeiten und Möglichkeiten voranschreitet oder scheitert. Die früheste Quelle des Schamgefühls wird in frühkindlichen Erlebnissen der eigenen Wirkungslosigkeit gesehen, was sich allzu oft bei Störungen in der sensorischen Integration einstellt, vor allem beim Umgang mit dem Anderen und bei der Erfahrung des scheiternden Versuchs, wirkungsvoll gegenseitige befriedigende Intersubjektivität, interaktive Synchronizität und gemeinsames Bewusstsein einzuleiten und aufrechtzuerhalten (Wurmser 1998). Scham und Schamsensitivität sind genau das Gegenteil von Selbstwirksamkeitserfahrungen und häufig das unvermeidbare Vermächtnis von während der Kindheit nicht verantwortungsfähigen Eltern. Scham und Schüchternheit hängen somit stark miteinander zusammen, da dadurch ein Vermeiden von Situationen und Handlungen, die Ablehnung oder Demütigung mit sich bringen könnten, gegeben ist. Scham ist eine spezifische Form der Angst, die durch die drohende Gefahr der Zurückweisung oder Demütigung hervorgerufen wird. Scham wird so zum vorbeugenden Schutz gegen die Emotion des Entblößt-Seins, des Scheiterns und des Außenseitertums und führt so zum Vermeiden von Situationen und Handlungen, die Erniedrigungen nach sich ziehen können. Kinder mit Störungen in der psychomotorischen Koordination werden sehr oft zum Gespött der anderen, häufig sogar zum Gespött der Sportlehrer (da sie eventuell bis zum Abitur z. B. nie in die Schulmannschaft hinein gewählt werden), und auch der auditiv Belastete steht in vielen Fällen völlig irritiert »daneben« und scheitert, wenn er sich nicht visuell Richtiges »zusammenreimen« kann.

Somit erleben diese Kinder häufig, dass sie in wichtigen Beziehungen schmerzliche und potenziell traumatisierende Erfahrungen machen, die kein gutes Fundament für die weiteren Lebensbelastungen darstellen. Bei jeder kreativen Leistung sehen sie sich mit potenziellen Schamquellen konfrontiert, und es müssen Ängste überwunden werden, bevor diese Leistung gezeigt werden kann. Wichtige Schamerfahrungen werden demzufolge mit den primären Beziehungspersonen gemacht und machen für weitere, z. B. durch Geschwister, durch professionelle Erzieher und Gleichaltrige, noch empfänglicher und verletzbarer.

In der Untersuchung der Mannheimer Universität (Esser 1991) zu umschriebenen Entwicklungsstörungen wurde deutlich, dass die Gruppe der beeinträchtigten Kinder, die meist in der Schule und in ihren Ausbildungen erhebliche Probleme hatten, in der Gruppe der Delinquenten, Suchtkranken oder seelisch kranken Erwachsenen, die im Leben scheiterten, signifikant stark vertreten war. Als Kinder wurden sie nicht dort abgeholt, wo sie in ihrer Entwicklung wirklich standen. Sie waren immer mit einer falschen Selbstperspektive: »Du könntest, wenn du nur wolltest« konfrontiert, und eine unglückliche Entwicklung und ein fragiles Selbst waren das tragische Ergebnis. Im ZEIT-Report vom 22.1.2004 zum Thema: »Wie man in Deutschland kriminell wird« führt Rückert u.a. unerkannte Wahrnehmungsbehinderungen an, die die Kinder in die Beschämung treiben, sie keine Hilfe finden und sie am Leben scheitern lassen (Rückert 2004, S. 34). Ähnliche Ergebnisse werden in einer Studie zur Rückfälligkeit junger Straftäter der SRH HS Heidelberg bestätigt, die eine multidisziplinäre Prävention in den Vordergrund stellt (Köhler 2009).

In einer Zeit, die keine Unzulänglichkeiten duldet, in der Flexibilität, Teamwork und schnellstes Reagieren oft angesagt sind, sind für diese Menschen nur schwer stimmige Nischen zu finden.

Damit wird aber auch deutlich, dass nicht primär die Unzulänglichkeit die seelische Belastung und eventuelle Erkrankung verursacht, sondern der falsche Umgang damit. Statt Schuldgefühlen, Schuldzuweisungen, Kritik und Hingerede sollte eine einfühlsame und ruhig-konsequente Grundhaltung entstehen, und insbesondere der Früherkennung sollte größte Bedeutung zukommen, um durch eine multidisziplinäre Diagnostik einen Beratungs- oder Behandlungsprozess einzuleiten, der stützend und fördernd sowohl das Kind als auch seine nahen Bezugspersonen, die häufig einer Beratung bedürfen, begleitet. Das Dargestellte erhält aus der Perspektive der Affektregulation und der Bindungsforschung eine ganz besondere Brisanz, da eine nicht kleine Gruppe der Heranwachsenden und der Erwachsenen unter den heutigen Lebensbedingungen sehr häufig unter hoher innerer Anspannung steht, die – um nicht zu Erkrankungen zu führen – bindungs- und affektregulierende Maßnahmen benötigen und bei denen insbesondere in den kindlichen Entwicklungsjahren diesem Erlebensbereich höchste Aufmerksamkeit zukommen sollte, zumal gerade diese Schwachpunkte die Entwicklung einer sicheren Bindungsbeziehung und damit eines stabilen Selbstbewusstseins erschweren. Wenn elterliches und professionelles Beziehungsgeschehen auf individuelle Besonderheiten abgestimmt und der passende Schlüssel gefunden ist, müssen diese neuropsychologischen Besonderheiten das Entwicklungspotenzial eines Kindes nicht zwangsläufig eingrenzen oder determinieren. Der Radarschirm der Aufmerksamkeit der Fürsorgepersonen sollte breit ausgefaltet sein, damit diese Heranwachsenden – in einer Gesellschaft, die keine Unzulänglichkeiten duldet – dennoch ihren Platz finden.

Einer meiner früheren Patienten litt sowohl unter erheblichen auditiven als auch unter kinästhetisch-propriozeptiven Problemen, die den Sprachkontakt erschwerten und den Bewegungsfluss etwas langsamer gestalteten Im Laufe der Schulzeit (Förderbereich) gelangte er jedoch durch vielfältige Förderung zu guten Ergebnissen, was die basale Problematik überdeckte, und geriet durch diese erfreulichen Resultate in eine falsche berufliche Einschätzung und in der Folge in eine berufliche Überforderung. Seine Angst war sehr stark, und er wurde mir als junger Erwachsener mit einer »Panikstörung« (Händezittern u. Ä.) erneut zugewiesen. Bald konnten wir im vertrauten Gespräch das Dilemma erkennen. Und so kam er zu folgendem Schluss: »Ich weiß es schon immer: Ich möchte Gärtner werden; die Pflanzen reden nicht und außerdem wachsen sie langsam« (vgl. Rass 2014a).

Literatur

Affolter, F. (1987): Wahrnehmung, Wirklichkeit und Sprache. Villingen-Schwenningen (Neckar).

Ayres, J. (1979): Sensory Integration and the Child. Los Angeles (Western Psychological Services).

Braun, A. K. (2001): Entwicklung des kindlichen Gehirns. In: Frühe Kindheit, Heft 4, S. 22–29.

Bowlby, J. (1975): Bindung. Eine Analyse der Mutter-Kind-Beziehung. München (Kindler).

Brazelton, T. B. & Cramer, B. G. (1994): Die frühe Bindung. Stuttgart (Klett-Cotta).

Condon, W. (1975): Speech Makes Babies Move. In: Lewin, R. (Hrsg.): Child Alive. London (Temple Smith), S. 81–90.

Deutsches Ärzteblatt, PP: Vorschuluntersuchungen – Schäden ausgleichen, 98, Juni 2001, 25, S. 403.

Esser, G. (1991): Was wird aus Kindern mit Teilleistungsschwächen? Stuttgart (Enke).

Greenspan, S. I. & Wieder, S. (1998): The Child with Special Needs. Encouraging Intellectual and Emotional Growth. New York (Parsens Books).

Heckhausen, H. (1971): Förderung der Lernmotivation und der intellektuellen Tüchtigkeiten. In: Roth, H. (Hrsg.): Begabung und Lernen. Stuttgart (Klett), S. 193–228.

Hüther, G. (2001): Bedienungsanleitung für das menschliche Gehirn. Göttingen (Vandenhoeck & Ruprecht).

Jäncke, L. (2008): Macht Musik schlau? Bern u. a. (H. Huber).

Kaufmann-Hayoz, R. & van Leeuwen, L. (2003): Entwicklung der Wahrnehmung. In: Keller, H. (Hrsg.): Handbuch der Kleinkindforschung. Bern u. a. (H. Huber), S. 861–894.

Köhler, D. (2009): »Die Karriere der Gewalttäter beginnt früh«. In: Rhein-Neckar-Zeitung, 31. 7. 2009 (Artikel zu einer Studie von Prof. Dr. D. Köhler).

Kohut, H. (1979 [1977]): The Restoration of the Self. Madison (International Universities Press). Dt.: Die Heilung des Selbst. Frankfurt a. M. (Suhrkamp) 1979.

Lempp, R. (1970): Frühkindliche Hirnschädigung und Neurose. Bern (H. Huber).

Lempp, R. (1982): Wenn das schwache Glied in der Intelligenzkette nicht früh genug erkannt wird. In: Musik und Medizin 12, S. 126–140.

Milz, I. (1980): Emotionale Störungen in ihren Beziehungen zu Teilleistungsschwächen. Berlin (C. Marhold Verlagsbuchhandlung).

Milz, I. (1996): Neuropsychologie für Pädagogen. Dortmund (Borgman).

Oerter, R. (1995): Motivation und Handlungssteuerung. In: Oerter, R. & Montada, L. (Hrsg.): Entwicklungspsychologie. München (Beltz), S. 758–822.

Ornstein, A. (1981 [1976]): Making Contact with the Inner World of Child. Towards a Theory of Psychoanalytic Psychotherapy with Children. In: Comprehensive Psychiatry 17, S. 3–30. Dt.: Die Herstellung des Kontaktes mit der inneren Welt des Kindes. In: Familiendynamik 2, Heft 4 (1977), S. 282–315 (Wiederabdruck: In: Biermann, G. (Hrsg.): Handbuch der Kinderpsychotherapie, Bd. 4. München (Ernst Reinhardt) 1981, S. 13–41).

Palombo, J. (2006): Nonverbal Learning Disabilities. New York/London (Norton).

Palombo, J. (2011): Executive Function Disorders and Self-Deficits. In: Gitterman, A. & Heller, N. (Hrsg.): Mental Health and Social Problems. A Social Work Perspective. London/New York (Routledge), S. 282–312.

Papousek, M. & Wollwerth de Chuquisengo, R. (2003): Auswirkungen mütterlicher Traumatisierungen auf die Kommunikation und Beziehung in der frühen Kindheit. In: Brisch, K. H. & Hellbrügge, T. (Hrsg.): Bindung und Trauma. Stuttgart (Klett-Cotta), S. 136–159.

Rass, E. (2002): Kindliches Erleben bei Wahrnehmungsproblemen. Frankfurt a. M. (Lang).

Rass, E. (2003): Making Contact with the Perception-World of a Child. Undetected Disabilities in Sensory Motor Integration and the Effects on the Development of the Self-Esteem. In: Progress in Self Psychology 19, S. 287–308.

Rass, E. (2008): Kontaktaufnahme mit der Wahrnehmungswelt des Kindes. (Unerkannte) Störungen in der Wahrnehmungsorganisation und deren Auswirkungen auf die psychische Entwicklung. Norderstedt (Books on Demand).

Rass, E. (2011): Bindung und Sicherheit im Lebenslauf. Stuttgart (Klett-Cotta).

Rass, E. (2014a): Comenius. Seiner Zeit weit voraus ...! Die Entdeckung der Kindheit als grundlegende Entwicklungsphase. Bindung – Identität – Liebe. Berlin (Lang).

Rass, E. (2014b): Kontaktaufnahme mit der Wahrnehmungswelt des Kindes. (Unerkannte) Schwächen in der Wahrnehmungsorganisation und deren Auswirkungen auf die psychische Entwicklung. Vom Überleben einer Gesellschaft, die keine Schwächen duldet. In: Endres, M. & Salamander, C. (Hrsg.): Latenz. Entwicklung und Behandlung. (Jahrbuch der Kinder- und Jugendlichen-Psychoanalyse 3). Frankfurt a. M. (Brandes & Apsel), S. 130–148.

Ratey, J. J. (2001): Das menschliche Gehirn. Düsseldorf/Zürich (Patmos, Walter).

Rheinberg, F. (1997): Motivation. Stuttgart (Kohlhammer).

Rosenkötter, H. (2003): Auditive Wahrnehmungsstörungen. Stuttgart (Klett-Cotta).

Rückert, S. (2004): Wie man in Deutschland kriminell wird. In: DIE ZEIT, 22.1.04, S. 34 f.

Sacks, O. (2008 [2007]): Musicophilia. Tales of Music and the Brain. New York/Toronto (Alfred A. Knopf). Dt.: Der einarmige Pianist. Reinbek bei Hamburg (Rowohlt Verlag) 2008.

Schore, A. N. (2007 [2003]): Affect Regulation and the Repair of the Self. New York/London (W. W. Norton & Company). Dt.: Affektregulation und die Reorganisation des Selbst. Übers. von E. Rass. Stuttgart (Klett-Cotta) 2007.

Sonnenmoser, M. (2006): Misserfolge in der Psychotherapie. Problematik wird unterschätzt. In: Deutsches Ärzteblatt, PP, Heft 3, März, S. 130 f.

Spekman, N. J., Goldberg, R. J. & Hermann, K. L. (1992): Learning Disabled Children Grow up. A Search for Factors Related to Success in the Adult Years. In: Learning Disability – Research and Practice 7, S. 161–170.

Stern, D. N. (1992 [1985]): The Interpersonal World of the Infant. New York (Basic Books). Dt.: Die Lebenserfahrung des Säuglings. Stuttgart (Klett-Cotta) 1992.

Warnke, A. (2000): Wahrnehmungsprobleme bei Kindern und Jugendlichen. In: Bundschuh, K. (Hrsg.): Wahrnehmen, Verstehen, Handeln. Bad Heilbrunn (Klinkhardt), S. 193–208.

Wurmser, L. (1998): Die Maske der Scham. Die Psychoanalyse von Schameffekten. Berlin u. a. (Springer).

Exkurs: Allan Schore: Die frühkindliche Neurobiologie der Bindungsentwicklung und bei Störungen aus dem autistischen Spektrum

Stark verkürzte Wiedergabe von A. Schores (2014): Early Interpersonal Neurobiological Assessment of Attachment and Autistic Sprectrum Disorders. In: Frontiers in Psychology 5, S. 1–19.

Die klinische Bedeutung der Regulationstheorie für die frühe Bindungsdiagnostik

Aktuelle Erkenntnisse aus der Bindungsforschung, aber auch zu Störungen aus dem autistischen Spektrum, machen es dringend notwendig, klinisch relevante Interventionen, die die Mutter-Säugling-Dyade beeinflussen, so früh wie möglich einzusetzen, da das Gehirn in der frühen Zeit über große Plastizität verfügt. Die von Schore maßgeblich ausgearbeitete Regulationstheorie – ein weit umfassendes interpersonelles neurobiologisches Konzept der frühen Bindung, der Psychopathogenese und der Behandlung des sich früh entwickelnden Selbstsystems – ermöglicht einen sowohl theoretischen als auch klinischen Zugang. Dieses Konzept umfasst die psychoneurobiologischen Mechanismen, durch die die ungemein schnellen, spontanen und dadurch impliziten emotional getragenen Bindungskommunikationen unauslöschlich die erfahrungsabhängige Reifung des Gehirns beeinflussen. Die affektive Kommunikation kann interaktiv durch die primäre Fürsorgeperson reguliert werden, und dadurch lassen sich das sich entwickelnde Gehirn des Säuglings und seine regulatorischen Systeme positiv formen. Damit einhergehende emotionsgeladene Bindungserfahrung der frühen Kindheit prägen sich unauslöschlich in das sich früh entwickelnde rechte Gehirn ein, das für den Rest des Lebens für wesentliche Verarbeitungsprozesse dominant ist.

Die Regulationstheorie beruht auf drei Organisationsprinzipien: Das erste ist das Konstrukt der interpersonellen Neurobiologie; und die Struktur und die Funktion von Geist und Gehirn werden durch soziale Erfahrungen geprägt, insbesondere durch die auftauchende emotionale Beziehung. Schore stellt grundlegend fest, dass »die Selbstorganisation des sich entwickelnden Gehirns sich im Kontext einer Beziehung zu einem anderen Selbst und zu einem anderen Gehirn« ereignet. (Schore 1996, S. 60).

Weiter zeigen Erkenntnisse zur Ontogenese der Gehirnlateralisation, dass sich die rechte Hemisphäre zu Beginn des Lebens in einer Wachstumsperiode befindet und die linke erst später zu reifen beginnt. In seinem Schrifttum belegt Schore, dass Bindungserfahrungen die frühe Gehirnentwicklung beeinflussen und dass die rechte Hemisphäre des Säuglings ihren bedeutsamen Wachstumsschub im letzten Trimester der Schwangerschaft hat, der gegen Ende des zweiten Lebensjahres zu einem vorläufigen Abschluss kommt. (Schore 1994; Gupta et al. 2005; Sun et al. 2005; Mento et al. 2010). Die Forschung weist deutlich darauf hin, dass die Bindungskommunikation die hemisphärische Lateralisation programmiert und die rechte Hemisphäre im ersten Jahr dominant ist (Stevenson et al. 2008; Chiron et al. 1997). Des Weiteren entfaltet sich nach Schore auf dem grundlegenden Prinzip der hierarchischen Organisation des Gehirns ein ontogenetisches Entwicklungskonzept des emotionsverarbeitenden limbischen Systems, das durch die Mutter-Säugling-Beziehung geprägt wird. Es kann als gesichert gelten, dass die rechte Gehirnhälfte, mehr als die linke, ganz besonders reziprok mit limbischen und subkortikalen Regionen verbunden ist und dass die funktionelle Reifung der kortikolimbischen Kreisläufe signifikant durch frühe sozioemotionale Erfahrungen beeinflusst wird. (Schore 2000; Schore 2005). Auf das subtil ausgearbeitete Konzept der Affektregulationstheorie, die interdisziplinär wesentliche Erkenntnisse aus den neurobiologischen, neurologischen, verhaltensbiologischen und psychologischen wissenschaftlichen Bereichen integriert, kann an dieser Stelle nicht eingegangen werden (Schore 1994; Schore 2003; Schore 2007 [2003]; Schore 2012; Rass 2012).

Dieses umfassende wissenschaftliche Wissen erlaubt eine Einschätzung sowie frühe Interventionen nicht nur in Bezug auf Bindungsstörungen, sondern auch in Bezug auf die früheste Erscheinungsform autistischer Störungen, insbesondere dem infantilen Autismus. Autismus wird nach dem neuesten Wissenschaftsstand als eine komplexe neurologische lebenslange Entwicklungsstörung erachtet, die gravierende Auswirkungen auf die sozialen Interaktionen hat. Kernsymptome umfassen die abnormalen und nicht reziproken zwischenmenschlichen und emotionalen Interaktionen, gestörte soziale Kommunikation, repetitive und stereotypische Verhaltensweisen und eingegrenztes Interesse. Man ist bisher davon ausgegangen, dass schon am Ende des ersten Lebensjahres Auffälligkeiten gefunden werden können (Hazlett et al. 2005), zwischenzeitlich jedoch wird ein noch früheres Auftreten angenommen (Yirmiya & Ozonoff 2007).

Viele neurobiologische Studien belegen umfassende Abnormalitäten in vielen Gebieten des autistischen Gehirns wie auch ein größeres Gehirnvolumen im ersten Jahr (Courchesne et al. 2003). Bei Autismus kann daher von untypischen neuronalen Kreisläufen und Verbindungsmustern ausgegangen werden. Diese Andersartigkeit prägt die spontane implizite visuell-gesichtlich-auditorisch-prosodische und taktil-gestische affektive Kommunikation, mit der die primäre Fürsorgeperson interaktiv die inneren Zustände dieses Säuglings zu regulieren versucht, was aber bei den abnorm arbeitenden Netzwerken dieses Säuglings nicht genutzt werden kann.

Die Forschungsdaten weisen nach, dass unter günstigen Umständen die Fähigkeit, wichtige soziale Informationen in der Face-to-Face-Kommunikation verarbeiten zu können, ein zentraler Aspekt der frühen Beziehungen ist – und somit eingebunden und abhängig vom Blickkontakt in der frühen Fürsorgeperson-Kind-Interaktion ist. Ein beglückendes Sich-Anschauen fühlt sich für die Teilnehmer einer Dyade gut an, und das kindliche Gehirn kann sich unter diesen Umständen positiv entwickeln. Auch bei der auditorisch-affektiven Funktion ist eine gelungene Kommunikation entwicklungsförderlich; im Prosodischen ist die Melodie der mütterlichen Stimme dabei von größter Bedeutung. Auch belegt die Forschung, dass im Bereich des Taktil-Gestischen unter normalen Umständen eine affektive Abstimmung und somit eine gelungene Zweisamkeit die rechtshemisphärische Entwicklung begünstigt. Während der Kleinkindjahre werden diese verschiedenen sensorischen Kommunikationskanäle ganzheitlich integriert und erlauben das Auftauchen einer kohärenten rechten Hemisphäre mit einem emotionalen und subjektiven Gefühl eines Selbst. Dieses ontogenetisch-hierarchische Modell empfiehlt die rechtshemisphärische Untersuchung während kritischer Entwicklungsphasen der regulatorischen Systeme

(2./3. Monat; 10./12. Monat; 18. bis 24. Monat) – Zeiten, in denen das emotionsverarbeitende limbische System eine komplexe Reorganisation erfährt: Ein sicher gebundenes Kind, das sich von der Säuglings- zur Kleinkindzeit bewegt, wird seine interaktiv regulierte intersubjektive rechtshemisphärisch visuell-gesichtliche, auditorisch-prosodische und taktil-gestische Bindungskommunikation ganzheitlich integrieren können.

Die klinische Bedeutung der Regulationstheorie für die frühe Diagnostik einer Störung im autistischen Spektrum

Neurobiologische Studien zeigen umfassende Abnormalitäten in verschiedenen Gebieten des autistischen Gehirns, einschließlich eines größeren globalen Volumens im ersten Lebensjahr. Bei autistischen Störungen sind abweichende neuronale Kreisläufe zu beobachten, und die Forschung bei sechs Monate alten Säuglingen entdeckt untypische Muster der Verbindung von zahlreichen Nervenfasern in der weißen Hirnmasse. Bei zweijährigen Kindern ist eine vergrößerte Amygdala festzustellen, besonders in der rechten Hirnhälfte. Zu Abnormalitäten der Amygdala scheint die Unfähigkeit, sich am Gesicht zu orientieren und das Gesicht des anderen »zu lesen«, zu gehören. Weiter ist bei Kleinkindern das soziale Verhalten reduziert, Blickkontakt wird vermieden. Da beim autistischen Kind die Amygdala dysfunktional übererregt ist, verursacht dies eine erhöhte emotionale und sogar furchtvolle Reaktion, wenn das autistische Individuum in die Augen einer anderen Person schaut, da von hier eine Kaskade von emotionalen Inputs ausgeht. Dies führt zu chronisch intensiven Angstzuständen, die in ihrem Ausmaß vom Umfeld meist nicht abgestimmt eingeschätzt werden. Diese rechte basolaterale Amygdalavergrößerung mit ihrer Amygdalaüberaktivität und abnormaler Angst hält bis zum sechsten/siebten Lebensjahr an, was darauf verweist, dass eine chronische Angst in der Subjektivität des davon betroffenen Kindes zugrunde liegt. Aus der Sicht des Kindes ist das daraus resultierende zurückgezogene Sozialverhalten – eine pathologische Dissoziation – ein Selbstschutz. Die menschliche Kontaktvermeidung wurde sogar bei zwei Monate alten autistischen Kindern mit chronischem und schwerem Schmerz und unter hohem Stress beobachtet. Festgestellt wurde bei einem zweieinhalb Monate alten Kind mit Autismus, dass es sich nach einer Überstimulation völlig aus dem Kontakt heraus beamte, und ein anderes neun Monate altes Kind zeigte eine extreme Starre während eines Blickkontaktes (Guedeney et al. 2008; Dawson et al. 2000).

Die entwicklungspsychologischen Wurzeln des Autismus mögen daher in einem abnormen Funktionieren der orbitofrontal-medial-temporalen Kreisläufe liegen, die ihrerseits eine abnorme Entwicklung von sozial-kognitiven Fertigkeiten beim Kind mit Autismus begründen. Die wesentlichen Komponenten der Selbstwahrnehmung sowie der Selbstreflexion, der Unterscheidung zwischen dem Selbst und dem Anderen, der Körperwahrnehmung, der geistigen Wahrnehmung, der Intersubjektivität, der Emotionsverarbeitung, der Sprache, der inneren Sprache der subjektiven Perspektive, der Perspektive der dritten Person, des autobiographischen Gedächtnisses und des damit einhergehenden narrativen Selbst sind verletzt. Die beobachteten desorganisierten Rhythmen und desorganisierte Synchronie im Versuch eines dyadischen Spiels eines elf Monate alten autistischen Kindes mit seinem Vater verweisen auf dieses Phänomen (Trevarthen & Daniel 2005). Das asynchrone soziale Verhalten ist zurückzuführen auf Defizite in der Intersubjektivität und der wechselseitigen Reziprozität des Kindes. Der Marker für das atypische soziale Verhalten mag in der Schwäche bestehen, soziale Interaktionen zu initiieren: Ohne den Zuwachs an sozialer Initiative wird die Schwierigkeit, rezeptiv und reaktiv anderen Menschen gegenüber zu sein, immer gravierender.

Schlussfolgerung

Die Wichtigkeit früher Interventionen gilt nicht nur dem Autismus, sondern sie gilt für alle Entwicklungsstörungen und betrifft alle Disziplinen: Kinderheilkunde, Kinderpsychologie, Psychiatrie, klinische Sozialarbeit und entwicklungsorientierte Neurowissenschaften. Die erste Lebenszeit ist die Zeit der höchsten Entwicklungsverletzbarkeit, es ist aber auch *die* Zeit, in der therapeutische Interventionen die größten positiven Auswirkungen haben können. Die entwicklungsgeleitete Beurteilung der menschlichen sozioemotionalen Entwicklung legt ihren Fokus auf die schnelle dyadische Rechte-Gehirn-zu-rechte-Gehirn-Kommunikation, was das Visuelle, das Auditive, das Taktile und das

Olfaktorische mit einschließt. Im Positiven erleichtert sie die erfahrungsabhängige Reifung des sich entwickelnden Gehirns des Säuglings – im Negativen verhindert sie diese Reifung. Die moderne Bindungstheorie kann als Leitlinie für die Einschätzung einer nicht abgestimmten Säuglings-Fürsorgeperson-Beziehung dienen, um auf Grundlage von Beobachten und Evaluieren der intersubjektiven Affektkommunikation und interaktiven Regulation von affektiven Erregungen entsprechende Interventionen einzuleiten. Frühes chronisches Scheitern der interaktiven Erregungsregulation drückt sich nicht nur in intersubjektiven Defiziten, sondern auch in dysregulierten angstgetriebenen Bewusstseinszuständen im kindlichen autistischen Gehirn aus.

Der Wissensfundus der Regulationstheorie rät dahingehend, dass die Einschätzung der mentalen Gesundheit des Kleinkindes im ersten und zweiten Lebensjahr beziehungsorientiert sein sollte und dass es notwendig ist, nonverbale und bodily based Überprüfungsmethoden der sich früh formenden rechten Hemisphäre, insbesondere der subjektiven Beziehungsaffektivität in Betracht zu ziehen. Dies ist umso notwendiger, wenn sich eine High-Risk-Dyade herauskristallisiert. Es gilt, die impliziten Fähigkeiten der Mutter für die interaktive Affektregulation ihres Kindes zu erweitern, denn allzu häufig ereignet sich durch das Nicht-Lesen-Können des Kindes und ein Nicht-Erreichen des Kindes – was die »normale« Mutter als ein Versagen ihres Liebesbemühens erlebt – ein chronisches Scheitern der interaktiven Erregungsregulation, was das Kind weiter in seine Abschottung treibt. Schore versucht mit seiner Ausarbeitung, die moderne Bindungstheorie als einen Katalysator für die potenzielle gegenseitige Befruchtung von Bindung und autistischer Welt herauszuarbeiten. Neurobiologisch begründete Programme für frühe Interventionen vereinen Psychologie und Psychiatrie mit Blick auf das Ziel, das emotionale Well-Being zu verbessern und Emotionsstörungen zu verhindern.

Literatur

Chiron, C., Jambaque, I., Nabbout, R., Lounes, R., Syrota, A. & Dulac, O. (1997): The Right Brain Hemisphere is Dominant in Human Infants. In: Brain 120, S.1057–1065.

Courchesne, E., Carper, R. & Akshoomoff, N. (2003): Evidence of Brain Overgrowth in the Frst Year of Life in Autism. In: Journal of the American Medical Association 290, S. 337–344.

Dawson, G., Osterling, J., Meltzoff, A. N. & Kuhl, P. (2000): Case Study of the Development of an Infant with Autism from Birth to two Years of Age. In: The *Journal of Applied* Developmental *Psychology* 21, S. 299–313.

Guedeney, A., Foucault, C., Bougen, E., Larroque, B. & Mentre, F. (2008): Screening for Risk Factors of Relational withdrawal Behavior in Infants Aged 14–18 Months. In: European Psychiatry 23, S. 150–155.

Gupta, R. K., Hasan, K. M., Trivedi, R., Pradhan, M., Das, V., Parikh, N. A. et al. (2005): Diffusion Tensor Imaging of the Developing Human Cerebrum. In: Journal of Neuroscience Research 81, S. 172–178.

Hazlett, H., Poe, M., Gerig, G., Smith, R., Provenzale, J., Ross, A. et al. (2005): Magnetic Resonance Imaging and Head Circumference Study of Brain Size in Autism Birth through 2 Years. In: Journal of the American Medical Association 62, S. 1366–1376.

Mento, G., Suppiej, A., Altoe, G. & Bisiacchi, P. S. (2010): Functional Hemispheric Asymmetries in Humans. Electrophysiological Evidence from Preterm Infants. In: European Journal of Neuroscience 31, S. 565–574.

Rass, E. (Hrsg.) (2012): Allan Schore. Schaltstellen der Entwicklung. Stuttgart (Klett-Cotta).

Schore, A. N. (1994): Affect Regulation and the Origin of the Self. Hillsdale, New Jersey (Lawrence Erlbaum Associates).

Schore, A. N. (1996): The Experience-Dependent Maturation of a Regulatory System in the Orbital Prefrontal Cortex and the Origin of Developmental Psychopathology. In: Development and Psychopathology 8, S. 59–87.

Schore, A. N. (2000): Attachment and the Regulation of the Right Brain. In: Attachment & Human Development 2, S. 23–47.

Schore, A. N. (2003): Affect Dysregulation and Disorders of the Self. New York/ London (W. W. Norton & Company).

Schore, A. N. (2005): Attachment, Affect Regulation, and the Developing Right Brain. Linking Developmental Neuroscience to Pediatrics. In: Pediatrics in Review 26, S. 204–217.

Schore, A. N. (2007 [2003]): Affect Regulation and the Repair of the Self. New York/London (W. W. Norton & Company). Dt.: Affektregulation und die Reorganisation des Selbst. Übers. von E. Rass. Stuttgart (Klett-Cotta) 2007.

Schore, A. N. (2012): The Science of the Art of Psychotherapy. New York/London (W. W. Norton & Company).

Schore, A. N. (2019): The Development of the Unconscious Mind. New York/ London (W. W. Norton & Company).

Stevenson, C.W., Halliday, D.M., Marsden, C.A. & Mason, R. (2008): Early Life Programming of Hemispheric Lateralization and Synchronization in the Adult Medial Prefrontal Cortex. In: Neuroscience 155, S. 852–863.

Sun, T., Patoine, C., Abu-Khalil, A., Visvader, J., Sum, E., Cherry, T.J. et al. (2005): Early Asymmetry of Gene Transcription in Embryonic Human Left and Right Cerebral Cortex. In: Science 308, S. 1794–1798.

Trevarthen, C. & Daniel, S. (2005): Disorganized Rhythm and Synchrony. Early Signs of Autism and Rett Syndrome. In: *Brain* and *Development* 27, S. 25–34.

Yirmiya, N. & Ozonoff, S. (2007): The very Early Autism Phenotype. In: Journal of Autism and Developmental Disorders 37, S. 1–11.

KAPITEL 8

Bindung, Bindungstrauma und Dissoziation im familiären Kontext

8.1 Das Konzept der Dissoziation

Das Konzept der Dissoziation hat eine lange Geschichte in seiner Vernetzung von Psychiatrie, Psychologie und Neurologie. Es ist auch untrennbar mit dem Konzept von Trauma verbunden. Schon Ende des 19. Jahrhunderts erfuhr der Zusammenhang von frühem Trauma mit seiner Auswirkung auf die Lebensspanne und Dissoziation Beachtung. Es waren zwei Schüler Charcots, die dieses Thema aufgriffen: Janet, der in der Dissoziation einen teilweisen oder vollständigen Verlust der bewussten Kontrolle über ein oder mehrere weniger große Muster von Verhaltensweisen oder Erinnerungen feststellte. Er realisierte, dass bestimmte Erlebnisanteile aus dem Bewusstsein abgespaltet werden, währenddessen die dissoziierten Bereiche weiterhin aktiv und für dissoziative Phänomene verantwortlich sind. Die Dissoziation stellt somit den Versuch eines autoregulativen Verarbeitungsprozesses von traumatischen Ereignissen dar. Janet nahm an, dass traumatisierte Individuen scheinbar ihre Fähigkeit, neue Erfahrungen zu assimilieren, verloren haben, sodass die persönliche Entwicklung an einem bestimmten Punkt zu Ende kam und sich nicht durch andere neue Elemente erweitern ließ (Janet 1911, S. 532). Trotz des umfangreichen Werks von Janet und seines starken Einflusses auf seine Zeitgenossen geriet sein Vermächtnis zunächst in Vergessenheit. Erst Ende der 1980er Jahre wurde mit der Erweiterung der Erkenntnisfortschritte die Rolle der Dissoziation bei der Entstehung der PTBS wiederentdeckt. Auch bei Freud – der andere

Schüler Charcots –, der sich schon früh mit dem Affekt beschäftigte (Rass 2007a), finden wir den Begriff Dissoziation. Er führt dabei das Konzept der Abwehr ein, als deren Prototyp Verdrängung galt. Traumatische Erfahrungen werden nach diesem Konzept nicht nur deshalb dissoziiert, weil das Bewusstsein im spezifischen Augenblick mit der Verarbeitung überfordert wäre; vielmehr werden sie vom Bewusstsein ferngehalten, weil ihre Integration die Persönlichkeit mit unangenehmen oder gar unerträglichen Affekten überschwemmen würde (Fischer & Riedesser 2003, S. 36).

Bei der Dissoziation handelt es sich demnach um eine Überforderung des Bewusstseins bei der Verarbeitung traumatischer, weil überwältigender Erlebenssituationen. Heute kann als gesichert gelten, dass ein interdisziplinärer Zugang notwendig ist, da die pathologische Dissoziation durch neuere Beobachtungen zum Säuglingsverhalten aus dem Feld der Entwicklungspsychologie, durch aktuelle Daten aus der Gehirnentwicklung der Neurowissenschaft und durch die aktualisierte Grundlagenforschung der biologischen Psychiatrie der Stressverarbeitung Erklärungsmuster findet (Schore 2012, S. 295; Biegel 2015).

Obwohl es wichtige Unterschiede zwischen nicht-pathologischer (z. B. Meditation, Tagträume, Trancezustände im Rahmen kultischer Handlungen) und pathologischer Dissoziation gibt, soll der Fokus dieser Ausarbeitung auf der pathologischen Dissoziationserfahrung liegen.

Zu dissoziieren beinhaltet, dass Erinnerungen an dramatische Erfahrungen nicht angemessen verarbeitet werden können, dass sie vom Bewusstsein abgespalten, d. h. dissoziiert werden, um zu einem späteren Zeitpunkt wiederaufzutauchen – entweder als emotionaler Erlebenszustand, als körperliches Zustandsbild oder in Form von Vorstellungen und Bildern oder von Re-Inszenierungen im Verhalten. Die nicht integrierbaren Erlebniszustände können im Extremfall zur Ausbildung unterschiedlicher Teilpersönlichkeiten führen, was der dissoziativen Identitätsstörung entspricht. Janet hat zudem (als erster) Gedächtnisstörungen beschrieben, die mit Traumatisierungen einhergehen (Fischer & Riedesser 2003, S. 35). Dissoziation wird als eine Unterbrechung der integrierenden Funktionen des Bewusstseins, des Gedächtnisses und der Integrität und der Wahrnehmung der Umwelt definiert. Betroffene Menschen sind verstrickt mit einem unüberwindlichen Objekt. Sie haben die Fähigkeit verloren, neue Erfahrungen aufzunehmen. Dies führt zu einer unreifen Persönlichkeitsorganisation mit verletzbaren Anpassungsfähigkeiten (Schore in: Rass 2012, S. 121).

Letztendlich dient die Dissoziation der Wiedergewinnung der Wahrnehmungs- und Handlungskontrolle und beginnt meist schon in der Kindheit. Die Fähigkeit des Dissoziierens ermöglicht es dem betroffenen Individuum, bestimmte Kompetenzen zu entwickeln, was in einigen Lebensbereichen durchaus zu Erfolgen führen kann. Die dissoziierten Elemente enthalten jedoch Erinnerungen, die traumabezogen sind und gewöhnlich verheerende Spuren in der Fähigkeit hinterlassen, mit Problemen umzugehen, die mit menschlicher Nähe oder Aggression in Zusammenhang stehen. Dissoziation kann eine effektive Möglichkeit sein, weiter zu funktionieren, während das traumatische Ereignis geschieht. Dissoziation bewirkt eine schützende Trennung von überwältigenden Affekten; sie kann aber auch das subjektive Gefühl des »Tot-Seins« und der Isolation zur Folge haben (van der Kolk et al. 2000, S. 179). Wenn die Dissoziation aber auch dann noch eingesetzt wird, nachdem das akute Trauma vorbei ist, wirkt sie sich hemmend auf das Funktionieren im Alltag aus.

Dissoziation kann beim Erwachsenen, aber auch schon beim Säugling beobachtet werden. In dieser Ausarbeitung geht es um die ontogenetischen Spuren und ihre Auswirkungen auf die Disposition für die spätere pathologische Dissoziation – mit der Integration der darunterliegenden neurobiologischen Mechanismen.

8.2 Die Bindungstheorie

Ein wichtiger Baustein zum Erfassen des Phänomens Dissoziation ist die Bindungstheorie. Sie bietet ein Verstehensmodell für die frühe sozioemotionale und persönliche Entwicklung. In Langzeitstudien konnten Bindungsforscher zeigen, dass es eine Verbindung zwischen traumatischen Kindheitserfahrungen und der Neigung zur Dissoziation gibt. Insbesondere eine desorientierte unsichere Bindung stellt einen primären Risikofaktor bei der Ätiologie der dissoziativen Störung dar. Derzeitige Konzepte der Neurobiologie der Bindung fokussieren den Einfluss sowohl regulierter als auch dysregulierter Bindungserfahrungen bei der Bildung eines impliziten Selbstsystems, das sich im früh reifenden rechten Gehirn darstellt (Schore 1994; Schore 2001a; Schore 2001b).

Im Kern der Bindungstheorie liegt die relationale Modulation von hohen Erregungszuständen; im Beziehungstrauma hingegen kommt es zu Zuständen von Übererregung und Dissoziation, was mit negativen neurobiologischen Prozessen einhergeht (Schore 2012, S. 263). Studien zu Vernachlässigung und Missbrauch belegen, wie diese relationalen Erfahrungen das Überleben des sich entwickelnden Kindes bedrohen, das – um zu überleben – in der Folge mit Dissoziation als Überlebensstrategie reagiert. Dies wiederum beeinflusst negativ den wichtigen Wachstumsschub im kortikalen limbischen Hirnstamm und in autonomen Zentren des rechten Gehirns (Schore 1994), das sich in den ersten 18 Monaten in einem bedeutsamen Wachstumsschub befindet (Thatcher & Aitken 1994). Erfahrungen mit einer traumatisierenden Fürsorgeperson beeinflussen daher advers die kindliche Bindungssicherheit und das damit einhergehende Selbsterleben sowie die Entwicklung neuronaler stressverarbeitender Strategien. Die Forschung zeigt verstärkt, dass das psychische Kindheitstrauma zu einem Stillstand der affektiven Entwicklung führt – währenddessen ein Trauma in der Erwachsenenzeit mit Regression in der affektiven Entwicklung einhergeht (Schore 1994, S. 263).

Die herausragendste Konsequenz des frühen Beziehungstraumas ist ein Mangel in der Fähigkeit zur emotionalen Selbstregulation, d. h. der Verlust der Fähigkeit, die Intensität und die Dauer des Affektes zu regulieren. Aus der Perspektive der entwicklungsorientierten Psychopathologie – eine Weiterentwicklung der Bindungstheorie, die in ihren Konzepten eine normale oder abweichende Entwicklung aus allgemeinen zugrunde liegenden Mechanismen ableitet – wird die Dissoziation als ein »potenziell umfassendes Konzept, um die

Ontogenese von durch die Umgebung verursachten psychiatrischen Bedingungen zu verstehen«, beschrieben (Putnam 1995, S. 582). Eine desorganisierte/desorientierte unsichere Bindung – ein Hauptrisikofaktor, um psychiatrische Störungen zu entwickeln (Main 1996) – wurde mit der Ätiologie dissoziativer Störungen in Verbindung gebracht (Barach 1991; Liotti 1992). Dissoziation ist somit ein sehr früh auftauchender Überlebensmechanismus zur Anpassung an traumatische Effekte. Da diese frühen Ereignisse in das reifende Gehirn eingeprägt werden – wo zunächst psychische Zustände zu psychobiologischen Merkmalen werden –, haben sie als primitive Abwehrmechanismen Bestand (Schore 2004).

8.3 Die Neurobiologie der Mutter-Kind-Beziehung

Die Frage, warum frühe Ereignisse im Leben einen so starken Einfluss auf alles Weitere haben, ist eines der grundlegenden Probleme aller Wissenschaften, die sich mit lebenden Systemen beschäftigen. Auf welche Weise beeinflussen Erfahrungen mit anderen Menschen die Muster des neuronalen strukturellen Wachstums? Es besteht weitgehend Übereinstimmung darüber, dass das Gehirn ein sich selbst organisierendes System ist; doch findet die Selbstorganisation des sich entwickelnden Gehirns im Kontext von Beziehungen statt (Schore 1996). Forscher sprechen von der »sozialen Konstruktion des menschlichen Gehirns« (Eisenberg 1995). Das akzelerierte Wachstum der Gehirnstruktur tritt während kritischer Reifungsperioden in der Säuglingszeit auf. Es ist erfahrungsabhängig und wird von sozialen Kräften beeinflusst (Rass 2011). Der enorme Wachstumsschub des Gehirns (rund 500 g bei der Geburt bis über 1000 g im Alter von zwölf Monaten), insbesondere der Wachstumsschub der früh reifenden sozioemotionalen rechten Gehirnhälfte fällt in die gleiche Entwicklungsphase, wie jene Periode, die die Bindungsforscher untersuchen. Erfahrungen werden in der Gehirnarchitektur gespeichert, was z. B. bei traumatischen Ereignissen dazu führt, dass sich eine Furchtstruktur bildet, in die alle künftig erlebten Ängste und Ereignisse eingepasst und dadurch verstärkt werden (Elbert

2005; Ermann 2009). Das Furchtzentrum ist dadurch überaktiviert, währenddessen die ordnende und regulierende Kraft einer anderen Hirnstruktur, des Hippocampus, abnimmt. Damit ergeben sich Hinweise, dass genetisch vulnerable Kinder mit frühen Stresserfahrungen sich in der Fähigkeit, ihr eigenes Verhalten, ihre Emotionen und ihre Aufmerksamkeit zu regulieren, von jenen Kindern unterscheiden, die diese stressvollen Erfahrungen nicht haben machen müssen (Rass 2011, S. 20). Misshandlungen können u. a. die Aktivität eines Gens, zuständig für die Produktion eines Faktors, der dabei hilft, das Stresshormon Kortisol zu neutralisieren, um dadurch die Stressreaktion zu begrenzen, dauerhaft bremsen (McGowan et al. 2009). Auch die Immunabwehr, die der Körper in der Kindheit erst ausbilden muss, kann durch traumatisierenden Stress negativ beeinträchtigt werden, was dazu führt, dass emotionale Erfahrungen in der Kindheit umfassende Auswirkungen auf die Gesundheit haben (vgl. Egle et al. 2002). Ein vermeidender Bindungsstil wird mit herabgesetzter Natural-Killer-Zellzytoxizität assoziiert (Schore 2002). Zudem verweist die neurobiologische Grundlagenforschung darauf, dass überwältigender Stress und die damit einhergehenden überwältigenden Gefühle von Hilflosigkeit und Hoffnungslosigkeit den Zelltod im Gehirn des Kindes nach sich ziehen. Um diesem Prozess zu entrinnen, schaltet das Gehirn von der Hypererregung in einen Hypozustand, um dem Verlust entgegenzuwirken (Zhang et al. 2002, S. 2189). All dies ist auch hochbedeutsam für die psychosomatische Forschung, die die Last der frühen Jahre untersucht und dabei prägende Faktoren entdeckt, die im späteren Leben stressanfälliger machen. So gibt es vermehrt Hinweise dafür, dass sogar vermeintlich rein organische Leiden wie Diabetes, Verkalkung der Herzkranzgefäße, Übergewicht, Bluthochdruck und viele weitere Erkrankungen häufiger auftreten, wenn die frühe Entwicklung belastend war (Felitti 2002; Felitti 2003; Egle et al. 2002). Die frühe Fürsorge beeinflusst die Biochemie der Zelle, sodass sich in der Folge, je nach Bindungserfahrung, mehr oder weniger Rezeptoren gebildet haben, um die im Körper anflutenden Stresshormone abfangen zu können (Bartens 2008). Je häufiger die jeweils spezifischen Muster aufgebaut werden, desto stärker werden die dabei aktivierten synaptischen

Binnenverschaltungen gefestigt und alles andere, was nicht aktiviert wird, wird abgebaut. Am Ende bleibt ein bestimmtes Muster übrig. Dies führt zu der Erkenntnis, dass die strukturelle Organisation des Gehirns die Geschichte des Organismus reflektiert: »Der Körper vergisst nicht« (Ermann 2009). Nicht nur die Belastung oder das Trauma, sondern auch die Bewältigungsstrategien (z.B. Gefühlsvermeidung oder totaler Rückzug zum Selbstschutz) werden in das rechtsseitige implizit-prozedurale Erinnerungssystem des Kindes eingeschrieben und im späteren Leben – quasi »eingefahren« – unbewusst auch bei weniger dramatischen Erfahrungen benutzt (Schore 2005).

Das Gehirn schaltet in solchen Momenten auf Notfall um und sucht nach Bewältigungsstrategien; es belohnt das Herunterfahren der unerträglichen Übererregung – ungeachtet des dazu genutzten Weges (Rass 2011). Das Kind, aber auch der Erwachsene, wird einen Weg suchen und jenen einschlagen, der einigermaßen Ruhe in das Gehirn bringt. In Arousal-Zuständen führen die Erregungen zu einer Ausweitung, die das neuronale Netzwerk mit Zerfall bedroht – ausgehend von assoziativen Bereichen des Kortex bis in die tiefer liegenden Areale des limbischen Systems. Und dort pflanzt sich die Erregung in den Hypothalamus und in die großen noradrenergen Kerngebiete fort. Es wird ein Ablauf in Gang gesetzt, der als körperliche Reaktion spürbar ist. Wenn dem limbischen System diese Koordination nicht mehr gelingt, kommen diese Funktionen durcheinander, was als extreme Stresssituation erfahren wird. Unter solchen Umständen können Kinder, deren Gehirn sich noch in einem Reifungsprozess befindet, komplexere regulatorische Muster nicht aufbauen. Was sie vor allem brauchen, ist das Vertrauen in eine sicherheitsgebende Bindung, die solche Zustände nicht aufkommen lässt oder diese bei deren Auftreten so schnell wie möglich beendet (Rass 2011). Im Falle eines potenziellen Traumas funktioniert im Hirnstamm eine archaische Notbremse, die wir mit den Säugetieren gemeinsam haben und mittels derer auf ausweglose Situationen reagiert wird: erst mit Angriff und/oder, wenn dieser nicht möglich ist, mit Flucht; wenn weder Angriff noch Flucht möglich sind, dann mit Erstarren. In solchen Situationen kann der Mensch dissoziieren, depersonalisieren oder derealisieren; d.h., es handelt sich um einen

Austritt aus dem Geschehen, um eine Verabschiedung von der Welt. Ohne den verlässlichen und beständig beruhigenden Fürsorger ist das hoch erregte Kind nicht in der Lage, seine mentalen Zustände zu regulieren und sein emotionales Gleichgewicht wiederherzustellen. Wenn sich die Kinder nicht in diesem Gleichgewicht befinden und emotional dysreguliert sind, sind sie diesen Zuständen ausgeliefert. Während eines frühen Traumas »schlägt« – ähnlich wie bei einem Blitzschlag in den Sicherungskasten des Hauses – eine rohe, unformulierte, unsymbolisierte Erfahrung in die Psyche des Kindes »ein«. Ohne einen menschlichen »Transformator« für einen solchen mit elektrischer Hochspannung zu vergleichenden Affekt können wesentliche Schaltkreise zerstört werden. Im sich entwickelnden Gehirn können erhöhte Spiegel von Katecholaminen und Kortisol durch den beschleunigten Verlust von Neuronen zu einer ungünstigen Hirnentwicklung führen: Folgen sind eine Verzögerung in der Myelinisierung, Anomalitäten im entwicklungsbedingten angemessenen neuronalen Aufbau und eine Behinderung der Neurogenese. Diese Veränderungen liefern das biologische Substrat für ein breites Spektrum psychiatrischer Konsequenzen, wozu auch die dissoziative Störung gehört (Schore in: Rass 2012, S. 160).

Damit diese Zustände bewältigt werden können, muss das Kind all seine regulatorischen Ressourcen verwenden, um sich zu reorganisieren: »Während die Kinder dies tun, können sie nichts anderes tun« (Tronick & Weinberg 1997, S. 56). Dieses »nichts anderes«, worauf sich diese Autoren beziehen, ist das Scheitern der weiteren Entwicklung. Derart belastete Kinder büßen potenzielle Möglichkeiten für sozioemotionales Lernen während wichtiger Phasen der weiteren Entwicklung ein (Rass 2011). Die Dissoziation eines Kindes inmitten psychischer Not bringt Empfindungslosigkeit, Vermeidung, Fügsamkeit und einen gebremsten Affekt mit sich. Dieser primäre Regulationsprozess, um die Homöostase des Organismus aufrechtzuerhalten, ist durch eine metabolische Stilllegung und eine niedrige Aktivität charakterisiert. Dieser Mechanismus wird dann ein Leben lang benutzt, wenn sich das gestresste Individuum in Passivität zurückzieht – um eine Distanz von einer unerträglichen Situation herzustellen – als eine defensive Strategie, als der »letzte Ausweg«

(Dixon 1998). Winnicott sprach von agonalen Ängsten (»unthinkable«; Winnicott 2012, S. 194), die in das Gedächtnis als etwas eingehen, das gemieden, umgangen und abgewehrt werden muss, ohne je in Worte gefasst zu sein. Im günstigen Fall – wenn sich eine konstante und vertraute Fürsorgeperson als Hilfs-Ich dem Kind zur Verfügung stellt und ihm jene regulatorischen Strukturen anbietet, über die das Kind noch nicht verfügt – kann sich das limbische System zur Steuerung der darunterliegenden Erregung stabil entwickeln. Im ungünstigen Fall hingegen befindet sich die Amygdala, ein Hirnsystem, das bei der Geburt schon ausgereift ist, in Zuständen von exzessiver Dysregulation und Hyperaktivität, sodass in später auftauchenden (eventuell auch objektiv weniger bedeutsamen) Stresszuständen die frühe Übererregung eine spezifische Kettenreaktion auslöst, die im Stammhirn und somit in körperlichen Reaktionen (Herzklopfen, Schweißausbruch, Durchfall, Atemstocken usw.) endet (Rass 2011).

Die interdisziplinäre Forschung belegt somit, dass die Entwicklung der Affektregulation ein wesentliches organisierendes Prinzip der emotionalen Entwicklung und der Hirnreifung ist. Bedeutsame emotionale Erfahrungen sind in die affektregulierende Bindungsbeziehung zwischen dem Säugling und seiner vertrauten Pflegepersonen eingebettet. Im günstigsten Fall repräsentiert eine sichere Bindungsbeziehung eine entwicklungsfördernde Umwelt für die erfahrungsabhängige Reifung komplexerer regulatorischer Fähigkeiten, die den Übergang von externer zu interner Regulation ermöglichen. Erregungen und Emotionen werden notwendigerweise (d. h. notabwendend) zunächst durch andere reguliert. Im Verlauf der Entwicklung werden sie als Ergebnis neuropsychologischer Entwicklungsprozesse jedoch zunehmend selbst reguliert. Die dyadische Interaktion zwischen dem Säugling und seiner Mutter dient als Regulator der sich entwickelnden inneren Homöostase. In dieser Art der Kommunikation vollziehen sich in den ersten 18 Monaten starke Entwicklungen. Nur eine abgestimmte psychobiologische Kommunikation mit der Fürsorgeperson vermittelt dem Säugling Sicherheit. Diese affektiven Prozesse spielen somit durch ihre intrinsische psychobiologische Natur in der gesamten menschlichen Entwicklung über die Lebensspanne hinweg eine grundlegende Rolle (Rass 2011). In jener ganz frühen Phase existenzieller Abhängigkeit und Koexistenz zweier Organismen übernimmt die Fürsorgeperson in ihrer Rolle als Hilfs-Ich des Kindes die Zustandsregulierung und andere lebenserhaltenden Funktionen, die erst nach und nach vom Säugling durch diese Interaktion internalisiert werden können (Gergely 2002, S. 818). Der Säugling ist somit in Erregungszuständen jeder Art auf die zustandsmodulierende Interaktion mit der Pflegeperson angewiesen, um die psychobiologische Homöostase wiederherstellen zu können. Er ist einem Milieu ausgeliefert, das ihn im günstigsten Fall mit einem stabilen psychobiologischen Fundament ausstattet. Die Regulation des inneren physiologischen Milieus wird somit an die Interaktion zwischen Kind und Pflegeperson delegiert (Köhler 1995). Erst wenn das Kind gewisse Erfahrungen physiologischer Zustände mit den dazugehörigen Affekten im Kortex abgespeichert hat, vermag es, die zunächst von außen beeinflusste Binnenregulierung in eigener Regie zu übernehmen. Regulierte affektive Interaktionen mit einer kontinuierlich anwesenden Bezugsperson, deren Verhalten vorhersehbar ist, schaffen nicht nur das Gefühl von Sicherheit, sondern auch die positiv aufgeladene Neugier, die es dem Kind ermöglicht, die sozioemotionale und physikalische Umwelt zu erforschen (Rass 2011). Es ist wichtig zu betonen, dass das entwicklungsgeschichtliche Phänomen eines wirksamen Selbstsystems, das in der Lage ist, verschiedene Erregungs- und psychobiologische Zustände zu regulieren, nur in einer emotional stützenden Umgebung erzielt werden kann (vgl. auch Winnicott 1974 [1965]). Diese regulierenden Momente fördern die Erweiterung der Anpassungsfähigkeit des Kindes, und diese Sicherheit der Bindungsbeziehung ist der größte Schutz gegen eine durch Trauma herbeigeführte Psychopathologie (Schore 2007 [2003]). Die Fürsorgeperson nimmt im Idealfall die emotionale Äußerung des Kindes wahr und reagiert mit einer dem Affekt angemessenen modulierenden Intervention. Wenn während der Kindheit voraussagbar und verlässlich immer wieder eine Spannungsregulierung erlebt wird, bleibt dieses Erleben über die Lebensspanne als eine Säule psychischer Gesundheit bestehen (Rass 2013a). Wenn umgekehrt die frühen Bindungspersonen versagen, dann werden die daraus resultierenden Defizite und Verzerrungen eine lebenslange Bürde bleiben. Die elterliche Zustandsregulierung entscheidet maßgeblich darüber, ob ein Kind lernen kann, wie aus negativen Affektzuständen wieder ein positiver Affektzustand hergestellt werden kann. Wichtig ist, dass es nach dem Stress und der möglichen Beziehungsirritation zu einer interaktiven Wiederherstellung des beruhigenden Miteinanders kommt (Beebe & Lachmann 2004 [1994]). Die britischen Affektforscher Fonagy und Target kamen daher zu dem Schluss, dass das Gesamt der kindlichen Entwicklung als eine »Erweiterung der Selbstregulation« (Fonagy & Target 2004, S. 111) betrachtet werden kann. Die affektive Regulierung in heftigen Erregungsmomenten scheint das Grundgeschehen im Persönlichkeitskern auszumachen, und die neueren Konzepte der menschlichen Entwicklung zur intrinsischen und psychobiologischen Natur dieser bodily based begründeten Phänomene bewegen sich – beginnend mit der Säuglingszeit – über die Lebensspanne hinweg entlang dieser Konzeptualisierung (Schore 2008). Die Spannweite der individuellen Affekttoleranz ist somit in großem Ausmaß das Resultat des frühen unauslöschlich eingeprägten emotional geladenen Bindungsdialogs, und es sind diese ursprünglichen interaktiven Erfahrungen, die die Entstehung des tiefsten Persönlichkeitskerns bestimmen (Rass 2013b).

8.4 Der Einfluss des Beziehungstraumas

Das Phänomen eines effizienten inneren Systems, das adaptiv verschiedene Formen der Erregung und psychobiologische Zustände und dadurch Affekte, Kognitionen und Verhalten regulieren kann, kann sich nur in einer förderlichen emotionalen Umgebung entwickeln. Die ausreichend gute Mutter eines sicher gebundenen Kindes erlaubt ihm Zugang nach einer Trennung und ist geneigt, angemessen und prompt auf seine emotionalen Signale zu reagieren. Sie ermöglicht das interaktive Auftauchen intensiver Zustände von positiven Affekten. Diese regulierten Ereignisse führen zu einer Erweiterung der Anpassungsfähigkeit des Kindes. Das Gegenstück zu diesem interaktiven Szenario ist eine frühe wachstumseinschränkende Bindungsumgebung, in welcher die misshandelnde oder vernachlässigende Fürsorgeperson nicht nur weniger mit dem Säugling abgestimmt spielt, sondern dramatische Zustände mit andauernden negativen Affekten im Kind herbeiführt. Bei diesem Szenario kann die Fürsorgeperson in der Not nicht aufgesucht werden, da sie auf den Gefühlsausdruck des Kindes und den Stress unangemessen und/oder abwehrend regiert und nur minimale oder unvorhersehbare Teilnahme an unterschiedlichen erregungsregulierenden Prozessen zeigt. Statt Modulation erzeugt sie ein extremes Maß an Stimulation und Erregung – hoch bei Misshandlung und/oder niedrig bei Vernachlässigung. Da sie keine interaktive Wiederherstellung leistet, dauern die negativen Zustände beim Säugling lange an. Im Kontext eines Beziehungstraumas macht die Fürsorgeperson, die den Säugling in einen dysregulierten Zustand gebracht hat, die Wiedergutmachung unmöglich und lässt das Kind für lange Zeit in einem äußerst gefährlichen psychobiologischen Zustand, der jenseits der Möglichkeiten seiner unreifen Bewältigungsstrategie liegt (Schore in: Rass 2012, S. 127). Die psychobiologische Reaktion des Säuglings auf ein Trauma besteht aus zwei unterschiedlichen Reaktionsmustern: Übererregung und Dissoziation (Perry et al. 1995; Schore 2001a). Im anfänglichen Stadium der Bedrohung wird eine Schreck- oder Alarmsituation initiiert, in welcher die sympathische Komponente des ANS plötzlich und intensiv aktiviert wird, was zu heftigerem Herzschlag, höherem Blutdruck und verstärkter Atmung führt. Das Leid wird durch Weinen und dann durch Schreien ausgedrückt. Eine weitere und länger andauernde Reaktion auf das kindliche Trauma kann in der Dissoziation gesehen werden, in der sich das Kind von den Stimuli der äußeren Welt löst und sich einer inneren Welt zuwendet. Die kindliche Dissoziation inmitten von Angst und Schrecken involviert eine Betäubung des Gefühls, Vermeidung und Gefügigkeit und einen eingeschränkten Affekt (Schore in: Rass 2012, S. 128 f.). Diese Verhaltensstrategie wurde von Tronick und Weinberg beschrieben: »Wenn die Versuche der Säuglinge, die Interaktion wiederherzustellen, misslingen, verlieren diese Kinder oft die Kontrolle über die Körperhaltung. Sie ziehen sich zurück und versuchen eine

Selbstberuhigung. Die Zurücknahme ist selbst bei einer kurzen Unterbrechung des wechselseitigen Regulierungsprozesses und bei einer Unterbrechung der Intersubjektivität grundlegend« (Tronick & Weinberg 1997, S. 66). Dieser metabolische Zusammenbruch ist ein erster primärer regulatorischer Prozess und wird den Rest des Lebens benutzt, indem der gestresste Mensch sich passiv zurücknimmt, um »Energien zu bewahren […] um mit der gefährlichen Haltung des Sich-tot-Stellens das Überleben zu sichern, um den Wunden Heilung zu ermöglichen und um erschöpfte Ressourcen durch Bewegungslosigkeit wiederherzustellen« (Powles 1992, S. 213). Dieser parasympathische Mechanismus führt den tiefen Bindungsabbruch (Barach 1991) durch Dissoziation herbei. Wenn frühe Traumata als psychische Katastrophe (Bion 1962) erlebt werden, repräsentiert die Dissoziation eine Distanzierung von einer unerträglichen Situation (Mollon 1996) »eine Flucht, wo es kein Entkommen gibt« (Putnam 1997) oder die »defensive Strategie als letzter Ausweg« (Dixon 1998).

Die Neurobiologie der sich später herausbildenden dissoziativen Reaktion unterscheidet sich von der anfänglichen hypererregten Reaktion. Perry et al. beschrieben den plötzlichen Zustandswechsel des traumatisierten Kindes von sympathischer Übererregung hin zu parasympathischer Dissoziation (Perry et al. 1995). Meares kam ebenfalls zu dem Schluss, dass die Dissoziation in jener Phase die Folge eines »psychologischen Schocks« oder einer hohen Erregung ist (Meares 1999, S. 1853). Main und Solomon untersuchten die Bindungsmuster von Säuglingen, die im ersten Lebensjahr traumatische Erfahrungen gemacht hatten. Sie kamen zu dem Schluss, dass Säuglinge mit einer unsicher-desorientierten Bindung über wenig Stresstoleranz verfügen und dass ihre Desorganisation und Desorientierung darauf zurückzuführen sind, dass der Säugling, statt in der Beziehung einen sicheren Hafen zu finden, durch die Eltern in Alarmbereitschaft versetzt wird (Main & Solomon 1986). Da ein Säugling in Not unausweichlich die Eltern sucht, führt jedes elterliche Verhalten, das ihn unmittelbar in Not versetzt, in eine unlösbare paradoxe Situation, in der er sich weder annähern noch seine Aufmerksamkeit abwenden noch fliehen kann. In der tiefsten psychischen Schicht sind diese Kinder nicht in der Lage, kohärente Anpassungsstrategien zu entwickeln, um mit diesen emotionalen Anforderungen umzugehen (Schore in: Rass 2012, S. 131). Die Säuglinge zeigten ein Verhalten, in dem sie sich gleichsam tot stellten – ein wie betäubt wirkendes Verhalten und einen unterdrückten Affekt: eine Manifestation einer Dissoziation im Verhalten. Ein Säugling »wurde für einen Moment völlig reglos, starrte in den Raum, ohne jeden Kontakt mit sich, mit der Umgebung und den Eltern« (Main & Solomon 1986, S. 120). Ein anderer hatte »einen Gesichtsausdruck als wäre er betäubt [...] begleitet von einem Stillstand aller Körperbewegungen und gelegentlich ein Erstarren der Glieder, die vorher in Bewegung waren« (Main & Solomon 1986). Und noch ein anderer »fiel kurz vor der Trennung mit dem Gesicht in einer deprimierten Körperhaltung auf den Boden und stellte alle Körperbewegungen ein« (Main & Solomon 1986). Diese negativen Zustände spiegeln sich in schwerwiegenden biochemischen Veränderungen im schnell reifenden rechten Gehirn wider. Im kindlichen Gehirn werden emotionale Zustände zu neuronalen Verknüpfungen (Bauer 2002), und somit sind sowohl die Auswirkungen des frühen Beziehungstraumas als auch die Abwehr gegen dieses Trauma im Kern der sich entwickelnden Persönlichkeit verankert. Wenn das Bindungstrauma die aktiven Anpassungsmechanismen des Säuglings beeinträchtigt, gerät er in einen Hypozustand und sucht nach der letzten Überlebensstrategie – der Dissoziation: »Unterwerfung und Resignation bezüglich der Unvermeidlichkeit einer überwältigenden und sogar psychisch tödlichen Gefahr« (Davies & Frawley 1994, S. 62). Wenn dieser primäre metabolische Zusammenbruch ein chronischer Zustand wird, hat er verheerende Auswirkungen auf die Morphogenese der limbischen Struktur. Dissoziation und Selbstbewahrung – Rückzug und funktioneller Ausdruck der erhöhten Aktivität des dorsalen Vagus – induzieren eine extreme Veränderung in der Bioenergetik des sich entwickelnden Gehirns. Während kritischer Perioden der regionalen Synaptogenese hat dies wachstumshemmende Auswirkungen, insbesondere im rechten Gehirn, das auf Rückzug spezialisiert ist und einen vagalen Schaltkreis der emotionalen Regulation enthält (Davidson & Hugdahl 1995; Porges et al. 1994; vgl. Schore in: Rass 2012, S. 163).

Die klinische Forschung belegt zudem Zusammenhänge zwischen traumatisierenden Kindheitserfahrungen und einer somatoformen Dissoziation bei chronischer PTBS, Borderline- und somatoformen Störungen (Waller et al. 2000). Die Dissoziation äußert sich als eine Hemmung autonomer physiologischer Reaktionen (z.B. Herzfrequenz und Leitfähigkeit der Haut) – besonders wenn sich jemand an die traumatische Erfahrung erinnert.

Die psychische Todesgefahr einer exzessiven unregulierten Dissoziation, die die frühe traumatische Bindung begleitet und die die Bedingung für eine verarmte psychische Organisation schafft, ist der Hauptmechanismus, der das erzeugt, was Balint die Grundstörung nannte (Balint 1970 [1968]). – ein tiefes und alles durchdringendes Gefühl, dass es einen innenliegenden Defekt gibt, der sich weit ausbreitet, um die gesamte psychobiologische Struktur des Menschen zu erfassen, und dass diese Grundstörung als ein Gefühl der Leere, Verlorenheit und des Abgestorben-Seins und der Sinnlosigkeit erfahren wird. Balint zufolge entsteht dieser strukturelle Defekt durch eine schwerwiegende Diskrepanz zwischen den Bedürfnissen des Kindes und der Fähigkeit der Menschen in seiner frühen Umgebung, diese zu erfüllen (Schore 2007 [2003], S.181; vgl. auch Kohut 1979 [1977]).

8.5 Die Kontinuität der dissoziativen Strategie vom Säuglingsalter über die Kindheit bis hin ins Erwachsenenalter

Nijenhuis et al. hielten 1998 fest: »Die von den Kindern gezeigten Stressreaktionen sind das Ergebnis eines unreifen Gehirns, das bedrohliche Stimuli zu verarbeiten und geeignete Reaktionen zu produzieren versucht, während der Erwachsene, der infantile Reaktionen zeigt, ein reifes Gehirn hat, das – abgesehen von stressbezogenen Anomalien in der Gehirnentwicklung – in der Lage ist, erwachsene Reaktionsmuster zu zeigen. Jedoch kann das Erwachsenengehirn offenbar auf infantile Zustände regredieren, wenn es mit schwerem Stress konfrontiert ist« (Nijenhuis et al. 1998, S.253; übersetzt in: Rass 2011, S.143). Wenn ein Mensch in der frühen Kindheit bis hin ins Jugendlichenalter kohärente behaviorale Anpassungsstrategien entwickelt hat, um subjektiv wahrgenommenen, überwältigenden und dysregulierenden Ereignissen die Stirn zu bieten, greift er schnell auf die passiven Überlebensstrategien von Rückzug und Dissoziation zurück. Tatsächlich bestätigen Studien, dass in späteren Lebensphasen beim Bindungstyp D dissoziative Verhaltensweisen zu beobachten sind und bei der Ätiologie dissoziativer Störungen eine Rolle spielen (Schore in: Rass 2012, S. 143). Der charakterologische Rückgriff auf die Dissoziation über die Entwicklungsphasen hinweg wurde von Allen und Coyne beschrieben: »Obwohl sie anfänglich vielleicht auf die Dissoziation nur als Anpassung an traumatische Ereignisse zurückgegriffen haben, dissoziieren sie in der Folge, um sich dadurch gegen ein breites Spektrum von Alltagsstressoren zu schützen – einschließlich der eigenen posttraumatischen Symptome, die durchdringend die Kontinuität ihrer Erfahrung unterlaufen« (Allen & Coyne 1995, S. 620). Diese traumatischen Ereignisse sind bei Kleinkindern mit dem Bindungstyp D ganz offensichtlich an Missbrauch, Misshandlung und Vernachlässigung gebunden. Bureau et al. sprechen aber auch von einem »verborgenen Trauma« (hidden trauma) (Bureau et al. 2010), das von elterlicher/mütterlicher Nicht-Abgestimmtheit in affektiven Überflutungssituationen herrührt. Gemeint sind damit nicht die »lauten« Dramen des Lebens, sondern die alltäglichen adversen Erfahrungen eines Kindes, das im Bindungsdialog kontinuierlich in krasse Dissonanzen in der Abstimmung gerät. Forschungen weisen darauf hin, dass in stressvollen Lebenszeiten die Mütter weniger einfühlsam, leichter irritierbar, kritischer und bestrafender sind und weniger Wärme und Flexibilität in der Interaktion mit ihren Kindern zeigen. Allgemein scheint Stress ein Faktor zu sein, der die Macht hat, elterliches und Erziehungsverhalten ernsthaft zu beeinträchtigen, was zu einer minderen Qualität in der Beziehungsinteraktion führt. Wenn eine Mutter ihr eigenes Beziehungstrauma re-inszeniert, tut sie dies meist nicht in einer Einzelhandlung, sondern es handelt sich um ein »Umgebungsgeschehen« und um eine Kumulation solcher Ereignisse (Schore in: Rass 2012, S. 160). Auch Kohut beschreibt in seinem Werk eindrücklich derartige zerstörerische Beziehungserfahrungen, die zu einer gravierenden Selbststörung führen (Kohut 1979 [1977]; Kohut 1987 [1984]). In diesen Überforderungssituationen im frühen Beziehungskontext kann dann die Dissoziation zur Autoregulation des unerträglichen Stresses eingesetzt werden.

Die Tatsache, dass Dissoziation zur persönlichen Eigenschaft wird, hat folgenschwere Auswirkungen auf die Selbstentwicklung und daher auf das psychobiologische Funktionieren. Neurologische Studien zum Trauma kommen zu dem Schluss, dass »die vielleicht am wenigsten bewusste Manifestation von Dissoziation beim Trauma im Bereich der Wahrnehmungsveränderung und somatischen Symptomen liegt« (Scaer 2001, S. 104). Nijenhuis beschreibt nicht nur die psychologische (z. B. Amnesie), sondern auch die somatoforme Dissoziation, die mit früh erfolgter Traumatisierung einhergeht (Nijenhuis 2000). Die klinische Forschung belegt Zusammenhänge zwischen traumatisierenden Kindheitserfahrungen und einer somatoformen Dissoziation bei chronischer PTBS, Borderline- und somatoformen Störungen (Waller et al. 2000). Das Gesamt der Forschungsdaten verweist darauf, dass die somatische Dissoziation ontogenetisch der psychologischen Dissoziation vorausgeht. Ein frühes Scheitern der Bindung richtet somit die sich entwickelnden Bahnen im Gehirn über den Rest der Lebensspanne falsch aus und führt zu jenem Phänomen, das schon Bowlby als ein Abdriften der Entwicklung von einem angemessenen Anpassungsweg erkannte (Bowlby 1969), und verhindert genau das, was Janet – wie anfangs schon erwähnt – als eine »Erweiterung der persönlichen Entwicklung« bezeichnete (Janet 1911, S. 532).

8.6 Prävention und Intervention

Die Erkenntnisfortschritte in den entwicklungsorientierten Wissenschaften können somit belegen, dass sowohl die Erfahrungen im Mutterleib als auch die unmittelbaren postnatalen Umgebungsfaktoren und die dann einsetzenden dyadischen Bindungsbeziehungen zwischen dem Kind und seinen Fürsorgepersonen unmittelbare und andauernde Auswirkungen auf die Entwicklung des Gehirns und das Verhalten des Kindes haben. Die Entdeckung, dass die frühe mütterliche Fürsorge dauerhafte Auswirkungen hat und dass dies mit epigenetischen Veränderungen des Genoms während kritischer Phasen der frühen Gehirnentwicklung einhergeht, sowie die Tatsache, dass damit eine Art »Ausrichtung« für die spätere Gesundheit oder auch Krankheit erfolgt (Felitti 2002; Felitti 2003; Egle et al. 2002), sind sowohl für die familiäre Umgebung als auch für das pädiatrische Arbeitsfeld von größter Bedeutung (Rass 2012, S. 154).

In der Wissenschaft besteht inzwischen Übereinkunft darüber, dass die Ursprünge von Krankheit im Erwachsenenalter – so auch das Phänomen der Dissoziation – oft in entwicklungsbedingten und biologischen Schädigungen zu finden sind, die sich in der frühen Lebenszeit ereignen. Damit sollten neue Ansätze, die Neurowissenschaft und Kinderheilkunde zusammenführen, verstärkt auf eine Verminderung von nennenswerten Stressoren und Härten der frühen Kindheit zielen. Forschungsbefunde der entwicklungsorientierten Neurowissenschaft und der Entwicklungspsychologie können dem geschulten Pädiater Hinweise auf normale oder abnorme psychische und physische Funktionsweisen beim sich entwickelnden Kind liefern. In Deutschland kommen fast alle Eltern in den ersten Jahren den regelmäßigen Vorsorgeuntersuchungen (Kinderuntersuchungsheft, Gemeinsamer Bundesausschuss o. J.) beim Kinderarzt nach (acht in den ersten 24 Lebensmonaten), sodass diesem eine Schlüsselqualifikation beim Intervenieren früher Störungsbilder beigemessen werden könnte. Sehr viele Eltern wenden sich in ihrer Not – sei es im Verhalten, bei emotionalen oder körperlichen Problemen – in erster Linie an ihren Kinderarzt, der Dank der Idealisierung, die ihm meist zukommt, mehr als jeder andere in der frühen Zeit die Möglichkeit zur Einleitung stützender Interventionen hat. Er erlebt das schreiende Kleinkind, das auffallend ruhige (»brave«) oder auch das nicht zu beruhigende. Er ist Zeuge der regulatorischen (oder ausbleibenden) Bemühungen und Bewältigungsstrategien der Eltern. Sein psychoedukativ erklärender und unterstützender Zugang – oder wo notwendig – die Zuweisung zu Facheinrichtungen – kann der kindlichen Entwicklung günstigere Chancen eröffnen (Mundzeck & Braack 2008; Ziegenhain et al. 2008).

In den Entwicklungsjahren des Menschen gibt es immer wieder »offene Fenster«, wo sich regulatorische (Nach-)Reifungs- und Veränderungsprozesse einleiten lassen. Das Hineinwachsen in die Elternrolle (Ornstein & Ornstein 1994 [1985]) stellt zweifelsohne ein derart offenes Fenster dar. Eltern können ansonsten gut funktionierende erwachsene Menschen sein, jedoch können in ihrer Rolle als Eltern ansonsten unauffällige Defizite in ihrer Selbstentwicklung, d. h. eventuelle eigene frühere belastende Beziehungserfahrungen, die dissoziiert werden müssen, manifest werden. Da das Kind verschiedene Stufen der Entwicklung durchläuft, sind die Eltern immer wieder auch auf diesen verschiedenen Entwicklungsstufen gefordert, sodass eventuell kindliche Krisen, die in spezifischen Zeitfenstern ablaufen, bei den Eltern auf eigene diesbezügliche Wunden treffen können. Möglicherweise muss sich die Beziehungsperson emotional vom Kind dissoziieren, da es sich nicht in das eigene System der Regulation einfügen lässt, sondern vielmehr an Angst besetzte Erfahrungsfelder rührt. Bedeutsam sind in diesem Zusammenhang die Forschungsergebnisse bezüglich der Weitergabe von Bindungs- und Beziehungserfahrungen an die nächste Generation. In der Arbeit »Elternschaft als Prozess und die Erinnerung an Vergangenes« von Slade und Cohen untersuchten die Autoren die Weitergabe von Bindungsmustern zwischen den Generationen und konnten dabei belegen, dass die innere Freiheit der Mutter, ihre eigenen Bindungserfahrungen zu erinnern und zu reflektieren, wesentlich ihre bindungsgeleitete Reaktion und die affektive Entfaltung ihres Kindes gestaltet (Slade & Cohen 2002 [1996]). Wenn Mütter jedoch keinen Zugang zu den Repräsentationen ihrer frühen Bindungserfahrungen haben, müssen sie versuchen, in ihrer Beziehung zum Kind jene Aspekte, die die eigene Kindheitserfahrung wiederholen könnten, zu vermeiden. Dadurch schützen sich Eltern gegen Gefühle von Unsicherheit, Panik und Verletzbarkeit, die sie in der eigenen Vergangenheit erlebten. Wenn sie die Reaktion auf die Bedürfnisse ihres Babys als eine Wiederholung der Reaktion der eigenen Mutter auf ihre eigenen Bedürfnisse erleben, prägt dies dramatisch das Interaktionsgeschehen mit dem Kind. Damit ergaben sich Übereinstimmungen mit dem Grundsatzpapier »Gespenster im Kinderzimmer«

von Selma Fraiberg et al., in dem eindrucksvolles Fallmaterial vorgelegt wurde, das die Vorstellung unterstützt, dass nicht zugelassene Affekte und Erinnerungen an Vergangenes dramatisch die Fähigkeit der Mutter, auf ihr Baby empathisch zu reagieren, beeinflusst (Fraiberg et al. (2003 [1980]). Selma Fraiberg beschrieb einen derartigen Zusammenhang zwischen einer emotional unerreichbaren und dissoziierten Mutter und ihrem Kind: »Die Mutter war nach der Geburt nur widerwillig von Verwandten nach dem Selbstmord ihrer eigenen Mutter versorgt worden und erfuhr sexuellen Missbrauch durch den Vater und den Cousin. Während der Test-Sitzung beginnt ihr Baby zu schreien. Es ist ein heißer und unheimlicher Schrei [...] Auf dem Band sehen wir, wie das Baby im Arm der Mutter hoffnungslos weint; es dreht sich nicht zur Mutter, um von ihr getröstet zu werden. Die Mutter scheint distanziert, mit sich selbst beschäftigt. Geistig nicht anwesend, macht sie eine Geste, um ihr Baby zu beruhigen, gibt aber schnell auf. Sie schaut weg. Das Schreien dauert fünf fürchterliche Minuten. Im Hintergrund hören wir Mrs. Adelsons Stimme, um die Mutter behutsam zu ermutigen: ›Was machen Sie, um Mary zu trösten, wenn sie wie jetzt schreit?‹ Die Mutter murmelt etwas nicht Verständliches [...] Als wir uns das Band später ansehen [...] sagen wir fast ungläubig zueinander: ›Es ist, als wenn die Mutter das Schreien des Babys gar nicht hören würde‹« (Fraiberg 1980, zitiert nach: Barach 1991, S. 119). Letztendlich sucht das Kind den Übergang vom immer schlimmer werdenden Protest in die Abwendung hinein, und mit der Beendigung dieses intensiven, energieverbrauchenden extremen Protestes wird es still. Es möchte aus der Übererregung herauskommen und dissoziieren und sich dem mütterlichen Zustand anpassen. Diese Zustandsveränderung von einer regulatorischen Strategie mit intensivem Kampf in einen dissoziierten unbeweglichen Status von »Tot-Stellen« wird letztendlich als ein toter Punkt in der subjektiven Erfahrung des Kindes erlebt (Schore 2007 [2003], S. 173 ff.).

Es ist wichtig zu wissen, dass die rechte Hemisphäre, die im Gegensatz zur linken in den ersten 18 Monaten wesentliche Reifungsschritte durchläuft, auch im weiteren Leben die Möglichkeit für Wachstum beibehält (Schore 1999; Schore 2001b; Schore 2002;

Thatcher & Aitken 1994). Eine wachstumsfördernde Umgebung erlaubt eine erfahrungsabhängige Reifung eines effizienteren und flexibleren regulatorischen Systems (Schore 2007 [2003], S. 85). Neurobiologische Befunde weisen auf ein kontinuierliches lebenslanges rechtshemisphärisches Wachstum hin, und auch die entwicklungsorientierte Arbeit von Tronick und Beeghly verweist auf die dyadische Expansion des Bewusstseins und darauf, dass das dynamische Unbewusste in der Lage ist, komplexer zu werden (Tronick & Beeghly 2011). Somit kann eine affektregulierende therapeutische Beziehung die erfahrungsabhängige Reifung eines flexibleren rechten frontalen regulatorischen Systems ermöglichen. Eine affektregulierende und bindungsausgerichtete therapeutische Begleitung der Eltern, insbesondere der Mutter, kann ihr zu containenden und regulatorischen Erfahrungen verhelfen, was ihr zu einem abgestimmteren Umgang mit dem Kind verhilft. Alle Eltern wollen gute Eltern sein, doch können die meisten transgenerational nur dann etwas Gutes weitergeben, wenn es selbst erfahren wurde (»es wurde einem in die Wiege gelegt«).

Das Interesse der Kinderheilkunde sollte daher nicht nur auf die Kinderkrankheiten, sondern auch auf die Kindheit gerichtet sein, weshalb Kenntnisse über normale und gesunde Entwicklungsprozesse zum grundlegenden Wissensfundus eines Kinderarztes gehören sollten. So wie das unreife Immunsystem des Säuglings/Kleinkindes besonders für Krankheitserreger anfällig ist, so ist es auch anfällig für psychopathologische Kräfte, die sein sich entwickelndes System aus Gehirn, Geist und Körper bedrohen (Schore in: Rass 2012). Trotz ihrer unterschiedlichen Herkunft führen beide Arten von Stressoren zu ähnlichen adaptiven und maladaptiven Veränderungen in den sich entwickelnden psychobiologischen Anpassungsmechanismen des unreifen Organismus, welche die Funktion haben, auf Krankheitserreger und auf äußere psychopathologische Kräfte zu reagieren. Expandierende Erkenntnisfortschritte der Entwicklungswissenschaften machen die notwendige Verbindung der Kinderheilkunde mit den angrenzenden Gebieten der Kinderneurologie, der Kinderpsychiatrie, der Kinderpsychologie und der Entwicklungspsychologie noch dringlicher. Der diesbezüglich geschulte Pädiater kann ein vertieftes Verständnis für das System der nonverbalen Kommunikation und der interaktiven Regulation entwickeln, das der Mutter-Kleinkind-Beziehung zugrunde liegt, in das er häufig Einblick gewinnen kann, zumal die Vorstellung beim Kinderarzt meist mit Stress einhergeht. Eine die frühe Beziehung stützende Rolle könnte auch einer affektregulierend geschulten und bindungsausgerichteten Hebamme zukommen, die unmittelbaren Zugang in der häuslichen Umgebung hat und daher mittels einfühlsamer Psychoedukation und fürsorglicher »Bemutterung« der Entstehung ungünstiger Regelkreise (Papousek et al. 2004) entgegentreten könnte.

Das Wissen, dass grobes Fehlverhalten in der Beziehung zum Kind zu psychischen Erkrankungen führen kann, ist weit verbreitet. Wenig verbreitet hingegen ist das Wissen, wie schwerwiegend die psychosozialen und somatischen Konsequenzen früher Anpassungs- und Regulationsstörungen sind: Konsequenzen, die nicht nur in der Kinderarztpraxis, sondern auch in den Kindertagesstätten und in den Schulen zu beobachten sind – ebenfalls Lebensfelder, in denen sich Kinder in großem Zeitumfang bewegen (Rass 2010) und worin das betreuende pädagogische/sozialpädagogische Umfeld meist keinen Zugang zu den bestehenden Erkenntnisfortschritten hat (Rass 2007b). Ähnlich wie in der Kinderheilkunde sollten daher auch hier schwerpunktmäßig derartige Inhalte in die Ausbildung integriert werden, da die Bedeutung des Konzeptes von Bindung und Affektregulation und deren Transfer sowohl für die Kinderheilkunde als auch für die professionelle außerfamiliäre Kinderbetreuung gesundheits- und gesellschaftspolitisch gar nicht hoch genug eingeschätzt werden kann, schließlich vermögen rechtzeitige Hilfestellungen die Entwicklungs- und Lebensqualität der Beteiligten positiv zu beeinflussen und zudem im weiteren Lebensverlauf sehr häufig teure Behandlungen zu reduzieren (Felitti 2002).

Seit Ende 2002 ist die Säuglings-/Kleinkind-Eltern-Therapie Bestandteil des Leistungskatalogs der kassenärztlichen Versorgung. Seither ist es möglich, im Rahmen der Krankenkassenleistungen diese psychotherapeutische Behandlung durchzuführen, um ein schwieriges Beziehungsgefüge auf einen entwicklungsgünstigeren Weg zu bringen. In dieser frühen Therapieform ist die Mitereinnahme der Eltern in das Behandlungskonzept grundlegend, und es gilt in Form eines »doppelten Containments«, sowohl die Bedürfnisse des Kindes als auch die Nöte der Bindungsperson in das Gefühl und in den Behandlungsfokus aufzunehmen (Rass 2016). Wenn eine Mutter z. B. selbst ein Bindungstrauma als Säugling erlebt hat und dieses dissoziiert, kann sie die Signale der Bedürftigkeit ihres Kindes nicht wahrnehmen, da diese eine Bedrohung der eigenen psychodynamischen Ausbalancierung darstellen und die Mutter nur durch Dissoziation psychisch »stabil« überleben kann. Die Bedürfnissignale des Kindes, insbesondere wenn sie mit beidseitiger Überflutung einhergehen, führen die davon betroffene Mutter in existenzielle Not, und so muss sie ihr Kind von sich abschneiden und sich distanzieren, um ihr (pathologisches) Gleichgewicht bewahren zu können. Nicht sie selbst wird subjektiv von ihr als bedürftig und krank erlebt, vielmehr ist der Schuldige an ihrem entsetzlichen Zustand das Kind, das sie durch sein So-Sein in eine bedrohliche Lage versetzt. Nur durch einen absoluten Beziehungsabbruch zum Kind (bis hin zu Vernichtungsgedanken) meint sie, sich retten zu können – vermeintlich!

Fallbeispiel

a)

In einem laufenden Behandlungsfall (Rass) ist es in derart bedrohlichen und stressvollen Zeiten für den inzwischen dreijährigen Jungen überlebensnotwendig, von der Mutter getrennt zu werden. Die Mutter ist dann mit ihrem zweiten Kind (knapp ein Jahr), das von der pathologischen Projektion frei ist, bei eingeweihten, wohlwollenden und beruhigenden (nicht verurteilenden) Verwandten untergebracht, um ihr eine Zeit der Regulation und Reorganisation zu ermöglichen. Der Junge wird indes vom Vater und den Großeltern gut, strukturiert und emotional zuverlässig versorgt. Die therapeutische Beziehung, die bei derart hohem Stressaufkommen ebenfalls bedroht ist, erweist sich bislang letztendlich immer wieder als tragfähig genug, um stützende Interventionen zu initiieren. Wenn der kleine Junge die Mutter nicht unter Spannungsstress setzt, ist sie zuweilen eine kreative und einfühlsame Mutter und kann ihrem Kind bei Stresserfahrungen, die nicht an ihr eigenes traumatisches Erleben rühren, stützend zur Seite stehen. Immer wieder ist zu beobachten, wie stark die Mutter von ihren eigenen traumatischen Erfahrungen absorbiert ist und sie nicht das Körpererleben ihres Sohnes – Ruhe- und Schlafbedürfnis, Hunger – wahrnimmt. Die Vater-Sohn-Beziehung ist davon unbelastet und dient immer wieder als reorganisierende Ressource. Dem Vater seinerseits machen die Zustände seiner Frau große Angst, sodass er sich in seiner Not in diesen stressvollen Situationen von ihr distanziert, was den inneren aversiv überfluteten Zustand verstärkt. Die Einbeziehung des Vaters in den therapeutischen Prozess, um ihm das verstörte Erleben seiner Frau zu erklären, ist von höchster Wichtigkeit. Inzwischen ist auch die Mutter der Mutter in das therapeutische Setting eingebunden. Auch sie machte in den ersten vier Lebensjahren ihrer Tochter wegen deren heftigstem andauerndem Schreien die Erfahrung von völliger Überforderung (ohne jedoch Auslöschungsfantasien zu haben); auch sie konnte ihr Kind häufig nicht beruhigen und legte somit (heute mit Trauer wahrnehmend) ihrer Tochter beruhigende Mütterlichkeit nicht in die Wiege. Die Kälte und das (Fast-)Entschlossen-Sein der Mutter, das sie überfordernde Kind zu entsorgen, um es als Trigger für die eigene dissoziierte Not zu eliminieren, wären für die Behandlerin ohne ihr Wissen und ihre persönliche Reife, was den Strom der Wärme der Mutter gegenüber nicht zum Versiegen bringt, kaum zu ertragen.

Nach der Geburt des Jungen geriet die Mutter in eine postpartale Existenzkrise, die einen Klinikaufenthalt notwendig machte, im Zuge dessen eine schwere Depression diagnostiziert wurde. Es erfolgten eine medikamentöse Einstellung und die Einleitung der immer noch laufenden kindzentrierten Mutter-Familien-Therapie. Trotz immer wiederkehrender Krisen lehnte sie einen weiteren Klinikaufenthalt sowie Medikamente ab, da die Pathologie aus ihrer Perspektive nicht an ihr, sondern ausschließlich im Kind liegt. Sie war inzwischen aktiv in der Kontaktaufnahme mit dem Jugendamt, sie stellte das Kind in einer Kinderpsychiatrie vor

und war auf der Suche nach einer psychiatrischen Einrichtung, die ihr bestätigen sollte, dass ihr Kind psychisch krank ist.
In Zeiten, in denen die affektiven Spannungen des Jungen, die sich meist in heftigem Schreien und mittlerweile in scheinbar provozierendem Verhalten darstellen (die die Belastbarkeitsgrenze der Mutter überschritten), begannen die Therapiestunden mit heftigstem Anklagen, mit Vorwürfen, mit Abschiebeplänen (Freigabe zur Adoption, Psychiatrie, Todeswünsche) und der Schilderung der Interaktionsabläufe (die beim Kind durch die mütterliche Überflutung Trennungsängste und aktivierte Bindungsbedürfnisse mit verstärkt heftigem Schreien auslösten). Oft war die Mutter in diesen Therapiestunden erschöpft, manchmal entleert, manchmal verzweifelt, manchmal kalt. Immer galt es, diese heftigen negativen Emotionen aufzunehmen, auszuhalten und auf dem Boden der frühen Lebensgeschichte der Mutter zu verstehen. Mit ruhiger und warmer Stimme und zugewandter Körperlichkeit, was Trost für das fürchterliche mütterliche Erleben vermitteln sollte, wurde das Geschilderte angenommen. In Stunden gemeinsam mit dem Kind gerät dieses nie in einen nicht zu regulierenden Zustand. Vermutlich fühlt sich die Mutter angstfreier und entspannter, da sie mit einem sie möglicherweise überflutenden Erleben nicht alleine ist und das Kind spontan auf die stressfreiere Mutter reagiert. Das Kind spielt dabei kreativ, entspannt und konzentriert zwischen uns Erwachsenen, steht währenddessen in liebevollem Kontakt mit der Mutter (meist nur freundlich), die gut auf es eingehen kann.
Zuweilen verschafft dies Eintritt in die mütterliche Psyche, was Ansätze zur Annäherung an die innere Welt des Kindes eröffnet. Trotz der dann aufkommenden mütterlichen Verzweiflung und des Unverständnisses ob des kindlichen Verhaltens gibt es eine Therapeutin-Mutter-Beziehung, die bislang immer wiederhergestellt werden konnte und dadurch auch Momente der dyadischen Beziehungsaufnahme für das Kind ermöglichte. Wenn die Mutter zum Selbstschutz in ihrer Kälte verharren musste, war sie unerreichbar, und die Therapeutin konnte nur hoffen, dass es ein Wiedersehen gibt. Zuweilen hatte die Mutter den Kontakt abge-

brochen, ließ sich aber durch zugeneigtes Kontaktbemühen (z. B. durch E-Mail) wieder in den Dialog zurückholen. In Phasen der Kälte behandelte sie ihr kleines Kind wie einen Erwachsenen auf Augenhöhe und war voller Verachtung und Entwertung, wenn das Kind ihren Ansprüchen nicht gerecht werden konnte. So schwierig viele Situationen auch immer wieder waren, bildeten sich in ihnen dennoch abgespaltete Selbstzustände (Wöller 2016) ab, und durch den Versuch der Wiederherstellung sollte deren Integration angestrebt werden. Die eigene Gegenübertragung gleicht einem weiten Radarschirm, mit dem körperliche und psychische Signale – sowohl von sich selbst als auch vom Gegenüber – erfasst werden, um diesen – einem verstreuten Puzzle ähnlich – Sinnhaftigkeit und Gestalt zu verleihen. Auf diese Weise konnten auch dissoziierte Anteile »eingefangen« werden – zumindest vom therapeutischen Gegenüber. Selbst kleinste Einheiten sollten sich dadurch allmählich zu einem »interactiv repair« (Beebe & Lachmann 2004 [1994]) fügen, und es erscheint nicht unmöglich, mit viel Geduld und der inneren Kohärenz des Behandlers die dissoziierten Anteile zu integrieren, um die Entwicklungsstagnation zu entblockieren und den Weg für eine Progression frei zu machen.

Dies scheint sich momentan anzubahnen: Als die vorliegenden Ausführungen schon fast zu Ende geschrieben waren, ereignete sich in der Mutter-Kind-Dyade etwas schon nicht mehr Erwartetes. Nach einer sehr schwierigen (kalten) Therapiestunde dämmerte der Mutter, dass innere eigene hohe Anspannungsmomente fast augenblicklich das Kind in einen ähnlichen Zustand bringen, sodass sie zumindest kognitiv einen Zusammenhang erkannte, was ihr offenbar einen Einblick in diese Dynamik ermöglichte; seither kann sie sich mehr auf das Kind einstellen. Sofort reagierte das Kind darauf, und es haben sich in den anschließenden Wochen keine überflutenden desorganisierten Episoden mehr ergeben. Die Mutter kann sich seither immer wieder emotional liebevoll ihrem Sohn nähern, und beide verbringen sättigende gute Zeiten, was zumindest vorerst bedeutet, dass sowohl die Mutter als auch das Kind dabei sind, eine affektivneurobiologische Reifungsschwelle zu meistern. Das Erleben von Trauer, dass das eigene Kind einen leidvollen Prozess ähnlich dem ihren ebenfalls durchlaufen muss, ist ansatzweise spürbar. Dieser Reifungsschritt wäre notwendig, um dissoziierte Anteile in das bewusste Selbst zu integrieren.

b)
In einer weiteren kindzentrierten Mutter-Tochter-Behandlung (Rass) ist es die zehnjährige Tochter, die dissoziiert und in der Folge psychosomatische Beschwerden (starker Bauchschmerz, in der Folge Schulvermeidung und Schlafstörungen) »benutzt«, um ihre abgespaltene Bedürfniswelt ins Bild zu setzen. Das Mädchen passte sich in seinen ersten vier Lebensjahren, ohne in irgendeiner Form für die Mutter zur Belastung zu werden, den hoch problematischen Ereignissen klaglos an: Die Mutter geriet nach der Geburt in eine schwere postpartale Depression (wie sie heute weiß und was sie früher nicht wahrnehmen konnte). Sie konnte keinen affektregulierenden und bindungssicherheitsgebenden Kontakt zu ihrer Tochter aufnehmen, die »scheinbar« trotz dieses Mangels zufrieden war. Als die Patientin drei Jahre alt war, verstarb plötzlich der Vater, was die psychische Lage der Mutter weiter verschlechterte – und auch danach war die Mutter nicht gleich in der Lage, sich um Hilfe zu bemühen. Erst als die Tochter vier Jahre alt war und der mütterliche Zustand durch psychosomatische Beschwerden und Zwangsgedanken bedrohlich geworden war, begab sich die Mutter in psychiatrisch-psychotherapeutische Betreuung, was ihr dazu verhalf, rückblickend und zumindest kognitiv ihre Situation und ihren psychischen Zustand besser zu verstehen. Immer noch zeigte die funktionell eigenständige und keine Unterstützung und Nähe suchende Tochter keine Auffälligkeiten. Mit beginnendem Grundschulalter traten dann jedoch psychosomatische Beschwerden auf, die vom Kinderarzt als solche wahrgenommen wurden, und so riet er zu einer Psychotherapie, die als Kindertherapie mit begleitenden Elterngesprächen durchgeführt wurde, aber wenig Entlastung brachte. Am Vorabend der Pubertät kam es daher zu einer erneuten

Zuweisung zu dem jetzt laufenden Behandlungsprozess, im Rahmen dessen intensiv am unmittelbaren Beziehungsdialog gearbeitet wird. Nun ist es die Mutter, in deren Erleben sich eine Kontaktaufnahme zu leidvollen Erfahrungen anbahnt, während die Tochter »kaltschnäuzig« – d. h. dissoziierend – die regulatorisch-bindungsbemühten Annäherungen der Mutter abweist: »brauche ich nicht, will ich nicht«. Bei gemeinsamen Sitzungen werden jedoch für die Therapeutin bei dem Mädchen immer wieder (und wenn auch minimal) Affektsplitter des Nähebedürfnisses der Mutter gegenüber erfassbar und können – zumindest während der Therapiestunden – (wenn auch nur flüchtig) von der Patientin dankbar geteilt (im Sinne von affect sharing) werden. Die verunsicherte und durch die Zurückweisung verletzte Mutter nimmt in diesen kurzen Interaktionssequenzen die nähesuchenden Signale der Tochter nicht auf und erlebt mit großer Dankbarkeit die »Übersetzungshilfe« (so ihre Worte) der Therapeutin, um einen abgestimmteren Beziehungsdialog zu versuchen. Anfangs tauchte z. B. kurz vor dem abendlichen Ins-Bett-Gehen plötzlich großer Hunger auf, der von der Therapeutin dahingehend gedeutet wurde, dass die Patientin im Alleingang im Laufe des Tages unterschwellig doch Bindungsbedürfnisse erlebte, die am Abend vor dem Schlafengehen aktiviert wurden und sich in versteckter Form in Hungergefühlen äußerten. Als diese Dynamik Mutter und Tochter eröffnet wurde, reagierte die Patientin mit großer Dankbarkeit und die Mutter fand ein liebevolles Abendzeremoniell. Inzwischen kommt eine weitere abendliche Kontaktsuche hinzu: Die Patientin ist unentwegt am Reden, der Inhalt spielt überhaupt keine Rolle, und es geht nur noch darum, durch diese »Nabelschnur am Ohr« mit der Mutter Kontakt zu halten. Auch diese Interpretation wurde entlastend erlebt, und diese Nähe-Suche-Splitter konnten in das affektive Erleben des Mädchens integriert werden.

Da das reife Gegenüber (d. h. die Mutter) sich mit dem Prozess und dem abgespaltenen frühen Leid der Tochter identifiziert hat, ist der weitere Verlauf nicht gefährdet und eine günstige Prognose (noch dazu in der beginnenden Adoleszenz als der zweiten großen reorganisierenden Entwicklungschance) kann angenommen werden. In der zuvor durchlaufenen Psychotherapie, die zum einen nicht bindungs- und affektregulatorisch geführt war und zum anderen nicht kindzentriert (Ornstein & Rass 2014) unmittelbar die Mutter-Tochter-Interaktion in den Fokus nahm, konnte keine affektive Erweiterung der beiden Beteiligten und daher keine Entlastung erreicht werden.

8.7 Abschließende Gedanken

1969 schrieb Bowlby: »In Wahrheit bleibt die am wenigsten studierte Phase der menschlichen Entwicklung die Phase, in der das Kind all die Fähigkeiten erwirbt, die es am ehesten zum Menschen macht. Hier lässt sich noch ein Kontinent erobern« (Bowlby 2006, S. 340). Wichtige »Landstriche« von Bowlbys »Kontinent« konnten inzwischen gründlich erforscht werden (Rass 2012, S. 173). Neben anderen psychischen Phänomenen hat auch das Konzept der Dissoziation durch dieses expandierende Wissen Erklärungsmuster und in der Folge Behandlungszugänge erfahren. Behandlungstechnisch sollten sich die therapeutischen Interventionen nicht explizit auf rationale und verbale Metakognitionen ausrichten – vielmehr gilt es, intuitiv die impliziten und nonverbalen Signale und die körperlich basierten Reaktionen in der therapeutischen Kommunikation wahrzunehmen und zu verstehen. D. h. aber auch, dass der Behandler fähig sein sollte, Zugang zu seiner eigenen Subjektivität und seinem impliziten Körperselbst zu haben, um beides in der diagnostischen Einschätzung und in der Behandlung nutzen zu können (Rass 2012, S. 164).

Es ist der Behandler, der sich der dissoziierten Leere – dem Tod mitten im Leben – entgegenstellt und daher stellvertretend für den Patienten die Entwicklung durch Integrierung des Dissoziierten und neuer Elemente erweitert und nicht »an einem bestimmten Punkt zu Ende bringt« (Janet 1911, S. 532). Wenn es ihm gelingt, die Therapie zu einem sicheren Ort zu machen, an dem der Patient seine Projektionen abladen und Affektsplitter aufblitzen lassen kann, und wenn es der Therapeut schafft, als jener Transformator zu dienen, der beim früheren traumatischen Ereignis zerschlagen wurde, dann ist der Weg für eine Reorganisation geebnet, da das, was früher als unerträglich erlebt wurde, gemeinsam ausgehalten und das bisher Nicht-Fassbare in Worten eingefangen werden kann, um durch diesen Symbolisierungs- und Mentalisierungsprozess eine Kohäsion zu erreichen.

Literatur

Allen, J. G. & Coyne, L. (1995): Dissociation and Vulnerability to Psychotic Experience. The Dissociative Experiences Scale and the MMPi-2. In: Journal of Nervous and Mental Disease 183, S. 615–622.

Balint, M. (1970 [1968]): The Basic Fault. Therapeutic Aspects of Regression. London (Tavistock Publications Limited). Dt.: Therapeutische Aspekte der Regression. Die Theorie der Grundstörung. Übers. von K. Hügel. Stuttgart (Klett) 1970.

Barach, P. M. M. (1991): Multiple Personality Disorder as an Attachment Disorder. In: Dissociation 4, S. 117–123.

Bartens, W. (2008): Die Last der frühen Jahre. In: Süddeutsche Zeitung/ WISSEN, 19. 3. 2008, S. 18.

Bauer, J. (2002): Das Gedächtnis des Körpers. Frankfurt a. M. (Eichborn).

Beebe, B. & Lachmann, F. (2004 [1994]): Representation and Internalisation in Infancy. Three Principles of Salience. In: Psychoanalytic Psychology 11, S. 127–165. Dt.: Repräsentation und Verinnerlichung im Säuglingsalter. Drei herausgehobene Prinzipien. In: Beebe, B. & Lachmann, F.: Säuglingsforschung und die Psychotherapie Erwachsener. Stuttgart (Klett-Cotta) 2004, S. 163–206.

Biegel, W. (2015): Dissoziativ Störungen im Kindes- und Jugendalter. (Vortrag beim 8. Symposium der Kinder- und Jugendpsychiatrie Leopoldina. 17. 10. 2015, Schweinfurt).

Bion, W. R. (1962): Learning from Experience. London (Heinemann).

Bowlby, J. (1969): Attachment and Loss. Bd. 1: Attachment. New York (Basic Books). Dt.: Bindung. Übers. von G. Mander. München (Kindler) 1975/Basel (Reinhardt) 2006.

Bowlby, J. (2006): Bindung. Übers. von G. Mander. Basel (Reinhardt) 2006.

Bureau, J. F., Martin, J. & Lyons-Ruth, K. (2010): Attachment Dysregulation as Hidden Trauma in Infancy. Early Stress, Maternal Buffering and Psychiatric Morbidity in Young Adulthood. In: Lanius, R., Vermetten, E. & Pain, C. (Hrsg.): The Impact of Early Life Trauma on Health and Disease. New York (Cambridge University Press), S. 48–69.

Davidson, R. J. & Hugdahl K. (1995): Brain Asymmetry. Cambridge, MA (MIT Press).

Davies, J. M. & Frawley, M. G. (1994): Treating the Adult Survivor of Childhood Sexual Abuse. A Psychoanalytic Perspective. New York (Basic Books).
Dixon, A. K. (1998): Ethological Strategies for Defense in Animals and Humans. Their Role in some Psychiatric Disorders. In: *British Journal of Medical Psychology* 7, S. 417–445.
Eisenberg, L. (1995): The Social Construction of the Human Brain. In: American Journal of Psychiatry 152, S. 1563–1575.
Egle, U. T., Hardt, J., Nickel, R., Kappis, B., Hoffmann, S. O. (2002): Früher Stress und Langzeitfolgen für die Gesundheit. Wissenschaftlicher Erkenntnisstand und Forschungsdesiderate. In: Praxis Kinderpsychologie und Kinderpsychiatrie, Heft 2, S. 411–434.
Elbert, T. (2005). Wie die Angst in den Kopf kommt. In: DIE ZEIT/ WISSEN, 10. 2. 2005, S. 32.
Ermann, M. (2009): Der Körper vergisst nicht. In: DER SPIEGEL 9, S. 46–48.
Felitti, V. J. (2002): Kindheitsbelastungen und Gesundheit im Erwachsenenalter. In: Praxis Kinderpsychologie und Kinderpsychiatrie, Heft 2, S. 359–369.
Felitti, V. J. (2003): Ursprünge des Suchtverhaltens. Evidenzen aus einer Studie zu belastenden Kindheitserfahrungen. In: Praxis Kinderpsychologie und Kinderpsychiatrie, Heft 8, S. 547–559.
Fischer, G. & Riedesser, P. (2003): Lehrbuch der Psychotraumatologie. München (Ernst Reinhardt).
Fonagy, P. & Target, M. (2004): Frühe Interaktion und die Entwicklung der Selbstregulation. In: Streek-Fischer, A. (Hrsg.): Adoleszenz – Bindung – Destruktivität. Stuttgart (Klett-Cotta), S. 105–135.
Fraiberg, S. (Hrsg.) (1980): Clinical Studies in Infant Mental Health. New York (Basic Books).
Fraiberg, S., Adelson, E. & Shapiro, V. (2003 [1980]): Ghosts in the Nursery. A Psychoanalytic Approach to the Problems of Impaired Infant-Mother Relationships. In: Journal of American Academy of Child. Psychiatry 14, S. 387–422. Dt.: Gespenster im Kinderzimmer. Probleme gestörter Mutter-Säugling-Beziehungen aus psychoanalytischer Sicht. In: Analytische Kinder- und Jugendlichen-Psychotherapie, Jg. 4, Bd. 34, Heft 120, 2003, S. 465–569.
Gergely, G. (2002): Ein neuer Zugang zu Margaret Mahler. Normaler Autismus, Symbiose, Spaltung und libidinöse Objektkonstanz aus der Perspektive der kognitiven Entwicklungstheorie. In: Psyche. Sonderheft: Entwicklungsforschung, Bindungstheorie und Lebenszyklus 56 (9/10), S. 809–838.
Janet, P. (1911): L'etat mental des hystérique. Paris (Alcan).
Köhler, L. (1995): Das Selbst im Säuglings- und Kleinkindalter. (Vortrag beim Internationalen Selbstpsychologie-Symposium. Dreieich 15.–18. 06. 1995).

Kohut, H. (1979 [1977]): The Restoration of the Self. Madison (International Universities Press). Dt.: Die Heilung des Selbst. Frankfurt a. M. (Suhrkamp) 1979.

Kohut, H. (1987 [1984]): How Does Analysis Cure? Chicago (University of Chicago Press). Dt.: Wie heilt die Psychoanalyse? Frankfurt a. M. (Suhrkamp) 1987.

Liotti, G. (1992): Disorganized/Disoriented Attachment in the Etiology of the Dissociative Disorders. In: Dissociation 4, S. 196–204.

Main, M. (1996): Introduction to the Special Section on Attachment and Psychopathology. 2. Overview of the Field of Attachment. In: Journal of Consulting and Clinical Psychology 64, S. 237–243.

Main, M. & Solomon, J. (1986): Discovery of an Insecure-Disorganized/Disoriented Attachment Pattern. Procedures, Findings and Implications for the Classification of Behavior. In: Brazelton, T. B. & Yogman M. W. (Hrsg.): Affective Development in Infancy. Norwood, New Jersey(Ablex), S. 95–124.

McGowan, P., Sasaki, A., D'Alessio, A. C., Dymov, S., Labonté, B., Szyf, M., Turecki, G. & Meaney, M. J. (2009): Epigenetic Regulation of the Glucocordicoid Receptor in Human Brain Associates with Childhood Abuse. In: Nature Neuroscience 12 (3), S. 342–348.

Meares, R. (1999): The Contribution of Hughlings Jackson to an Understanding of Dissociation. American Journal of Psychiatry 156, S. 1850–1855.

Mollon, P. (1996): Multiple Selves, Multiple Voices. Working with Trauma, Violation and Dissociation. Chichester (John Wiley).

Mundzeck, H. & Braack, H. (2008): Ein Leben beginnt. DVD. Hamburg (Luzifilm).

Nijenhuis, E. R. S., Vanderlinden, J. & Spinhoven, P. (1998): Animal Defensive Reactions as a Model for Trauma-Induced Dissociative Teactions. In: Journal of Traumatic Stress 11, S. 242–260.

Nijenhuis, E. R. S. (2000): Somatoform Dissociation. Major Symptoms of Dissociative Disorders. In: Journal of Trauma & Dissociation 1, S. 7–32.

Ornstein, A. & Ornstein, P. (1994 [1985]): Parenting as a Function of the Adult Self. A Psychoanalytic Developmental Perspective. In: Anthony, J. & Pollock, G. (Hrsg.): Parental Influences in Health and Disease. Boston (Little Brown and Co.). Dt.: Elternschaft als Funktion des Erwachsenenselbst. Eine psychoanalytische Betrachtung der Entwicklung. In: Kinderanalyse 2, Heft 3, 1994, S. 351–376.

Papousek, M., Schieche, M. & Wurmser, H. (2004): Regulationsstörungen der frühen Kindheit. Bern u. a. (Hans Huber).

Perry, B., Pollard, R. A., Blakely, T. L., Baker, W. L. & Vigilante, D. (1995): Childhood Trauma, the Neurobiology of Adaptation, and »Use-Dependent« Development of the Brain. How »States« Become »Traits«. In: Infant Mental Health Journal 16, S. 271–291.

Porges, S. W., Doussard-Roosevelt, J. A. & Maiti, A. K. (1994): Vagal Tone and the Physiological Regulation of Emotion. In: Monographs of the Society for Research in Child Development 59, S. 167–186.

Powles, W. E. (1992): Human Development and Homeostasis. Madison, CT (International Universities Press).
Putnam, F. W. (1995): Development of Dissociative Disorders. In: Cicchetti, D. & Cohen, D. J. (Hrsg.): Developmental Psychopathology, Bd. 2: Risk, Disorder, and Adaptation. New York (Wiley), S. 581–608.
Putnam, F. W. (1997): Dissociation in Children and Adolescents. A Developmental Perspective. New York (Guilford Press).
Rass, E. (2007a): Affektregulation auf den Spuren Freuds. Neuere Entwicklungen der Psychoanalyse in ihrer Bedeutung für die Psychotherapie von Kindern und Jugendlichen. In: Springer, A., Münch, K. & Munz, D. (Hrsg.): Psychoanalyse Heute?! Gießen (Psychosozial), S. 399–420.
Rass, E. (2007b): Erkenntnisfortschritte in der Psychoanalyse. Implikationen für die Psychotherapie und sozialpädagogische Versorgung von Kindern und Jugendlichen. In: Zeitschrift für Sozialpädagogik 1, S. 51–69.
Rass, E. (2010): Bindungssicherheit und Affektregulation im pädagogischen Handlungsfeld. Der Lehrer als Beziehungs- und Kulturarbeiter. In: Göppel, R., Hirblinger, A., Hirblinger, H. & Würker, A. (Hrsg.): Schule als Bildungsort und »emotionaler Raum«. Opladen/Farmington Hills (Barbara Budrich), S. 111–124.
Rass, E. (2011): Bindung und Sicherheit im Lebenslauf. Stuttgart (Klett-Cotta).
Rass, E. (Hrsg.) (2012): Allan Schore. Schaltstellen der Entwicklung. Stuttgart (Klett-Cotta).
Rass, E. (2013a): Gesundheit und Krankheit. Entwicklungspsychologische Entstehungsbedingungen zur Identitätsfindung aus der Sicht der Bindungs- und Affektregulationstheorie. In: Carlsburg, G.-B. von (Hrsg.): Bildungswissenschaft auf der Suche nach globaler Identität (Baltische Studien zur Erziehungs- und Sozialwissenschaft 26). Frankfurt a. M. (Peter Lang), S. 397–412.
Rass, E. (2013b): Die frühe Kindheit – die grundlegende Weichenstellung in der Entwicklung. In: Psychosozial 134, S. 99–109.
Rass, E. (2016): Die Bedeutung der affektregulatorisch- und bindungsgeleiteten Elternarbeit in einer kindzentrierten psychodynamischen Familientherapie. In: Bründl, P., Endres, M. & Hauser, S. (Hrsg.): Elternschaft. Klinische und entwicklungspsychologische Perspektiven (Jahrbuch der Kinder- und Jugendlichen-Psychoanalyse 5). Frankfurt a. M. (Brandes & Apsel), S. 146–164.
Scaer, R. C. (2001): The Body Bears the Burden. Trauma, Dissociation, and Disease. New York (Haworth).
Schore, A. N. (1994): Affect Regulation and the Origin of the Self. Hillsdale, New Jersey (Lawrence Erlbaum Associates).
Schore, A. N. (1996): The Experience-Dependent Maturation of a Regulatory System in the Orbital Prefrontal Cortex and the Origin of Developmental Psychopathology. In: Development and Psychopathology 8, S. 59–87.
Schore, A. N. (1999): Commentary on Emotions. Neuro-Psychoanalytic Views. In: Neuro-Psychoanalysis 1, S. 49–55.

Schore, A. N. (2001a): The Effects of a Secure Attachment Relationship on Right Brain Development, Affect Regulation, and Infant Mental Health. In: Infant Mental Health Journal 22, S. 7–66.

Schore, A. N. (2001b): The Right Brain as the Neurobiological Substratum of Freud's Dynamic Unconscious. In: Scharff, D. (Hrsg.): The Psychoanalytic Century. Freud's Legacy for the Future. New York (The Other Press), S. 61–88.

Schore, A. N. (2002): Clinical Implications of a Psychoneurobiological Model of Projective Identification. In: Alhanati, S. (Hrsg.): Primitive Mental States. Pre- and Perinatal Influences on Personality Development. New York (The Other Press), S. 1–65.

Schore, A. N. (2004): Commentary on »Dissociation. A Developmental Psychobiological Perspective« by A. Panzer and M. Viljoen. In: South African Psychiatry Review 7, S. 16–17.

Schore, A. N. (2005): Attachment, Affect Regulation, and the Developing Right Brain. Linking Developmental Neuroscience to Pediatrics. In: Pediatrics in Review 26, S. 204–217.

Schore, A. N. (2007 [2003]): Affect Regulation and the Repair of the Self. New York/London (W. W. Norton & Company). Dt.: Affektregulation und die Reorganisation des Selbst. Übers. von E. Rass. Stuttgart (Klett-Cotta) 2007.

Schore, A. N. (2008): The Paradigm Shift. The Right Brain and the Relational Unconscious. (Vortrag bei der Division 39 Spring Conference. New York 12. 04. 2008).

Schore, A. N. (2012): The Science of the Art of Psychotherapy. New York/London (W. W. Norton & Company).

Slade, A. & Cohen, L. J. (2002 [1996]): *The Process of Parenting* and the Remembrance of Things Past. In: Infant Mental Health Journal 17 (3), S. 217–238. Dt.: Elternschaft als Prozess und die Erinnerung an Vergangenes. In: Selbstpsychologie 7, 2002, S. 83–141.

Thatcher, R. W. & Aitken, K. (1994): Brain Development, Infant Communication, and Empathy Disorders. Intrinsic Factors in Child Mental Health. In: Development and Psychopathology, S. 597–633.

Tronick, E. Z. & Beeghly, M. (2011): Infant's Meaning Making and the Development of Mental Health Problems. In: The American Psychologist 66 (2), S. 107–119.

Tronick, E. Z. & Weinberg, M. K. (1997): Depressed Mothers and Infants. Failure to Form Dyadic States of Consciousness. In: Murray, L. & Cooper, P. J. (Hrsg.). Postpartum Depression in Child Development. New York (Guilford Press), S. 54–81.

van der Kolk, B.A, McFarlane, A. C., Weisaeth, L. (Hrsg.) (2000): Traumatic Stress. Paderborn (Junfermann).

Waller, G., Hamilton, K., Elliott, P., Lewendon, J., Stopa, L., Waters, A., Kennedy, F., Lee, G., Pearson, D., Kennerley, H., Hargreaves, I., Bashford, V. & Chalkley, J. (2000): Somatoform Dissociation, Psychological Dissociation, and Specific Forms of Trauma. In: *Journal of Trauma & Dissociation* 1, S. 81–98.

Winnicott, D. (1974 [1965]): On Communicating and not Communicating Leading to a Study of Certain Opposites. In: Winnicott, D.: The Maturational Processes and the Facilitating Environment. New York (International Universities Press), S. 179–192. Dt.: Die Frage des Mitteilens und des Nicht-Mitteilens führt zu einer Untersuchung gewisser Gegensätze. In: Winnicott, D.: Reifungsprozesse und fördernde Umwelt. Übers. von G. Theusner-Stampa. Frankfurt a. M. (Fischer) 1974.

Winnicott, D. (2002 [1965]): Maturation Processes and the Fascilitating Environment. London (Hogarth Press). Dt.: Reifungsprozesse und fördernde Umwelt. Gießen (Psychosozial) 2002.

Winnicott, D. (2012): Deprivation and Delinquency. London/New York (Routledge).

Wöller, W. (2016): Neuere psychodynamische Theorien und Modelle zur Traumafolgestörung. In: Egle, U. T., Joraschky, P., Lampe, A., Seiffge-Krenke, I., Cierpka, M. (Hrsg.): Sexueller Missbrauch, Misshandlung, Vernachlässigung. Stuttgart (Schattauer), S, 177–186.

Zhang, L. X., Levine, S., Dent, G., Zhan, Y., Xing, G., Okimoto, D., Gordon, M. K., Post, R. M. & Smith, M. A. (2002): Maternal Deprivation Increases Cell Death in the Infant Rat Brain. In: Brain Research 133, S. 1–11.

Ziegenhain, U., Gebauer, S., Ziesel, B., Künster, A. & Fegert, J. (2008): Die Chance der ersten Monate. Ulm (Schirmer Medien).

Schlussbemerkung

Der (Kinder-)Psychoanalyse schlägt ein rauer Wind entgegen

Zu Beginn meiner therapeutischen Tätigkeit gab es ausschließlich den tiefenpsychologisch/psychoanalytischen Ansatz in der kassenärztlichen Versorgung, und alle Kindertherapeuten arbeiteten auf dieser Basis. Im Gesundheitssystem hat sich jedoch seither im Bereich der psychotherapeutischen Behandlungen Grundlegendes verändert, und damit ging – durch das starke Auftreten der Verhaltenstherapie – eine sehr reduzierte Bedeutung dieses bewährten Behandlungskonzeptes einher. Für diese gravierende Veränderung deutet sich im Augenblick keine Reorganisation an, obwohl die aus der Neurobiologie, den Emotions-, Trauma- und Bindungswissenschaften dargestellten Forschungsbefunde den Wert der psychodynamisch-tiefenpsychologischen Herangehensweise ausdrücklich belegen.

Die psychodynamische Ausbildung ist zeitaufwendig und kostspielig und insofern anspruchsvoll (Wirth 2019). Dies führt dazu, dass der psychotherapeutische Nachwuchs die weniger anspruchsvollen und schneller zu lernenden Therapieverfahren bevorzugt – was der praktischen Orientierung der jungen Generation näherzuliegen scheint. Die psychodynamische Ausbildung mit ihrer gründlichen Selbsterfahrung in der Lehranalyse geht weit über einen didaktischen Lernprozess hinaus, da die Auseinandersetzung mit der eigenen Befindlichkeit und Lebensgeschichte einen intrapsychischen Reifungsprozess darstellt und im Verbund mit dem notwendigen Lernen auf eine strukturell davon abgegrenzte Seins-Kategorie verweist.

In einer Kinderpsychotherapie steht der Behandler immer vor zwei Systemen – dem System des Patientenkindes und seiner Familie und der Wiederbelebung des Kindes in ihm selbst und seiner familiären eigenen Geschichte. Die gründliche Lehranalyse ist daher von größter Bedeutung, um die inneren Repräsentanzen mit ihren Auswirkungen auf das Hier und Jetzt zu erhellen, um De-Identifikationen von der eigenen Geschichte in reifer Form zu bewältigen, um daher dem Patientenkind und seiner Familie mit unverstelltem Blick und wohlwollender Haltung gegenübertreten zu können. Da die Elternarbeit ein wesentlicher Baustein in einer Kinder- und Jugendlichenbehandlung ist, und wir die Eltern als Partner und Ko-Konstrukteure einer besseren Zukunft dringlich brauchen, sollte nicht der geringste Schatten aus unserer eigenen Geschichte bei möglichen Ähnlichkeiten die therapeutische Begegnung beeinflussen.

Wenn die psychodynamischen Verfahren weiter an den Rand gedrängt werden, besteht die Gefahr, dass die systematische Selbstreflexion als Grundlage der Psychotherapie verloren geht und somit auch die Arbeit mit dem Patienten wichtige seelische Bereiche gar nicht zu berühren vermag. Die im vorliegenden Buch beschriebenen Problemfelder haben deutlich gemacht, wie tief die Konflikte in der individuellen Psyche verortet sind, wie viel »Übersetzungsarbeit« des Therapeuten oft notwendig ist, um das Verhalten des Kindes, also seine unbewusste Sprache, lesen und den Eltern vermitteln zu können. Alle Menschen wollen gut sein und ihr Bestes geben – das Kind (egal in welchem Alter) und die Eltern auch. Doch jeder kann nur das geben, was in seinem psychischen Repertoire vorhanden ist. Wenn den Eltern Elterlichkeit nicht »in die Wiege gelegt« wurde, bietet der therapeutische Prozess die Möglichkeit einer neuen »Wiege«, was einen reorganisierenden und heilsamen Prozess zu eröffnen vermag. Immer gilt es, bei den beschriebenen Phänomenen die Hintergründe zu verstehen: die Schaffung eines inneren Gleichgewichts zwischen innen und außen, die Abstimmung der inneren Bilder mit der äußeren Realität und im günstigen Fall das Zwiegespräch mit sich selbst sowie die lebendige Ausgestaltung des Dialogs mit den wichtigsten Bezugspersonen, um dabei Ich-Funktionen der Abgrenzung zu entwickeln, mit denen das eigene Selbst geschützt werden kann.

Wenn Freud zu Beginn des vergangenen Jahrhunderts nicht die Grundlage zu dieser Art des Fühl-Denkens auf den Weg gebracht und der Psychoanalytiker Bowlby nicht vor ca. 50 Jahren die Bindungsforschung initiiert hätte, dann müssten gerade in der heutigen Zeit, die von Unsicherheit, Strukturauflösung und medialem Überangebot bedroht ist, diese Perspektiven und die daraus resultierende Behandlungsmethode »neu erfunden« werden. Das Gesamt der affektregulatorisch-bindungsgeleiteten Entwicklungspsychologie macht deutlich, dass es die Erwachsenengeneration ist, die die Aufwuchsbedingungen für die Kinder bereitstellt. Auch belegt die Forschung die transgenerationale Weitergabe von Bindungs- und Beziehungsstilen – ein Prozess, dem sich das Kind zunächst überhaupt nicht zu entziehen vermag –, und daher hat die therapeutische Arbeit mit Blick auf das Kind im Wesentlichen mit den Eltern zu erfolgen. Auch dieser Reorganisationsprozess bedarf eines vertrauensvollen Sich-Einlassens, Geduld und Zeit und ist nicht nur mit »Lernen« oder »Umlernen« zu bewerkstelligen. Wie die Psychohistorie der Eltern-Kind-Beziehung (Mause 1977) zeigt, sind die Kinder die Leidtragenden, wenn das Gemeinwesen unreif oder krank ist (Hirsch 2006). Und nur Eltern mit sicheren inneren stabilisierenden Repräsentanzen vermögen aus den ungünstigen Regelkreisen auszusteigen – vorrangiges Ziel einer psychodynamischen Kinderpsychotherapie. Insofern ist gerade diese Behandlungsmethode von größter Bedeutung, da der daran wachsende Mensch trotz der Bedingungen einer Schnellfeuerkultur so einen sicherheitsgebenden Persönlichkeitskern zu entwickeln vermag.

Literatur

Hirsch, M. (Hrsg.) (2006): Das Kindesopfer. Gießen (Psychosozial).

Mause, L. de (1977): Hört ihr die Kinder weinen. Frankfurt a. M. (Suhrkamp).

Wirth, H.-J. (2019): Die Psychoanalyse ist lebendig und kreativ wie noch nie. Interview. In: Deutschen Ärzteblatt, PP, Heft 7, Juli, S. 306 f.

Quellenangaben

1. Der psychologische Blick auf die Entwicklung von Kindern als Grundlage zum Verständnis psychischer Phänomene
Ersterscheinung unter dem Titel »Entwicklungspsychologie« im Jubiläumsband der Ärztlichen Akademie von Kindern und Jugendlichen e. V. München (Hrsg.): Seelische Gesundheit von Kindern und Jugendlichen. 2/2019, S. 53–56.
2. Der Einfluss einer mütterlichen Depression auf die kindliche Entwicklung
Ersterscheinung in: Selbstpsychologie, Jg. 2, Heft 5/6, 2001, S. 364–394, unter dem Titel: »Bedeutungsaspekte einer mütterlichen Depression für die Selbstentwicklung des Kindes«.
3. Die Rolle des Vaters bei einer psychischen Erkrankung der Mutter
Erschienen unter dem Titel: Vater-Kind-Mutter: Die Bedeutung des Vaters für das Kind bei einer depressiven Erkrankung der Mutter. In: Walter, H. (2008): Vater wer bist du? Stuttgart (Klett-Cotta), S. 150–174.
4. Die Bedeutung der Geschwistererfahrungen für den weiteren Lebenslauf mit besonderer Berücksichtigung des Schamerlebens
Bei dem vorliegenden Beitrag handelt es sich um die überarbeitete Fassung eines Vortrages, der am 19. 06. 03 anlässlich des 8. Internationen Selbstpsychologie-Symposiums in Dreieich gehalten wurde. Erstveröffentlichung in Selbstpsychologie, Jg. 5, Heft 16, 2/2004, S. 147–188 unter dem Titel: »Die Bedeutung der Geschwisterbeziehung mit besonderer Berücksichtigung der Affektregulation und des Schamerlebens«.
5. Affektregulatorische und bindungsgeleitete Elternarbeit in der kindzentrierten Familientherapie
Ersterscheinung in: Bründl, P., Endres M. & Hauser, S. (Hrsg.)

(2016): Elternschaft. Klinische und entwicklungspsychologische Perspektiven (Jahrbuch der Kinder- und Jugendlichen-Psychoanalyse 5). Frankfurt a. M. (Brandes & Apsel), S. 146–164, unter dem Titel: »Die Bedeutung der affektregulatorisch- und bindungsgeleiteten Elternarbeit in einer kindzentrierten psychodynamischen Familientherapie«.

6. Jungen im Abseits – Mädchen im Erfolg? Geschlechterspezifische Herausforderungen im familiären und außerfamiliären Kontext
   Erstveröffentlichung in: Carlsburg, G.-B. von (Hrsg.) (2011): Enkulturation durch sozialen Kompetenzerwerb (Baltische Studien zur Erziehungs- und Sozialwirtschaft 22). Frankfurt a. M. (Lang), S. 173–191 unter dem Titel: »Erziehung heute. Jungen im Abseits – Mädchen im Erfolg. Anmerkungen zu einer weiblich ausgerichteten Erziehung und zur Notwendigkeit an sicherheits- und orientierungsgebenden Vätern und weiteren väterlichen Bezugspersonen«.
7. Die Wahrnehmungswelt des Kindes: unerkannte Schwächen seiner Wahrnehmungsorganisation und die Auswirkungen auf seine psychische Entwicklung
   Ersterscheinung in: Endres, M. & Salamander, C. (Hrsg.) (2014): Latenz. Entwicklung und Behandlung (Jahrbuch der Kinder- und Jugendlichen-Psychoanalyse 3). Frankfurt a. M. (Brandes & Apsel), S. 130–148, unter dem Titel »Kontaktaufnahme mit der Wahrnehmungswelt des Kindes. (Unerkannte) Schwächen in der Wahrnehmungsorganisation und deren Auswirkungen auf die psychische Entwicklung. *Vom Überleben in einer Gesellschaft, die keine Schwächen duldet*«.

Personenregister

Die Autorin

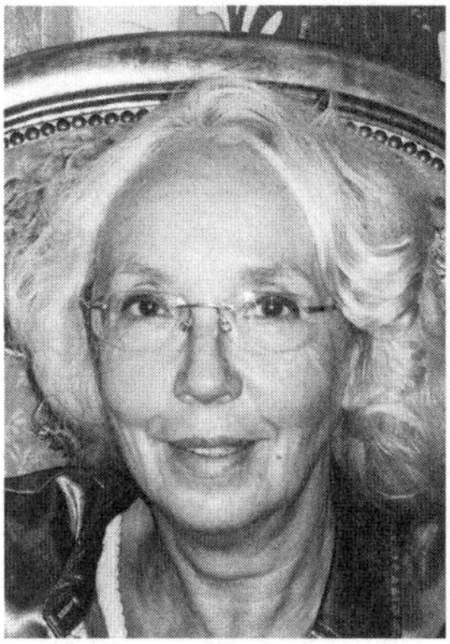

Prof. Dr. Eva Rass ist Honorarprofessorin der Hochschule Mannheim und Analytische Kinder- und Jugendlichen-Psychotherapeutin mit eigener Praxis in Buchen/Odenwald. Sie übt Lehrtätigkeiten an verschiedenen Institutionen aus: Ärztliche Akademie für Psychotherapie von Kindern und Jugendlichen e.V. München, Hochschule Mannheim (Fakultät Sozialwesen), Institut für Analytische Kinder- und Jugendlichenpsychotherapie Heidelberg, Institut für Psychoanalyse und Analytische Psychotherapie Würzburg e. V.